CLINICAL QUESTION

骨粗鬆症治療薬
クリニカルクエスチョン100

| 監修 | 折茂 肇
骨粗鬆症財団理事長

| 編集 | 小川純人
東京大学大学院医学系研究科加齢医学講座

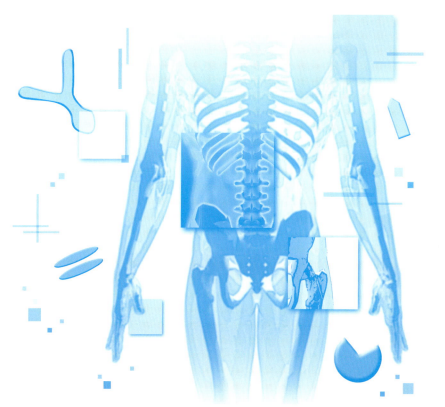

診断と治療社

序

　超高齢社会を迎えたわが国において，高齢者の骨折は ADL/QOL や生命予後におよぼす影響が大きく，骨粗鬆症を含めた予防・治療は重要な課題となっている．高齢者における骨折の発生には，筋力低下にともなう転倒予防機能の低下に加えて，骨粗鬆症にともなう骨強度低下が大きなリスク因子として知られている．その一方，骨・血管相関をはじめとする新たな臓器連関の解明，治療薬の開発などが進み，骨粗鬆症の予防・診断・治療において大きな進展，パラダイムシフトが認められている．こうしたなか，日本骨粗鬆症学会，日本骨代謝学会，骨粗鬆症財団より「骨粗鬆症の予防と治療ガイドライン 2015 年版」が刊行され，薬物評価・推奨の見直しや生活習慣病関連骨粗鬆症，骨粗鬆症リエゾンサービス，医療経済評価の重要性など，同ガイドライン 2011 年版を改訂する形で多くの新しい概念，項目が加えられることとなった．また，新たな骨代謝マーカーの登場に加え，新規骨粗鬆症治療薬としてデノスマブ，イバンドロネート，テリパラチドや既存薬物の新たな剤形などが保険適用になるなど，骨粗鬆症の診断・治療に対する期待や可能性も広がってきている．

　本書では「骨粗鬆症の予防と治療ガイドライン 2015 年版」の内容を踏まえ，薬物治療を中心とした実践的な治療戦略および病態や経過による観察と，骨粗鬆症予防・診断・治療について，各分野のエキスパートの先生方より CQ 形式でコンパクトに解説いただいた．その際，従来の薬剤治療におけるメリット・デメリットを勘案した投与や中・長期管理，骨代謝にかかわる様々な疾患・病態とその管理などを，実際的かつ最新のエビデンスを踏まえて解説いただけたことにより，最新の骨粗鬆症に関する治療戦略・トピックス・展望を一冊にまとめることができた．

　本書を通じて骨粗鬆症の予防・診断・治療について一層理解が深まり，一人一人の患者の骨粗鬆症・骨折リスクに配慮した診療の実践，研究の端緒となれば幸いである．

2016 年 9 月

骨粗鬆症財団理事長
折茂　肇
東京大学大学院医学系研究科加齢医学講座
小川　純人

執筆者一覧 (執筆時)

■監　修
折茂　　肇　　骨粗鬆症財団理事長

■編　集
小川　純人　　東京大学大学院医学系研究科加齢医学講座

■執筆者(五十音順)
石橋　英明　　医療法人社団愛友会伊奈病院整形外科
伊東　昌子　　長崎大学ダイバーシティ推進センター
稲葉　雅章　　大阪市立大学大学院医学研究科代謝内分泌病態内科学
井上　大輔　　帝京大学ちば総合医療センター第三内科
岩本　　潤　　慶應義塾大学スポーツ医学総合センター
上西　一弘　　女子栄養大学栄養生理学研究室
遠藤　逸朗　　徳島大学大学院医歯薬学研究部血液・内分泌代謝内科学
遠藤　直人　　新潟大学大学院医歯学総合研究科機能再建医学講座整形外科学分野
大野久美子　　東京大学医科学研究所附属病院関節外科
大宮　俊宣　　東京大学大学院医学系研究科外科学専攻感覚・運動機能医学講座整形外科学
岡崎　　亮　　帝京大学ちば総合医療センター第三内科
小川　純人　　東京大学大学院医学系研究科加齢医学講座
岸本　英彰　　医療法人十字会野島病院整形外科
小山　卓摩　　東京大学大学院医学系研究科外科学専攻感覚・運動機能医学講座整形外科学
斎藤　　充　　東京慈恵会医科大学整形外科学講座
酒井　昭典　　産業医科大学整形外科学教室
白木　正孝　　成人病診療研究所
鈴木　敦詞　　藤田保健衛生大学医学部内分泌・代謝内科学
宗圓　　聰　　近畿大学医学部奈良病院整形外科・リウマチ科
曽根　照喜　　川崎医科大学放射線医学(核医学) 教室
田井　宣之　　帝京大学ちば総合医療センター第三内科
髙橋　俊二　　がん研究会有明病院総合腫瘍科
田口　　明　　松本歯科大学歯科放射線学講座
竹内　靖博　　国家公務員共済組合連合会虎の門病院内分泌センター
田中　　栄　　東京大学大学院医学系研究科外科学専攻感覚・運動機能医学講座整形外科学
寺内　公一　　東京医科歯科大学大学院医歯学総合研究科女性健康医学講座
内藤　昌志　　東京大学大学院医学系研究科外科学専攻感覚・運動機能医学講座整形外科学
中神　啓徳　　大阪大学大学院医学系研究科健康発達医学寄附講座
中村　伸哉　　東京大学大学院医学系研究科外科学専攻感覚・運動機能医学講座整形外科学
萩野　　浩　　鳥取大学医学部保健学科
原田　　敦　　国立研究開発法人国立長寿医療研究センター
平井　豊博　　京都大学大学院医学研究科呼吸器内科学
福本　誠二　　徳島大学藤井節郎記念医科学センター脂溶性ビタミン研究分野

藤原佐枝子	広島原爆障害対策協議会健康管理・増進センター
古谷　武文	東京女子医科大学附属膠原病リウマチ痛風センター
細井　孝之	医療法人財団健康院健康院クリニック
三浦　雅一	北陸大学薬学部生命薬学講座
水野　有三	公立学校共済組合関東中央病院代謝内分泌内科
宮腰　尚久	秋田大学大学院医学系研究科医学専攻機能展開医学系整形外科学講座
村木　重之	東京大学22世紀医療センター関節疾患総合研究講座
森　　諭史	聖隷浜松病院骨・関節外科
森脇　健介	神戸薬科大学医療統計学研究室
山内　美香	島根大学医学部内科学講座内科学第一
山﨑　　薫	磐田市立総合病院整形外科
山田　真介	大阪市立大学大学院医学研究科代謝内分泌病態内科学
渡部　玲子	帝京大学ちば総合医療センター第三内科

CONTENTS

序 ……………………………………………………………………………………… iii
執筆者一覧 ………………………………………………………………………… iv

Chapter I 骨粗鬆症のリスク因子とその評価

a. 骨粗鬆症の定義・疫学

- **Q1** 骨粗鬆症の定義・診断基準について教えてください. ……………………… 2
- **Q2** わが国における骨粗鬆症の有病率について教えてください. ……………… 5
- **Q3** 骨粗鬆症による骨折発生率の推移について教えてください. ……………… 6
- **Q4** 骨粗鬆症による骨折発生率の地域差について教えてください. …………… 8
- **Q5** 骨強度低下のメカニズムについて教えてください. ………………………… 9
- **Q6** ロコモティブシンドロームの概念・判定基準について教えてください. … 12
- **Q7** 骨粗鬆症とロコモティブシンドロームの関係について教えてください. … 14
- **Q8** サルコペニアについて教えてください. ……………………………………… 15
- **Q9** 骨粗鬆症とサルコペニアとの関連について教えてください. ……………… 16

b. 骨粗鬆症と骨折のリスク

- **Q10** 骨粗鬆症のリスク因子について教えてください. …………………………… 17
- **Q11** WHOの骨折リスク評価ツール(FRAX®)とはどのようなものか教えてください. …… 18
- **Q12** 骨粗鬆症による骨折のリスク評価にはどんな検査が有効か教えてください. ……… 19
- **Q13** 転倒と骨折との関連性について教えてください. …………………………… 20
- **Q14** 転倒予防の方法について教えてください. …………………………………… 21

c. 骨粗鬆症の診断・評価

- **Q15** 骨粗鬆症の診断における身体診察のポイントについて教えてください. … 23
- **Q16** 骨粗鬆症の診断における医療面接の意義について教えてください. ……… 24
- **Q17** 骨粗鬆症の診断における画像診断の方法と意義について教えてください. … 25
- **Q18** 骨粗鬆症性骨折の診断・評価のポイントについて教えてください. ……… 27
- **Q19** 骨代謝マーカー測定の意義について教えてください. ……………………… 28
- **Q20** 骨粗鬆症におけるQOLの位置づけと評価について教えてください. ……… 30

d. 続発性骨粗鬆症

- **Q21** 骨粗鬆症の診断において鑑別すべき疾患にはどのようなものがあるか教えてください. ……… 31
- **Q22** 続発性骨粗鬆症における骨折リスクについて教えてください. …………… 34
- **Q23** 副甲状腺疾患にともなう骨粗鬆症・骨折リスクと治療方針について教えてください. ……… 35
- **Q24** 甲状腺疾患にともなう骨粗鬆症・骨折リスクと治療方針について教えてください. …… 37
- **Q25** 関節リウマチの骨折リスクと治療方針について教えてください. ………… 39
- **Q26** 生活習慣病関連骨粗鬆症の概念・骨折リスクと治療方針について教えてください. …… 41

Q27	脂質異常症にともなう骨粗鬆症・骨折リスクと治療方針について教えてください.	43
Q28	糖尿病にともなう骨粗鬆症・骨折リスクと治療方針について教えてください.	45
Q29	高血圧にともなう骨粗鬆症・骨折リスクと治療方針について教えてください.	49
Q30	COPDにともなう骨粗鬆症・骨折リスクと治療方針について教えてください.	51
Q31	CKDにともなう骨粗鬆症・骨折リスクと治療方針について教えてください.	53
Q32	ステロイド性骨粗鬆症の診断基準・ガイドラインについて教えてください.	56
Q33	ステロイド性骨粗鬆症の骨折リスクと治療方針について教えてください.	58
Q34	乳がんホルモン低下療法にともなう骨折リスクと対応について教えてください.	60
Q35	前立腺がんホルモン低下療法にともなう骨折リスクと対応について教えてください.	62

e. 運動療法と食事療法

Q36	骨粗鬆症における運動療法の意義と注意点について教えてください.	64
Q37	骨粗鬆症におけるロコトレの意義と注意点について教えてください.	66
Q38	骨粗鬆症における食事療法の意義と注意点について教えてください.	67
Q39	骨粗鬆症におけるサプリメント利用の意義と注意点について教えてください.	68

Chapter II 骨粗鬆症の薬物療法とエビデンス

a. 骨粗鬆症の薬物治療の基本

Q40	薬物治療の開始基準について教えてください.	70
Q41	薬物療法の第1選択薬の考え方について教えてください.	72
Q42	骨粗鬆症薬物治療における骨質の重要性について教えてください.	74
Q43	薬物治療開始後の経過における注意点と治療の評価について教えてください.	76

b. Ca製剤

Q44	骨粗鬆症への効果発現のメカニズムについて教えてください.	78
Q45	骨密度改善や骨折抑制,QOLに対する効果について教えてください.	79
Q46	基本投与法と場合別投与について教えてください.	81
Q47	投与期間中の留意点について教えてください.	83

c. エストロゲン製剤
―エストラジオール,エストリオール―

Q48	骨粗鬆症への効果発現のメカニズムについて教えてください.	84
Q49	骨密度改善や骨折抑制,QOLに対する効果について教えてください.	86
Q50	基本投与法と場合別投与について教えてください.	88
Q51	投与期間中の留意点について教えてください.	92

d. 活性型ビタミンD_3製剤
―カルシトリオール,アルファカルシドール,エルデカルシトール―

Q52	骨粗鬆症への効果発現のメカニズムについて教えてください.	93
Q53	骨密度改善や骨折抑制,QOLに対する効果について教えてください.	94
Q54	基本投与法と場合別投与について教えてください.	96

| Q55 | 投与期間中の留意点について教えてください． | 98 |

e. ビタミン K₂ 製剤
―メナテトレノン―

Q56	骨粗鬆症への効果発現のメカニズムについて教えてください．	99
Q57	骨密度改善や骨折抑制，QOL に対する効果について教えてください．	100
Q58	基本投与法と場合別投与について教えてください．	101
Q59	投与期間中の留意点について教えてください．	103

f. BP 製剤
―アレンドロネート，リセドロネート，ミノドロン酸，エチドロネート―

Q60	骨粗鬆症への効果発現のメカニズムについて教えてください．	104
Q61	骨密度改善や骨折抑制，QOL に対する効果について教えてください．	105
Q62	基本投与法と場合別投与について教えてください．	107
Q63	投与期間中の留意点について教えてください．	109

g. PTH 製剤
―テリパラチド―

Q64	骨粗鬆症への効果発現のメカニズムについて教えてください．	111
Q65	骨密度改善や骨折抑制，QOL に対する効果について教えてください．	112
Q66	基本投与法と場合別投与について教えてください．	114
Q67	投与期間中の留意点について教えてください．	115

h. SERM
―ラロキシフェン，バゼドキシフェン―

Q68	骨粗鬆症への効果発現のメカニズムについて教えてください．	116
Q69	骨密度改善や骨折抑制，QOL に対する効果について教えてください．	118
Q70	基本投与法と場合別投与について教えてください．	120
Q71	投与期間中の留意点について教えてください．	122

i. カルシトニン製剤
―エルカトニン，カルシトニン―

Q72	骨粗鬆症への効果発現のメカニズムについて教えてください．	124
Q73	骨密度改善や骨折抑制，QOL に対する効果について教えてください．	125
Q74	基本投与法と場合別投与について教えてください．	126
Q75	投与期間中の留意点について教えてください．	128

j. RANKL 阻害薬
―デノスマブ―

| Q76 | 骨粗鬆症への効果発現のメカニズムについて教えてください． | 129 |
| Q77 | 骨密度改善や骨折抑制，QOL に対する効果について教えてください． | 131 |

| Q78 | 基本投与法と場合別投与について教えてください． | 132 |
| Q79 | 投与期間中の留意点について教えてください． | 133 |

k．カテプシン K 阻害薬
—バリカチブ，レラカチブ，オダナカチブ—

Q80	骨粗鬆症への効果発現のメカニズムについて教えてください．	134
Q81	骨密度改善や骨折抑制，QOL に対する効果について教えてください．	135
Q82	基本投与法と場合別投与について教えてください．	137
Q83	投与期間中の留意点について教えてください．	138

l．ロモソズマブ

Q84	骨粗鬆症への効果発現のメカニズムについて教えてください．	139
Q85	骨密度改善や骨折抑制に対する効果について教えてください．	141
Q86	基本投与法と場合別投与について教えてください．	142
Q87	投与期間中の留意点について教えてください．	144

m．併用療法（組み合わせ）の効用と可能性

| Q88 | 併用療法で骨密度上昇効果が期待される組み合わせにはどのようなものがあるか教えてください． | 145 |
| Q89 | 併用療法で骨折抑制効果が期待される組み合わせにはどのようなものがあるか教えてください． | 147 |

Chapter Ⅲ　リスク因子別の投与管理の指針

a．Ca 製剤，活性型ビタミン D_3 製剤や PTH 製剤における高カルシウム血症のリスク

| Q90 | Ca 製剤と活性型ビタミン D_3 製剤を併用している患者の場合の投与管理の指針，留意すべきポイントについて教えてください． | 150 |
| Q91 | 高齢患者にテリパラチドを初めて投与する場合の投与管理の指針，留意すべきポイントやコツについて教えてください． | 152 |

b．エストロゲン製剤における乳がん，子宮体がん，心筋梗塞，脳卒中，静脈血栓塞栓症のリスク

| Q92 | 閉経期の女性患者にエストロゲン製剤を投与する場合の投与管理の指針，留意すべきポイントやコツについて教えてください． | 154 |

c．SERM における乳がんのリスク

| Q93 | 乳がんの既往のある女性患者に投与する場合の投与管理の指針，留意すべきポイントやコツについて教えてください． | 156 |

d．BP 製剤における顎骨壊死のリスク

| Q94 | BP 製剤による顎骨壊死のリスクや投与管理の指針，留意すべきポイントやコツについて教えてください． | 158 |
| Q95 | BP 製剤投与中の患者に歯科治療の必要が生じた場合の考え方と対応について

　　　　教えてください. ……………………………………………………………………… 159

e. RANKL 阻害薬における低カルシウム血症のリスク
　Q96　RANKL 阻害薬を処方した患者の血中 Ca 濃度の評価はどのようにすべきか
　　　　教えてください. ……………………………………………………………………… 161

Chapter Ⅳ　骨粗鬆症リエゾンサービスおよび医療経済

a. 多職種連携による骨粗鬆症・骨折対策
　Q97　骨粗鬆症リエゾンサービスについて教えてください. ………………………… 164
　Q98　骨粗鬆症マネージャーについて教えてください. ……………………………… 166

b. 骨粗鬆症の医療経済
　Q99　骨粗鬆症の予防・検診における費用対効果について教えてください. ……… 167
　Q100　骨粗鬆症の治療における費用対効果について教えてください. …………… 168

付録
　付録 1　骨粗鬆症の薬剤一覧 ……………………………………………………………… 170
　付録 2　全身骨格と骨粗織 ………………………………………………………………… 174
　付録 3　骨粗鬆症患者 QOL 評価質問表（2000 年度版）……………………………… 175
　付録 4　JOQOL のドメイン別表記 ……………………………………………………… 182

　索引 ……………………………………………………………………………………………… 183

本書における薬剤の用法・用量などの情報は，変更・更新されている場合がありますので，十分ご注意ください．本書に記載した薬剤の選択，使用法および治療方法については必ず最新の添付文書をご覧ください．また問題が生じたとしても，筆者・監修者・編集者・出版社はその責を負いかねますので予めご了承ください．また診断・治療方法につきましても，各学会のホームページなどによって最新のガイドライン・治療指針などをご確認下さいますようお願い申し上げます．

Chapter I
骨粗鬆症のリスク因子とその評価

a 骨粗鬆症の定義・疫学

Q1 骨粗鬆症の定義・診断基準について教えてください．

A 骨粗鬆症の定義は骨強度が低下し，骨折リスクが増大した状態です．骨強度は骨量（骨密度）と骨質からなります．骨折リスク因子には骨密度低下，骨質劣化などの多様な因子が存在します．原発性骨粗鬆症の診断基準は脆弱性骨折の有無で2つのカテゴリーに分けられています．薬物治療の開始基準は診断基準と整合しています．実際の臨床での骨粗鬆症の診断と治療にあたり，症例ごとに骨折危険性を総合的に評価することが必要です．

●骨粗鬆症の概念と定義

骨粗鬆症は骨強度が低下し，骨折リスクが増大した状態である．世界保健機関（World Health Organization：WHO）の定義は，「骨粗鬆症は，低骨量と骨組織の微細構造の異常を特徴とし，骨の脆弱性が増大し，骨折の危険性が増大する疾患である：A disease characterized by low bone mass and microarchitectural deterioration of bone tissue, leading to enhanced bone fragility and a consequent increase in fracture risk」である．

骨強度は骨量（骨密度）と骨質からなり，骨強度のほぼ70％は骨密度により，残りの30％程度は骨質による．骨質は，微細構造，骨代謝回転，微小骨折（マイクロクラック），骨組織の石灰化度などからなる．

●治療と予防の目的

骨粗鬆症では脆弱性骨折をきたす．その結果，身体機能の低下，運動機能障害と内臓器障

表1 原発性骨粗鬆症の診断基準（2012年度改訂版）

原発性骨粗鬆症の診断は，低骨量をきたす骨粗鬆症以外の疾患，または続発性骨粗鬆症の原因を認めないことを前提とし下記の診断基準を適用しておこなう．
脆弱性骨折[*1]あり ①椎体骨折[*2]または大腿骨近位部骨折あり ②そのほかの脆弱性骨折[*3]あり，骨密度[*4]がYAMの80％未満
脆弱性骨折[*1]なし 骨密度[*4]がYAMの70％以下または−2.5SD以下

YAM：若年成人平均値（腰椎では20〜44歳，大腿骨近位部では20〜29歳）
骨量減少（骨減少）［low bone mass（osteopenia）］：骨密度が−2.5SDより大きく−1.0SD未満の場合を骨量減少とする
[*1]：軽微な外力によって発生した非外傷性骨折．軽微な外力とは，立った姿勢からの転倒か，それ以下の外力をさす．
[*2]：形態椎体骨折のうち，3分の2は無症候性であることに留意するとともに，鑑別診断の観点からも脊椎X線像を確認することが望ましい．
[*3]：軽微な外力によって発生した非外傷性骨折で，骨折部位は肋骨，骨盤（恥骨，坐骨，仙骨を含む），上腕骨近位部，橈骨遠位端，下腿骨．
[*4]：骨密度は原則として腰椎または大腿骨近位部骨密度とする．また，複数部位で測定した場合にはより低い％またはSD値を採用することとする．腰椎においてはL1〜L4またはL2〜L4を基準値とする．ただし，高齢者において，脊椎変形などのために腰椎骨密度の測定が困難な場合には大腿骨近位部骨密度とする．大腿骨近位部骨密度には頸部またはtotal hip（total proximal femur）をもちいる．これらの測定が困難な場合は橈骨，第二中手骨の骨密度とするが，この場合は％のみ使用する．

（宗圓　聰，他：原発性骨粗鬆症の診断基準（2012年度改訂版）．J Bone Miner Metab 2013；31：247-257, Osteoporo Japan 2013；21：9-21.）

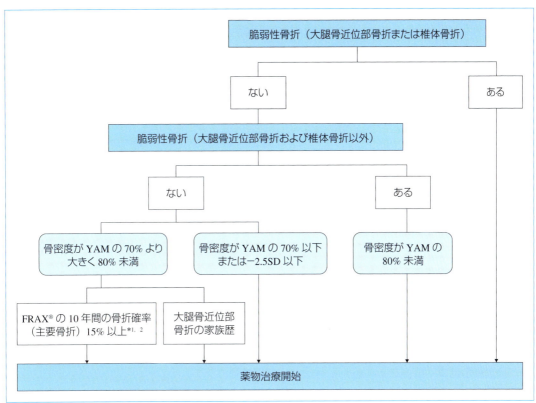

図1 原発性骨粗鬆症の薬物治療開始基準

*1: 75歳未満で適用する．また，50歳代を中心とする世代においては，より低いカットオフ値をもちいた場合でも，現行の診断基準にもとづいて薬物治療が推奨される集団を部分的にしかカバーしないなどの限界も明らかになっている．
*2: この薬物治療開始基準は原発性骨粗鬆症に関するものであるため，FRAX®の項目のうち糖質コルチコイド（ステロイド），関節リウマチ，続発性骨粗鬆症にあてはまる者には適用されない．すなわち，これらの項目がすべて「なし」である症例に限って適用される．
（骨粗鬆症の予防と治療ガイドライン作成委員会：骨粗鬆症の予防と治療ガイドライン2015年版．ライフサイエンス出版2015：63.）

害をきたし，日常生活動作（activities of daily living：ADL）と生活の質（quality of life：QOL）の低下を招き，重症では寝たきりに至る．高齢者社会において骨粗鬆症は健康寿命を阻害する重篤な病態であることから，社会レベルや家族におよぼす負担は大きいものである．したがって骨粗鬆症の治療と予防の目的は，骨折を予防し，骨格の健康とQOLの維持改善をはかり，健康寿命延伸につなげることである．

●原発性骨粗鬆症の診断基準（2012年度改訂版）

わが国の原発性骨粗鬆症の診断基準（2012年度改定版）は，脆弱性骨折の有無による2つのカテゴリーに分けており，さらに既存骨折種類別に基準を設けている．具体的には下記に該当する場合，骨粗鬆症と診断する．

「脆弱性骨折あり」の場合では①椎体骨折または大腿骨近位部骨折あり，または，②そのほかの脆弱性骨折があり，骨密度が若年成人平均値（YAM）の80%未満の場合．

「脆弱性骨折なし」の場合では骨密度がYAMの70%以下または－2.5SD以下の場合．

なお，骨密度測定部位は原則として腰椎または大腿骨近位部である（**表1**）[1]．

●原発性骨粗鬆症の診断と薬物治療開始基準との整合

診断基準と薬物治療開始基準は整合しており，原発性骨粗鬆症と診断された場合には治療

表2 続発性骨粗鬆症の原因

内分泌性	副甲状腺機能亢進症，Cushing症候群，甲状腺機能亢進症，性腺機能不全など
栄養性	胃切除後，神経性食欲不振症，吸収不良症候群，ビタミンC欠乏症，ビタミンAまたはD過剰
薬物	ステロイド薬，抗けいれん薬，ワルファリン，性ホルモン低下療法治療薬，SSRI，メトトレキサート，ヘパリンなど
不動性	全身性(臥床安静，対麻痺，廃用症候群，宇宙旅行)，局所性(骨折後など)
先天性	骨形成不全症，Marfan症候群
その他	糖尿病，関節リウマチ，アルコール多飲(依存症)，慢性腎臓病(CKD)，慢性閉塞性肺疾患(COPD)など

原発性骨粗鬆症と類似の骨代謝異常をもたらす原因は多彩である．これらの原因については，病歴聴取や診察ならびにスクリーニング検査などを駆使して，慎重に検討することが重要である．
(骨粗鬆症の予防と治療ガイドラン作成委員会：骨粗鬆症の予防と治療ガイドラン2015年版．ライフサイエンス出版2015：126.)

(栄養，運動，必要に応じ薬物療法)を開始し，骨折危険性を低減し，骨折を予防することが期待される(図1)[2]．

● 続発性骨粗鬆症

続発性骨粗鬆症をきたす要因は多種ある．骨粗鬆症の症例では続発性骨粗鬆症をきたす要因の有無について評価する必要があり，また逆に，骨粗鬆症をきたしうる種々の疾患や病態に罹患している症例の診療時には骨の評価「骨粗鬆症の有無」をも念頭におくことが必要である(表2)[3]．

● 診療の基本：症例ごとに個別に評価し，対応する

骨折リスク因子には既存骨折，喫煙，飲酒，ステロイド使用，骨折家族歴，運動習慣，生活習慣，そのほかの生活習慣病などがある．したがって患者別にどのような骨折リスクを有しているかを検証し，患者ごとに総合的評価をおこない，それにもとづいた予防と治療をおこなうことが，日常の診療において重要である．

文献

1) 宗圓 聰，他：原発性骨粗鬆症の診断基準(2012年度改訂版)．*Osteoporosis Japan* 2013；**21**：9-21.
2) 骨粗鬆症の予防と治療ガイドラン作成委員会：骨粗鬆症の予防と治療ガイドラン2015年版．ライフサイエンス出版2015：63.
3) 骨粗鬆症の予防と治療ガイドラン作成委員会：骨粗鬆症の予防と治療ガイドラン2015年版．ライフサイエンス出版2015：126.

(遠藤直人)

 **わが国における骨粗鬆症の有病率について教えてください．**

 骨粗鬆症の有病率は，男性でも 10%，女性では 25% を超えており，その推定患者数は 1,000 万人以上です．

　大規模コホート研究 ROAD（Research on Osteoarthritis/osteoporosis Against Disability）試験[1]によると，骨粗鬆症の有病率は男性（L2〜4：3.4%, femoral neck：12.4%, total hip：6.1%），女性（L2〜4：19.2%, femoral neck：26.5%, total hip：16.3%）である[2]．同データをわが国の人口統計にあてはめたところ，腰椎における骨粗鬆症は 640 万人（男性：80 万人，女性：560 万人），femoral neck および total hip における骨粗鬆症は 1,070 万人（男性：260 万人，女性：810 万人）および 660 万人（男性：130 万人，女性：530 万人）と推計された．図1 に性別，年代別の有病率を示す．年齢，性別，BMI，地域を説明変数とした多重ロジスティック回帰分析をもちいて，骨粗鬆症との関連をみたところ，年齢〔+1 歳，オッズ比（odds ratio：OR）：1.10, 95% 信頼区間（95% confidence interval：95% CI）：1.08−1.12, $p<0.001$〕，性別（OR：10.2, 95% CI：6.07−17.1, $p<0.001$），BMI（+1 BMI, OR：0.74, 95% CI：0.69−0.79, $p<0.001$）はいずれも有意な関連を認めた．

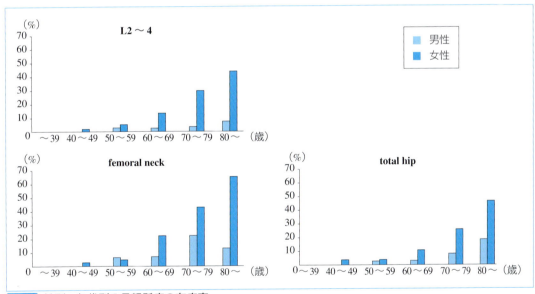

図1 性別，年代別の骨粗鬆症の有病率
（Yoshimura N, et al.：Prevalence of knee osteoarthritis, lumbar spondylosis, and osteoporosis in Japanese men and women：the research on osteoarthritis/osteoporosis against disability study. *J Bone Miner Metab* 2009；**27**：620-628. より作図）

文献
1) Yoshimura N, et al.：Cohort profile：research on osteoarthritis/osteoporosis against disability study. *Int J Epidemiol* 2010；**39**：988-995.
2) Yoshimura N, et al.：Prevalence of knee osteoarthritis, lumbar spondylosis, and osteoporosis in Japanese men and women：the research on osteoarthritis/osteoporosis against disability study. *J Bone Miner Metab* 2009；**27**：620-628.

〈村木重之〉

 骨粗鬆症による骨折発生率の推移について教えてください．

 高齢化にともない，大腿骨近位部骨折の推定患者数は年々増加しているが，骨粗鬆症治療の普及により 60 代，70 代における発生率は低下してきています．

　骨粗鬆症による骨折としては，大腿骨近位部骨折，脊椎椎体骨折，橈骨遠位端骨折，上腕骨近位部骨折があげられるが，なかでも大腿骨近位部骨折については，発生率に関する大規模な全国調査が経時的におこなわれている．同調査によると，2007 年における推定患者数は 148,100 人（男性：31,300 人，女性：116,800 人）であった．1987 年の推定患者数が 53,200 人（男性：13,500 人，女性：39,700 人）であり，20 年間で男性は 2.3 倍，女性は 2.9 倍に増加している（表 1）[1]．これには，高齢者の増加が背景にあるわけであるが，発生率をみると，2007 年調査における男性の 60〜69 歳，女性の 60〜69 歳，70〜79 歳の群での発生率は過去 15 年間でもっとも低値であり，骨粗鬆症治療の普及による効果が垣間みえる（表 2）[1]．さらに，2012 年の最新の調査結果でも，男性 37,600 人，女性 138,100 人で，大腿骨近位部骨折の総数は 175,700 人（推定）とされ，総数は増加しているものの，一部の年代では必ずしも増加していないことが，2014 年の第 16 回日本骨粗鬆症学会の一般演題で八重樫らによって報告されている．次回の調査で，さらにこの傾向がほかの年代でも認められるのか，あるいは再び増加に転じるのか，結果が待たれるところである．ちなみに，2007 年調査における人口 1 万人あたりの発生率は，60〜69 歳で男性 4.81‰，女性 8.11‰，70〜79 歳で男性 18.12‰，女性 39.71‰，80〜89 歳で男性 61.03‰，女性 157.14‰，90 歳以上で男性 146.62‰，女性 313.58‰ であった．

　さらに，鳥取県や新潟県においても大腿骨近位部骨折に関する調査がおこなわれている．

表 1 大腿骨近位部骨折の推定患者数の推移

	1987	1992	1997	2002	2007
全体					
推定患者数	53,200	76,600	92,400	117,900	148,100
95% CI		69,000−84,000	89,900−94,900	114,700−121,100	144,000−152,200
5 年間における増加数（率）		23,400（+ 44.0%）	15,800（+ 20.6%）	25,500（+ 27.6%）	30,200（+ 25.6%）
男性					
推定患者数	13,500	18,700	20,800	25,300	31,300
95% CI		17,000−21,000	20,100−21,400	24,500−26,000	30,500−32,100
5 年間における増加数（率）		5,200（+ 38.5%）	2,100（+ 11.2%）	4,500（+ 21.6%）	6,000（+ 23.7%）
女性					
推定患者数	39,700	57,900	71,600	92,600	116,800
95% CI		52,000−64,000	69,600−73,600	90,000−95,200	113,900−119,700
5 年間における増加数（率）		18,200（+ 45.8%）	13,700（+ 23.7%）	21,000（+ 29.3%）	24,200（+ 26.1%）

（Orimo H, et al.：Hip fracture incidence in Japan：estimates of new patients in 2007 and 20-year trends. Arch Osteoporos 2009；4：71-77. より抜粋，改変）

表2 1万人あたりにおける大腿骨近位部骨折の年代別発生率(%)

年齢(歳)	男性				女性			
	1992	1997	2002	2007	1992	1997	2002	2007
～39	0.36	0.3			0.16	0.13	0.12	0.15
40～49	1.03	0.91	0.84	0.92	0.61	0.6	0.58	0.7
50～59	2.21	2	1.82	2.03	2.82	2.39	2.41	2.95
60～69	5.74	5.12	5.26	4.81	9.69	9.07	9.11	8.11
70～79	19.13	17.29	17.49	18.12	44.32	40.85	41.07	39.71
80～89	56.02	57.41	58.61	61.03	139.6	147.79	156.1	157.14
90～	124.96	128.89	141.39	146.62	264.66	281.04	315.52	313.58
全体	3.08	3.38	4.08	5.11	9.2	11.19	14.43	18.14

(Orimo H, et al.：Hip fracture incidence in Japan：estimates of new patients in 2007 and 20-year trends. *Arch Osteoporos* 2009；**4**：71-77. より抜粋，改変)

鳥取県の調査では，大腿骨近位部骨折の発生は2010年：男性197人，女性892人，2011年：249人，女性842人，2012年：男性233人，女性944人であり，1986年との比較で2012年には4.3倍に増加していたことが報告されている(萩野浩，第16回日本骨粗鬆症学会)．一方，新潟県では1985年以来，総人口約250万人の県全域を対象に，大腿骨近位部骨折の全数調査をおこなっているが，1985年から2010年にかけておよそ5倍に増加していて，まったく減少していない．

このように，骨粗鬆症治療の進歩にもかかわらず，わが国において大腿骨近位部骨折は減少していない．その原因として，新潟県の調査では大腿骨近位部骨折や椎体骨折患者の骨粗鬆症治療率が4～10%と低いことが報告されており，このことに加えて，治療を開始しても途中で中止してしまう患者が多いことも原因となっていると思われる．

また，骨折発生予防のためには，骨粗鬆症だけでなく，患者の状態に応じて併存疾患の治療をおこなう必要があり，それによって骨脆弱性を改善し，骨折発生を低減して患者のADLやQOLの向上を目指すことが重要である．そのためには地域における多職種連携チームによる様々な連携が必要である．骨粗鬆症と骨粗鬆症を基盤とする大腿骨近位部骨折の発生を低減することができれば，健康寿命の延伸が可能となるだろう．

文献

1) Orimo H, et al.：Hip fracture incidence in Japan：estimates of new patients in 2007 and 20-year trends. *Arch Osteoporos* 2009；**4**：71-77.

(村木重之)

骨粗鬆症による骨折発生率の地域差について教えてください．

大腿骨近位部骨折の発生率は，西日本の方が東日本より約2倍高く，その背景として食生活の違いがあげられています．

　大規模全国調査[1]によると，2007年調査時の大腿骨近位部骨折の発生率は明らかに西高東低である．たとえば，男性において，人口1万人における骨折発生率は南九州で7.28％，四国で7.46％，中国地方で7.03％に対し，関東南部では3.77％，東北地方で4.28％，東海地方で4.97％であり，明らかな地域差がみてとれる．これは，女性でも同様であり，人口1万人における骨折発生率は南九州で27.37％，四国で24.64％に対し，関東南部では13.59％，関東北部で17.1％，東北では13.66％であり，西日本と東日本では2倍近い差がある．この傾向は，1987年の調査時以来かわっていない．図1には，わが国全体を標準集団とした各地域の標準化罹患比を示しているが，西高東低であることがよくわかる．この要因の1つとしてあげられているのが，ビタミンKを多く含む納豆の摂取量の違いであるといわれている．

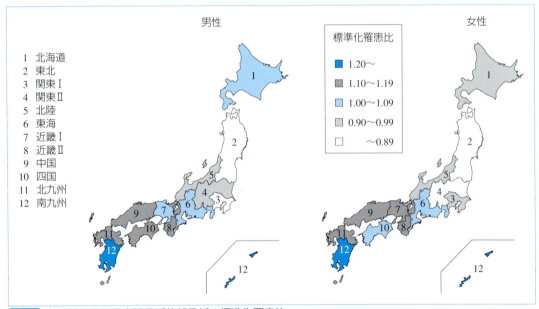

図1 各地域における大腿骨近位部骨折の標準化罹患比
（Orimo H, *et al*.：Hip fracture incidence in Japan：estimates of new patients in 2007 and 20-year trends. *Arch Osteoporos* 2009；**4**：71-77. より抜粋）

文献

1）Orimo H, *et al*.：Hip fracture incidence in Japan：estimates of new patients in 2007 and 20-year trends. *Arch Osteoporos* 2009；**4**：71-77.

（村木重之）

骨強度低下のメカニズムについて教えてください．

 骨粗鬆症は，骨密度の低下と骨質（微細構造，材質特性）の劣化により骨強度が低下する疾患です．骨粗鬆症の患者集団は多様であり，骨密度の低下や骨質の劣化は一様ではありません．加齢や閉経により骨吸収が骨形成を上回り，骨密度は低下します．骨質因子である微細構造は骨吸収の亢進で劣化するのに対して，骨基質の材質の良し悪しは，酸化や糖化の程度，さらには，ビタミンの充足状態により変化します．

　骨粗鬆症は，骨リモデリングの亢進に起因する骨密度の低下，構造劣化，二次石灰化度の低下と，酸化ストレスや糖化の亢進，そしてビタミンDやビタミンKの不足による骨基質蛋白の変化により骨の脆弱性が高まる．骨リモデリングを評価する骨代謝マーカーや構造学的な骨質を評価する画像解析は，骨リモデングの亢進にともなう変化を評価するのに対し，骨マトリックス関連マーカー〔低カルボキシル化オステオカルシン（undercarboxylated osteocalcin：ucOC），ペントシジン，ホモシステイン〕は骨の材質劣化を間接的に評価する指標として骨代謝マーカー適正ガイドラインに掲載された[1]．骨強度の低下は様々な要因によってもたらされるため個々の症例ごとにきめ細やかな骨折リスク評価が必要である．

●骨強度の規定因子

　骨粗鬆症は，骨密度の低下と骨質の劣化により骨強度が低下する疾患である[2]．しかし，骨粗鬆症の患者集団は多様性があり，骨密度の低下や骨質の劣化は一様ではない．骨密度は，少年期から思春期にかけて高まり，いわゆる最大骨量（peak bone mass）を迎えるが，成人期以降，加齢や閉経にともない，破骨細胞による骨吸収が骨芽細胞による骨形成を上回り骨密度は低下する．骨質は，骨の素材としての質である材質特性と，その素材をもとに作り上げられた構造特性（微細構造）により規定される[2]．これらの骨質は骨の新陳代謝機構（骨吸収・骨形成）である骨リモデリングによって規定されるが，それ以外にも，骨基質を合成する細胞機能や骨基質の周囲の環境（酸化や糖化のレベル）[3,4]，また，ビタミンDやビタミンKの充足状態により変化する．骨強度は，骨密度と骨質により規定されるため，そのどちらかが低下しても骨強度は低下し，骨折リスクは高まる（図1）[4]．

●骨吸収の亢進にともなう骨強度低下

　骨密度の低下は，骨吸収の亢進が骨形成を上回るためであるが，同時に加齢にともなう骨芽細胞機能の低下も関与している．エストロゲンは，破骨細胞の分化・成熟を抑制するが，間葉系細胞・骨芽細胞由来のRANKL（receptor activator of NF-κB ligand）の発現を抑制することによっても破骨細胞活性を抑制している．骨吸収の亢進は破骨細胞の活性化に依存しているが，閉経にともなうエストロゲンの欠乏は破骨細胞の活性化を誘導する．さらに，加齢にともなうCa吸収能の低下も骨密度の低下の要因となる．さらに加齢や閉経，生活習慣病の罹患にともない増大する酸化ストレスは，骨吸収優位の骨リモデングの亢進を助長する．その結果として，皮質骨では骨の菲薄化や骨髄側の海綿骨化が生じ，海綿骨では骨梁幅や骨梁数が減少する．さらに，骨リモデリングの亢進によって骨基質のライフスパンが短縮し，二次石灰化を十分に進行させることができないため，単位体積あたりの石灰化度が低下する．このように骨リモデリングの亢進による構造劣化や石灰化度の低下は骨密度を低下させる因

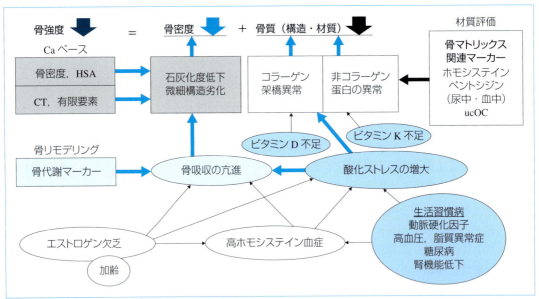

図1 骨強度の低下要因の多様性

骨強度は骨密度と骨質によって規定される．骨密度の低下や骨質のうち微細構造の劣化は骨吸収の亢進で生じる．これに対して骨質のうち材質の良し悪しは糖化や酸化ストレスの程度に依存する．

(Saito M, *et al*.：Collagen cross-links as a determinant of bone quality：a possible explanation for bone fragility in aging, osteoporosis, and diabetes mellitus. *Osteoporos Int* 2010；**21**：195-214. より作図)

子となる．骨リモデリングによって制御される骨密度や骨微細構造は，非侵襲的にとらえることができるようになってきた．CTによる脊椎骨や大腿骨近位部の微細構造解析や，CT測定データをもとに有限要素解析により骨強度を評価する手法，DXA(dual energy X-ray absorptiometry)法のデータをもちいたhip structure analysis(HSA)，trabecular bone score(TBP)などが，構造指標をもちいた骨折強度評価法である．

●骨吸収の亢進とは独立した酸化ストレスによる骨強度低下

骨粗鬆症における骨質の異常は，上記した骨リモデリングの亢進によって惹起される構造やミネラル化の問題だけではない．骨の重量あたり約20％，体積あたりでは50％を占めるコラーゲンの異常は骨リモデリングの亢進とは独立した機序で生じることが明らかにされている[4]．ヒトの皮質骨(四肢骨，腰椎，腸骨)におけるコラーゲンの加齢変化が示されている[4]．コラーゲン含有量は，30～40歳代をピークとして増加するが，その後，壮年期以降，減少していく．また，加齢とともに隣り合うコラーゲンの分子間に，老化型の架橋(鉄筋をつなぎ止める梁の役割)がすべての部位で増加していく[4]．老化架橋の本体は，酸化や糖化といった加齢や生活習慣病により高まる要因によって誘導される終末糖化産物(advanced glycation end products：AGEs)であり，ペントシジンが代表的な老化架橋である[4]．骨を鉄筋コンクリートに模式化すると，鉄筋に相当するコラーゲンへの老化架橋の増加は，鉄筋に蓄積する錆びに相当する．老化架橋の増加は，骨の微小骨折の原因や骨強度を低下させる[4]．さらに，骨吸収マーカーの高値をともなう原発性骨粗鬆症例の大腿骨頸部の海綿骨および皮質骨の骨生検の調査では，骨コラーゲンに老化架橋の過剰な形成が認められた．以前は，骨リモデリングの亢進によりコラーゲンのライフスパンも短縮し，未熟なコラーゲンが増加すると想定されていた．しかし，骨粗鬆症例の骨生検の結果，老化架橋の過形成が明らかとなり，過剰に老化したコラーゲンで満たされていることが示された[4]．こう

したコラーゲンの変化は，骨リモデリングの亢進では説明できない．さらに，コラーゲンの成熟とともに形成される酵素依存性の架橋にも異常が確認された[4]．酵素依存性架橋の水酸化度の亢進であるが，これはビタミンD不足により誘導されることが知られている[4]．これに対し，老化架橋の増加は，酸化や糖化の亢進により誘導される[4]．酸化ストレスを高めコラーゲンに老化架橋を誘導する因子は，加齢，閉経，生活習慣病（動脈硬化因子，血中ホモシステイン高値，糖尿病，腎機能低下）である（図1）[4]．とくに血中ホモシステイン高値は55歳以降の男女に共通した骨折リスク因子であり，骨密度とは独立したリスク因子である．高ホモシステイン血症は骨コラーゲンの架橋異常を誘導する強力な因子である[4]．さらに，骨コラーゲン中のペントシジン量と相関する尿中ペントシジンの高値が閉経後骨粗鬆症例の独立した骨折リスクマーカーとなることが示されている[4]．また，コラーゲンのみならず骨基質の主要な非コラーゲン蛋白であるオステオカルシン（osteocalcin：OC）は，基質の石灰化に関与し，コラーゲンの線維形成や架橋形成にも影響を与えている．ビタミンK不足によるOCの量の減少やγ-カルボキシル化（Gla化）の低下は骨基質の石灰化やコラーゲンの線維形成に負の影響をもたらし，骨強度を低下させ骨折リスクを高める．骨密度や骨コラーゲン量は，壮年期以降，加齢とともに減少する．さらに，加齢とともに，コラーゲンの老化架橋を誘導する酸化ストレスは増加し，ビタミンDおよびビタミンKの不足も加わり，骨基質の材質特性は低下する．独立した骨折リスクとされる年齢を説明する因子として，コラーゲンへの老化架橋の蓄積や非コラーゲン蛋白の異常をとらえることが重要である[4]．

文献

1) 日本骨粗鬆症学会　骨代謝マーカー検討委員会：骨粗鬆症治療における骨代謝マーカーの適正使用ガイドライン 2012年版．ライフサイエンス出版 2012.
2) NIH consensus Development Panel on Osteoporosis Prevention, Diagnosis, and Therapy：Osteoporosis prevention, diagnosis and therapy. *JAMA* 2001；**285**：785-795.
3) Manolagas SC：From estrogen-centric to aging and oxidative stress：a revised perspective of the pathogenesis of osteoporosis. *Endocr Rev* 2010；**31**：266-300.
4) Saito M, *et al.*：Collagen cross-links as a determinant of bone quality：a possible explanation for bone fragility in aging, osteoporosis, and diabetes mellitus. *Osteoporos Int* 2010；**21**：195-214.

〔斎藤　充〕

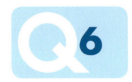 ロコモティブシンドロームの概念・判定基準について教えてください．

 ロコモティブシンドロームは移動機能低下をきたす運動器障害を示す概念で，立ち上がりテスト，2 ステップテスト，ロコモ 25 からなるロコモ度テストで判定します．

　ロコモティブシンドローム（locomotive syndrome：ロコモ）の概念は，わが国が超高齢社会（高齢化率 21% 以上）となった 2007 年に提唱された[1]．高齢化の進行にともなう要支援・要介護者が増え続けていること，その要因として骨粗鬆症にともなう骨折などの運動器疾患の割合が高いことから，ロコモは運動器の観点から健康寿命を延伸するために重要な概念といえる．「運動器の障害のために移動機能の低下をきたした状態」と定義され，進行すると要介護のリスクが高くなる[2]．ここで，運動器の障害とは運動機能の低下もしくは運動器疾患であり，移動機能とは起立・着座・歩行・階段昇降などの移動にかかわる機能を意味する．

　ロコモの判定にもちいられるロコモ度テスト[2,3]は，下肢筋力を評価する立ち上がりテスト，下肢のバランス・筋力・柔軟性を評価する 2 ステップテスト，運動器の症状や生活機能を評価する質問票ロコモ 25 の 3 テストで構成される（図 1，表 1）．いずれかのテストが基準に該当するとロコモ度 1，ロコモ度 2 を判定する．ロコモ度 1 はロコモが始まった状態，ロコモ度 2 はロコモが進行した状態と定義されている．

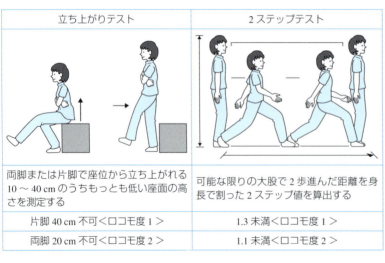

図 1 ロコモ度テストの判定基準

いずれかの基準に該当した場合，ロコモ度 1，ロコモ度 2 と判定する
ロコモ度 1：ロコモが始まった状態．運動習慣と栄養改善に配慮する
ロコモ度 2：ロコモが進行した状態．運動習慣と栄養改善に配慮しながら，運動器疾患の有無を評価・治療する
（村永信吾：立ち上がり動作を用いた下肢筋力評価とその臨床．昭和医学会誌 2001；**61**：362-367．村永信吾，他．：2 ステップテストを用いた簡便な歩行能力推定法の開発．昭和医学会誌 2003；**63**：301-308．）

文献
1) Nakamura K：A "Super-aged" society and the "Locomotive Syndrome". *J Orthop Sci* 2008；**13**：1-2.
2) 日本整形外科学会ロコモパンフレット 2015 年度版．http://www.joa.or.jp/public/locomo/locomo_pamphlet_2015.pdf
3) 自治医科大学整形外科学教室：ロコモ 25．2009．

（石橋英明）

表1 ロコモ25

	■この1ヵ月のからだの痛みなどについてお聞きします。					
Q1	頸・肩・腕・手のどこかに痛み(しびれも含む)がありますか。	痛くない	少し痛い	中程度痛い	かなり痛い	ひどく痛い
Q2	背中・腰・お尻のどこかに痛みがありますか。	痛くない	少し痛い	中程度痛い	かなり痛い	ひどく痛い
Q3	下肢(脚のつけね,太もも,膝,ふくらはぎ,すね,足首,足)のどこかに痛み(しびれも含む)がありますか。	痛くない	少し痛い	中程度痛い	かなり痛い	ひどく痛い
Q4	ふだんの生活でからだを動かすのはどの程度つらいと感じますか。	つらくない	少しつらい	中程度つらい	かなりつらい	ひどくつらい
	■この1ヵ月のふだんの生活についてお聞きします。					
Q5	ベッドや寝床から起きたり,横になったりするのはどの程度困難ですか。	困難でない	少し困難	中程度困難	かなり困難	ひどく困難
Q6	腰掛けから立ち上がるのはどの程度困難ですか。	困難でない	少し困難	中程度困難	かなり困難	ひどく困難
Q7	家の中を歩くのはどの程度困難ですか。	困難でない	少し困難	中程度困難	かなり困難	ひどく困難
Q8	シャツを着たり脱いだりするのはどの程度困難ですか。	困難でない	少し困難	中程度困難	かなり困難	ひどく困難
Q9	ズボンやパンツを着たり脱いだりするのはどの程度困難ですか。	困難でない	少し困難	中程度困難	かなり困難	ひどく困難
Q10	トイレで用足しをするのはどの程度困難ですか。	困難でない	少し困難	中程度困難	かなり困難	ひどく困難
Q11	お風呂で身体を洗うのはどの程度困難ですか。	困難でない	少し困難	中程度困難	かなり困難	ひどく困難
Q12	階段の昇り降りはどの程度困難ですか。	困難でない	少し困難	中程度困難	かなり困難	ひどく困難
Q13	急ぎ足で歩くのはどの程度困難ですか。	困難でない	少し困難	中程度困難	かなり困難	ひどく困難
Q14	外に出かけるとき,身だしなみを整えるのはどの程度困難ですか。	困難でない	少し困難	中程度困難	かなり困難	ひどく困難
Q15	休まずにどれくらい歩き続けることができますか(もっとも近いものを選んでください)。	2〜3km以上	1km程度	300m程度	100m程度	10m程度
Q16	隣・近所に外出するのはどの程度困難ですか。	困難でない	少し困難	中程度困難	かなり困難	ひどく困難
Q17	2kg程度の買い物(1リットルの牛乳パック2個程度)をして持ち帰ることはどの程度困難ですか。	困難でない	少し困難	中程度困難	かなり困難	ひどく困難
Q18	電車やバスを利用して外出するのはどの程度困難ですか。	困難でない	少し困難	中程度困難	かなり困難	ひどく困難
Q19	家の軽い仕事(食事の準備や後始末,簡単なかたづけなど)は,どの程度困難ですか。	困難でない	少し困難	中程度困難	かなり困難	ひどく困難
Q20	家のやや重い仕事(掃除機の使用,ふとんの上げ下ろしなど)は,どの程度困難ですか。	困難でない	少し困難	中程度困難	かなり困難	ひどく困難
Q21	スポーツや踊り(ジョギング,水泳,ゲートボール,ダンスなど)は,どの程度困難ですか。	困難でない	少し困難	中程度困難	かなり困難	ひどく困難
Q22	親しい人や友人とのおつき合いを控えていますか。	控えていない	少し控えている	中程度控えている	かなり控えている	全く控えている
Q23	地域での活動やイベント,行事への参加を控えていますか。	控えていない	少し控えている	中程度控えている	かなり控えている	全く控えている
Q24	家の中で転ぶのではないかと不安ですか。	不安はない	少し不安	中程度不安	かなり不安	ひどく不安
Q25	先行き歩けなくなるのではないかと不安ですか。	不安はない	少し不安	中程度不安	かなり不安	ひどく不安
	回答数を記入してください →	0点=	1点=	2点=	3点=	4点=
	回答結果を加算してください →	合計				点

25項目の質問にそれぞれ0〜4点を割り当てられた選択肢があり,合計100点満点で評価して点数が低いほど良好な状態を示す

7点以上＜ロコモ度1＞
16点以上＜ロコモ度2＞

(自治医科大学整形外科教室:ロコモ25. 2009.)

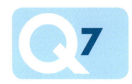 骨粗鬆症とロコモティブシンドロームの関係について教えてください．

 骨粗鬆症はロコモの重要な構成疾患です．また，骨折予防はロコモ予防の目標である健康寿命の延伸に直結し，ロコモの評価と対策はそれぞれ転倒リスクの評価と低減につながります．

ロコモの本態は運動器，すなわち骨，関節，脊椎，筋肉，神経などの障害であり，おもな構成疾患は骨粗鬆症および脆弱性骨折，変形性関節症，変形性脊椎症および脊柱管狭窄症，サルコペニアなどである．すなわち，骨粗鬆症はロコモの構成疾患の1つである．わが国の40歳代以上の男女のうち，X線や骨密度の評価による変形性脊椎症，変形性関節症，骨粗鬆症のいずれか1つの疾患を有する推計人口は4,700万人とされ，骨粗鬆症患者数は1,280万人と推計されている[1]．

ロコモ予防のおもな目標は，国民の健康寿命の延伸である．平成25年国民生活基礎調査によると，高齢期の自立を脅かす要支援・要介護認定要因のうち，転倒・骨折は11.8%を占め，女性に限ると15.4%にのぼる．したがって，骨粗鬆症の予防と治療の目的である骨折低減は，要支援・要介護認定の減少に大きく寄与することになる．つまり，骨粗鬆症の治療目標が，ロコモ予防の目標に直結するといえる．

ロコモの評価や予防・改善法は，転倒リスクの評価や予防につながるものが多い．実際，ロコモーションチェックは転倒歴やバランスなど転倒リスクにかかわる項目が含まれており，ロコモ度テストのうち，「立ち上がりテスト」や「2ステップテスト」（Q6参照）も下肢筋力とバランス能力が関与するテストであるため[2]，転倒リスクと関連がある．また，ロコモーショントレーニングのうち，開眼片脚立ちは転倒予防効果[3]があり，スクワットやヒールレイズは下肢筋力の強化を目的とした運動で，転倒予防につながると考えられる．

以上のように，ロコモと骨粗鬆症は概念的だけでなく，達成目標，評価法や対策に関しても相互に関連が深い．

文献

1) Yoshimura N, et al.：Prevalence of knee osteoarthritis, lumbar spondylosis, and osteoporosis in Japanese men and women：the research on osteoarthritis/osteoporosis against disability study. *J Bone Miner Metab* 2009；**27**：620-628.
2) 日本整形外科学会ロコモパンフレット2015年度版．http://www.joa.or.jp/jp/public/locomo/locomo_pamphlet_2015.pdf
3) Sakamoto K, et al.：Effects of unipedal standing balance exercise on the prevention of falls and hip fracture among clinically defined high-risk elderly individuals：a randomized controlled trial. *J Orthop Sci* 2006；**11**：467-472.

（石橋英明）

 サルコペニアについて教えてください．

 サルコペニアは筋量と筋力の進行性・全身性の減少を特徴とする症候群で，身体機能障害，QOL低下，死亡リスクをともなうことが多いです．

　サルコペニアとはsarco, peniaというギリシャ語の肉，減少という語を組み合わせたもので1989年Rosenbergによって提唱された[1]．その頻度は年齢とともに増加していることが示唆され，主として下半身における筋力低下が認められる．サルコペニアの基準については，DXA法から求めた四肢筋肉量を身長の2乗で除したSMI(skeletal muscle mass index)がもちいられ，健常人におけるSMI値平均から2標準偏差未満の場合にサルコペニアとすることが多い．また，BIA(bioelectrical impedance analysis)法から除脂肪体重を推定する方法がもちいられる場合もある．サルコペニアの定義については，European Working Group on Sarcopenia in Older People(EWGSOP)によるコンセンサスが2010年に発表され，そこでは筋量・筋力低下(握力：男性30 kg未満，女性20 kg未満)，身体機能低下(歩行速度0.8 m/秒以下)から構成される臨床的な診断手順が示された[2]．そこでは65歳以上の高齢者を対象とし，筋量低下が必須条件とされ，それに筋力低下または身体機能低下のどちらかが加わればサルコペニアの診断に至る．また，Asian Working Group for Sarcopenia(AWGS)によってわが国を含むアジア人を対象とした基準が発表され，そこでは高齢者を対象に握力および歩行速度をまず測定し，握力低下(男性26 kg未満，女性18 kg未満)，歩行速度低下(0.8 m/秒以下)の一方，あるいは両方を認めた場合に筋量測定をおこなう[3]．測定結果で，筋量低下(DXA法にて男性7.0 kg/m^2，女性5.4 kg/m^{2}未満，BIA法にて男性7.0 kg/m^2，女性5.7 kg/m^{2}未満)を認めた場合にサルコペニアの診断となる．

　サルコペニアによってバランス障害，生活機能障害が引き起こされ，フレイルや要介護状態の進行につながる可能性が高くなる．さらにまた，サルコペニアとそれにともなう筋力低下，活力低下，低栄養，活動度低下など，フレイルの各指標，要素についても互いに悪循環，連鎖を形成することが知られている[4]．このように高齢者のサルコペニアでは，運動機能，身体機能の低下に加えて，本人や介護者のQOLを低下させてしまう場合が多く，その予防対策は重要である．

文献

1) Rosenberg IH：Sarcopenia：origins and clinical relevance. *J Nutr* 1997；**127**：990S-991S.
2) Cruz-Jentoft AJ, *et al.*：Sarcopenia：European consensus on definition and diagnosis：Report of the European Working Group on Sarcopenia in Older People. *Age Ageing* 2010；**39**：412-423.
3) Chen LK, *et al.*：Sarcopenia in Asia：consensus report of the Asian Working Group for Sarcopenia. *J Am Med Dir Assoc* 2014；**15**：95-101.
4) Xue QL, *et al.*：Initial manifestations of frailty criteria and the development of frailty phenotype in the Women's Health and Aging Study II. *J Gerontol A Biol Sci Med Sci* 2008；**63**：984-990.

〔小川純人〕

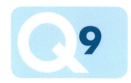 骨粗鬆症とサルコペニアとの関連について教えてください．

 骨・骨代謝と骨格筋との相互連関（筋骨連関）について，サイトカイン，マイオカイン，ホルモンなどの液性因子や神経系による制御メカニズムが示唆されています．

　骨・骨代謝と骨格筋との相互連関（筋骨連関）については精力的に研究が進められており，これまでの知見などからサルコペニアと骨粗鬆症との関連性，ならびにサイトカイン，マイオカイン，ホルモンなどの液性因子や神経系による制御機構の可能性が示唆されている．宇宙飛行士の場合，宇宙空間において筋量と骨量の減少を同時に認めるため，その予防に向けたレジスタンストレーニングが毎日必要とされる．その際，宇宙飛行士における筋量の回復は骨量の回復と比較して約6倍早く認められるなど骨格筋と骨の間には反応性の違いや相互関連の可能性が示唆される．日本人女性2,400人（40〜88歳）を対象とした大腿骨近位部骨密度別サルコペニアの合併率を調べた研究によればサルコペニアの発症が骨粗鬆症と有意に関連していた[1]．動物実験や基礎研究の分野では，筋萎縮にともないマイオカインの一種であるミオスタチン（growth differentiation factor-8：GDF-8）の発現上昇が認められ，GDF-8ノックアウトマウスでは骨量増加を呈した[2]．その一方，高齢マウス（24ヵ月齢）をもちいた研究ではGDF-8阻害抗体投与により筋量増加を認めたものの骨量増加作用は認められなかったなど，そのメカニズム解明や中和・阻害医療などへのさらなる応用が期待される．骨細胞で産生されるスクレロスチンについては，骨芽細胞でのβ-カテニンシグナル阻害による骨形成抑制作用を有することが知られているが，肥満高齢者を対象とした検討により，血中スクレロスチン濃度は減量により増加する一方で運動により低下し，その際血中スクレロスチン濃度と筋量との間に負の相関が認められた[3]．

　また，これまでの知見などにより，骨格筋と骨代謝の双方に作用すると考えられる液性因子が次第に明らかになってきており，その代表としてビタミンD，性ホルモン，GH/IGF-1などがあげられる．なかでもビタミンDについては，くる病や骨軟化症によって筋組織の異常や筋力低下が引き起こされることや，ビタミンD受容体ノックアウトマウスが骨格筋萎縮を呈したこと，ビタミンD受容体が骨格筋に発現していることなどが明らかとなってきており，ビタミンD補充によって改善を認めることからも骨格筋に対するビタミンDの作用が考えられてきた．臨床的にも血清ビタミンD濃度が不足すると筋力低下や骨格筋萎縮を介して転倒しやすくなることが報告され，海外の5つの臨床試験のメタ解析の結果によっても，ビタミンD投与群の転倒発生率は非投与の対照群に比べて約20%低下する可能性が示唆された[4]．

文献

1) Miyakoshi N, et al.：Prevalence of sarcopenia in Japanese women with osteopenia and osteoporosis. *J Bone Miner Metab* 2013；**31**：556-561.
2) Hamrick MW：Increased bone mineral density in the femora of GDF8 knockout mice. *Anat Rec A Discov Mol Cell Evol Biol* 2003；**272**：388-391.
3) Armamento-Villareal R, et al.：Weight loss in obese older adults increases serum sclerostin and impairs hip geometry but both are prevented by exercise training. *J Bone Miner Res* 2012；**27**：1215-1221.
4) Bischoff-Ferrari HA, et al.：Effect of Vitamin D on falls：a meta-analysis. *JAMA* 2004；**291**：1999-2006.

（小川純人）

b 骨粗鬆症と骨折のリスク

Q10 骨粗鬆症のリスク因子について教えてください．

A 骨粗鬆症のリスク因子は，女性，加齢，低体重（低BMI），既存骨折，骨折家族歴，Ca・ビタミンD不足，不動，喫煙，過度の飲酒，疾患，薬剤など多くが関与し，骨折発生には骨粗鬆症のリスク因子に加え易転倒性にかかわるリスク因子が加わります．

●身体的リスク因子
女性，高年齢は骨粗鬆症のリスク因子である．体重，BMIと骨密度は強い正の関係があり，低体重，低BMIでは骨粗鬆症性骨折リスクは高まる．骨密度は，骨折の重要な規定因子であり，骨密度が1標準偏差低いと骨折リスクは1.5～2倍となる[1]．既存骨折があると，骨粗鬆症性骨折リスクは約2倍[2]となる．椎体骨折の数，重症度が強いほど，将来の骨折リスクは高くなる．

●遺伝的リスク因子
骨密度は遺伝的影響を受ける．両親のどちらかに大腿骨近位部骨折既往があると，骨折リスクは1.5～2.3倍となる．

●生活習慣のリスク因子
Ca摂取と骨密度は正の関係がある．しかし，骨折予防効果は，食事からのCa摂取では認められず，Ca・サプリメントの骨折予防効果は大きいものとはいえない．寝たきり，不動で急激に骨量は低下する．活発な身体活動や歩行は，筋力低下を防ぎ大腿骨近位部骨折に予防的な効果がある．喫煙は骨密度を低下させ，骨折リスクを高める．大量のアルコール飲酒は骨密度を低下させ，1日3単位以上（1単位はアルコール8～10g）の摂取では骨折リスクは1.7倍に高まる．

●疾患，薬剤によるリスク因子
続発性骨粗鬆症，2型糖尿病，COPD，CKD，薬剤では，ステロイド，乳がん・子宮がんの内分泌療法，糖尿病治療薬（チアゾリジン薬），選択的セロトニン再取り込み阻害薬（selective serotonin reuptake inhibitor：SSRI）は骨折リスクを高める．

●転倒に関連するリスク因子
衰弱，筋力低下，歩行スピードが遅い，視力低下，聴力低下，薬剤（催眠/鎮静薬，抗不安薬，抗うつ薬，ドパミン作用の薬剤），Parkinson病，脳卒中後の麻痺，認知症があると，転倒しやすく大腿骨近位部骨折リスクを高める．

文献
1) Marshall D, et al.：Meta-analysis of how well measures of bone mineral density predict occurrence of osteoporotic fractures. *British Med J* 1996；312：1254-1259.
2) Kanis JA, et al.：A meta-analysis of previous fracture and subsequent fracture risk. *Bone* 2004；35：375-382.

（藤原佐枝子）

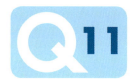 WHOの骨折リスク評価ツール(FRAX®)とはどのようなものか教えてください.

 FRAX®は,骨密度と臨床リスク因子,あるいは臨床リスク因子のみで,主要骨粗鬆症性骨折(大腿骨近位部,橈骨遠位端,上腕骨近位部,臨床椎体)および大腿骨近位部骨折の10年間の骨折確率(%)を算出するツールです.

　FRAX®は,リスク因子を使って10年間の骨折確率(%)を算出し,骨粗鬆症薬物治療開始の基準にすることを目的に作成された[1].リスク因子は,年齢,性別,BMI(身長,体重),大腿骨頸部骨密度,既存骨折,両親の大腿骨近位部骨折歴,喫煙,飲酒,糖質コルチコイド(ステロイド),関節リウマチ,続発性骨粗鬆症が選ばれた.国別のFRAX®は,その国の骨折の発生率と平均余命にもとづいて調整され,日本版FRAX®も作成されている[2].

　FRAX®は,骨粗鬆症薬物治療の開始基準として世界各国のガイドラインに取り入れられている.わが国の「骨粗鬆症の予防と治療ガイドライン」[3]では,治療開始基準として,骨粗鬆症の診断基準に加え,YAMの70〜80%,かつFRAX®による主要骨粗鬆症性骨折確率15%以上が加えられた.ただし,75歳以上の女性の90%以上は,主要骨粗鬆症性骨折確率は15%以上となるため,75歳未満の男女に適用される.

　FRAX®は,骨折予測力とツールとしての簡便性のバランスから,年齢,身長,体重,大腿骨頸部骨密度については数値を入力するが,そのほかのリスク因子については,「ある」「なし」を入力する.

　「ある」「なし」で入力される項目については,「あり」群の平均的な量のリスクが算出される[4].既存骨折数,椎体骨折の程度,飲酒量が「あり」の平均値より大きい場合には,実際の骨折発生はFRAX®で求められた平均的な骨折確率より高くなる.一方,喫煙量増加で骨折リスクは増加するが,余命が短縮されるので,骨折確率は喫煙量の影響は少ないと考えられる.FRAX®の糖質コルチコイド(ステロイド)「あり」は,プレドニゾロン換算2.5〜7.5 mg/日に該当する.2.5 mg/日未満,7.5 mg/日以上では,実際の骨折発生はFRAX®の骨折確率はそれぞれ低め,高めとなる.

　FRAX®に含まれていないリスク因子として,易転倒性,2型糖尿病,COPDがある.これらがある場合には,FRAX®の骨折確率は過小評価している可能性がある.

　FRAX®は世界のコホートで妥当性が評価されているツールで,上記の解釈を加えることでより適切な骨折リスク評価ができる.

文献

1) FRAX®:http://www.shef.ac.uk/FRAX/
2) Fujiwara S, et al.:Development of application of a Japanese model of the WHO fracture risk assessment tool(FRAX). *Osteoporosis Int* 2008;**19**:429-435.
3) 骨粗鬆症の予防と治療ガイドライン作成委員会:骨粗鬆症の予防と治療ガイドライン 2015年版.ライフサイエンス出版 2015.
4) Kanis JA, et al.:Interpretation and use of FRAX in clinical practice. *Osteoporos Int* 2011;**22**:2395-2411.

(藤原佐枝子)

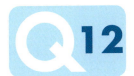 骨粗鬆症による骨折のリスク評価にはどんな検査が有効か教えてください．

 問診では，40歳以降の大きな外力（事故，転落など）以外での骨折歴をたずね，身体所見から隠れた椎体骨折がないかを診察し，骨密度測定，骨折リスク評価ツール（FRAX®），椎体骨折のX線検査が有効です．

●問診と身体所見

既存骨折は，将来の骨折リスクの重要なリスク因子であり，40歳以降の大きな外力（事故，転落など）以外での骨折歴をたずねる．椎体骨折の2/3は，症状が軽微で医療機関を受診して診断がついていない場合がある．隠れた椎体骨折をみつけるために，若いころに比べ身長低下（2〜4cm以上）があるかの問診，脊柱変形の診断法として，壁〜後頭間距離，肋骨〜骨盤間距離を調べる[1]．

●骨密度測定

骨密度は，骨折リスクの重要な規定因子である．65歳以上の女性，リスク因子を有する65歳未満の閉経後から閉経期前後の女性，70歳以上の男性，リスク因子を有する50歳以上70歳未満の男性において，骨折リスク評価のために骨密度測定は有効である[2]．骨密度測定は，DXA（dual-energy X-ray absorptiometry）法をもちいて，腰椎と大腿骨近位部の両方を測定することが望ましい．橈骨DXA，MD（microdensitometry）法，定量的超音波測定法（QUS法）も，骨折リスクを予測することは報告されているが，腰椎，大腿骨DXAが測定できない場合の選択となる．

●骨折リスク評価ツール（FRAX®）

FRAX®は，骨密度測定ができなくても問診で得られる臨床リスク因子のみで骨折リスクを評価することができる．臨床リスク因子は11項目で，年齢，性別，身長，体重，既存骨折，両親の大腿骨近位部骨折歴，喫煙，飲酒（1日3単位以上），糖質コルチコイド（ステロイド），関節リウマチ，続発性骨粗鬆症である．FRAX®では，主要骨粗鬆症性骨折（大腿骨近位部，橈骨遠位端，上腕骨近位部，臨床椎体）および大腿骨近位部骨折の10年間の骨折確率（%）が算出される．

●X線写真による椎体骨折の診断

椎体骨折（形態骨折を含む）があると将来の骨折リスクは約2倍，椎体骨折リスクは3〜4倍になり，椎体骨折数が多いほど，椎体骨折の程度が重いほど将来の骨折リスクは高まるため，椎体骨折の有無を診断することは重要である．椎体骨折の診断は腰椎X線写真によってなされる．国際骨粗鬆症財団（International Osteoprosis Foundation：IOF）の二次骨折予防のためのベストプラクティスフレームワークでは，50歳以上の患者において骨折以外の他疾患で撮影した画像によって，過去に椎体骨折が見落とされていた患者を特定することを勧めている．

文献
1) 骨粗鬆症の予防と治療ガイドライン作成委員会：骨粗鬆症の予防と治療ガイドライン 2015年版. ライフサイエンス出版 2015.
2) Leib ES, et al.：Official positions of the International Society for Clinical Densitometry. *J Clin Densitom* 2004；**7**：1-6.

（藤原佐枝子）

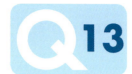 転倒と骨折との関連性について教えてください．

 転倒で骨折するかは，転倒によって骨に作用する応力と骨折する荷重によって決まります．高齢者の大腿骨近位部は 2,100 〜 4,000N の荷重で骨折しますが，転倒で大転子部が受ける荷重は 5,600 〜 8,600N です．このように転倒外力は決して軽微な力ではなく，衝突時間や衝突面積などの力学的条件で骨折リスクは大きく変化します．

　骨に転倒の荷重が加わった場合に，骨折が発生するか否かは，力学的には「骨折危険度＝加わる荷重／骨折する荷重」の式で決定される．

　骨折する荷重は，材料強度としてヤング率などから決まり，加わる荷重が応力として働く．これが 1 を超えれば骨折がおこる．実証試験によって明らかにされた大腿骨近位部の骨折する荷重の年齢変化と立位からの転倒によって大転子部に加わる荷重の大きさの関係は図1 のごとくである．つまり，転倒によって大腿骨近位部に加わる荷重の測定値は，若年成人で 5,600N であるのに対して，骨折する荷重の測定値は 7,200N とそれより高い値であった．この条件なら転倒によって骨折を起こすリスクは低い．一方，高齢者の骨折する荷重は，前期高齢期の骨で測定したところ，2,100 〜 3,100N まで低下するとされているため，高齢者では，転倒による荷重で骨折を起こすリスクは高まり，後期高齢期では骨折する荷重はさらに低下すると考えられる．

　加えて，力学的要因による損傷の程度は，衝突時間，衝突面積，高さ，受傷部分の質量という 4 因子で規定される．軽微な外力とされる場合でも，この 4 因子がいずれも不利な条件で重なれば，身体の受ける損傷は重くなることには注意を払うべきである．

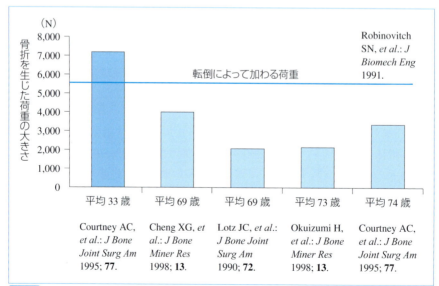

図1　大腿骨近位部の骨折する荷重の加齢変化と転倒によって加わる荷重

（原田　敦）

 転倒予防の方法について教えてください.

 運動介入,薬剤調整,家庭内の環境調整,白内障などの手術,それらを組み合わせた包括的介入などの転倒予防の方法があります.それぞれ転倒率の減少効果を有しています.

　転倒の原因は,内的要因と外的要因に分類され,前者には,筋肉やバランス能力の衰え,不整脈による意識消失,糖尿病による神経障害,白内障などによる視力障害などの合併疾患による直接的な転倒リスク悪化,さらに,睡眠障害や精神障害に使用される薬剤などが転倒リスクになっている場合などが含まれる.一方,後者には,床がすべる,道路がつまずきやすい,玄関などの段差で不安定となる,暗い照明などの環境因子が含まれる(図1).転倒リスクのアセスメントの際にそれらの要因が抽出されたら,各々に応じた改善プログラムを講じることが有用である.

　転倒予防に関する教育,運動介入(種類:筋力訓練,バランス訓練,歩行訓練,機能訓練,抵抗運動,器具を使用,太極拳,条件:自宅,集団,指導の有無,運動強度,運動頻度など非常に多様),薬剤調整,環境調整など多数の介入カテゴリーがある.また,このようなカテゴリーの転倒予防介入を複数同時に実施するやり方には,複数カテゴリーの固定された組み合わせをおこなう多種類介入と,リスク評価に応じた複数カテゴリーの組み合わせをおこなう包括的介入がある.

● 運動介入

　まず,筋肉やバランス能力の衰えには,筋力・バランス訓練などの運動訓練を習慣化することが転倒率を減らすのに有効である.筋力としては,下肢筋力が中心でスクワット(**Q37**参照)や大腿四頭筋訓練などのやり方が代表的なものである.ただし,ランダム化比較試験(randomized controlled trial:RCT)で多くの有効性が証明されているのは地域住民が対象の場合である.

　運動訓練の臨床試験をみると,介入による転倒率の減少は,筋力訓練のみの7 RCTで

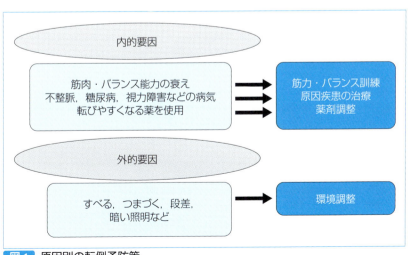

図1 原因別の転倒予防策

10%[1]，バランス訓練のみで 17%[1] であった．さらに，筋力訓練とバランス訓練を組み合わせて家庭で個別指導した 4 RCT では転倒率減少は 35% と[2]，両者の併用がより優れた転倒予防効果を上げた．さらに，筋力・バランス訓練を家庭で個別指導した 1 RCT では 79%[3]，歩行・バランス訓練を，機器を使って集団指導で訓練した 4 RCT では，28% であった[3]．このように筋肉やバランス能力の衰えに対する運動訓練は，地域住民における転倒リスクを改善する効果があるといえる．また，太極拳による転倒率減少は，転倒リスクの高くない対象での 3 RCT で 41% とされている[3]．

一方，介護施設入所者や病院入院患者においても，多数の運動介入による RCT がおこなわれているが，介護施設でのバランス機器を使用した歩行，バランス，機器訓練の 2 RCT で転倒率が 55% 下がったもの[4] 以外は有意ではなかった．さらに，太極拳も転倒リスクの高い対象での 2 RCT では，有意な転倒率減少は得られなかった[3]．

● 薬剤調整

向精神薬の中止による転倒率減少は，1 RCT で 66% であった[3]．ただし，別の RCT では通常の薬剤調査と変更だけでは有意な減少は得られなかったとされている[3]．

● 環境調整

家庭内の環境リスク因子へ介入してその調整をおこなった場合の転倒率減少は，6 RCT で 32% であった[4]．このうち転倒リスクの高い対象の 3 RCT では 38% の転倒率減少が得られたのに対して，転倒リスクの高くない対象では有意な結果は示されなかった[3]．

● 手術的介入

視力改善に対してもっと直接的な方法として，白内障に対して白内障手術をおこなう 1 RCT で 34% 転倒率が低下し[3]，有効な転倒予防成績が得られている．さらに，不整脈に対する心臓ペースメーカー処置も 1 RCT で転倒率減少は 27% であった[3]．

● 包括的介入

多種類の転倒予防介入による成績には，対象を選ばずに 40 の RCT 解析[5]，19 の RCT 解析[6]，そして 17 の RCT 解析[7] があるが，それぞれ 18%，38%，15% の転倒率減少とされている．転倒リスクに対応した包括的介入による転倒率減少は，地域住民を対象にした 19RCT で 24%[4]，病院患者を対象として 4RCT で 31%[5] であった．

文献

1) Province MA, et al.：The effects of exercise on falls in elderly patients. A preplanned meta-analysis of the FICSIT Trials. Frailty and Injuries：Cooperative Studies of Intervention Techniques. *JAMA* 1995；**273**：1341-1347.
2) Robertson MC, et al.：Preventing injuries in older people by preventing falls：a meta-analysis of individual-level data. *J Am Geriatr Soc* 2002；**50**：905-911.
3) Gillespie LD, et al.：Interventions for preventing falls in older people living in the community. Cochrane Database of Systematic Rev 2012.
4) Cameron ID, et al.：Interventions for preventing falls in older people in care facilities and hospitals. Cochrane Database of Systematic Rev 2012.
5) Chang JT, et al.：Interventions for the prevention of falls in older adults：systematic review and meta-analysis of randomised clinical trials. *BMJ* 2004；**328**：680.
6) Weatherall M：Prevention of falls and fall-related fractures in community-dwelling older adults：a meta-analysis of estimates of effectiveness based on recent guidelines. *Intern Med J* 2004；**34**：102-108.
7) Goodwin VA, et al.：Multiple component interventions for preventing falls and fall-related injuries among older people：systematic review and meta-analysis. *BMC Geriatr* 2014；**14**：15.

〈原田　敦〉

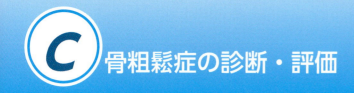

C 骨粗鬆症の診断・評価

Q15 骨粗鬆症の診断における身体診察のポイントについて教えてください．

A 低体重，FOSTAが−4未満，2 cm以上の身長低下，亀背，歯数20未満の患者には骨密度検査やX線検査をおこないましょう．

●低体重
28〜74歳の女性を対象にした研究で体重が60 kg未満だと60 kg以上より低骨密度になる確率が3.6倍だった[1]．

● FOSTAが−4未満
FOSTA（骨粗鬆症自己評価ツール）＝体重（kg）−年齢（歳）×0.2をもちいた日本人女性の研究では−4未満だと43〜45％が骨粗鬆症だった[2]．

● 2 cm以上の身長低下
60歳以上の女性では自己申告値よりも身長が4.5 cm低く，身長を実測することが重要である．閉経後3年の身長低下が2 cm以上だと椎体骨折リスクは13.5倍になる[3]．

●亀背
高度な亀背変形がある女性は骨密度が低く[4]，椎体骨折の有無にかかわらずQOLが低いと報告されている[5]．亀背があっても椎体骨折がない場合もある．

●歯数が20本未満
地域住民女性を対象にした研究では歯数が20本以上では低骨密度の割合が7％だったが，20未満では32％と高かった[6]．歯数は低骨密度以外の年齢，口腔衛生状態にも影響される．

●易転倒性の評価
椎体骨折以外の脆弱性骨折の多くは転倒により発生するので易転倒性を評価することは重要である．大腿骨近位部骨折発生に関連する転倒リスク因子には①歩行速度が遅い，②継ぎ足歩行ができない，③視力低下，④下腿周計が細い，がある[7]．

文献
1) Michaelsson K, *et al.*：Screening for osteopenia and osteoporosis：selection by body composition. *Osteoporos Int* 1996；**6**：120-126.
2) Fujiwara S, *et al.*：Performance of osteoporosis risk indices in a Japanese population. *Current Therapeutic Res* 2001；**62**：586-594.
3) Siminoski K, *et al.*：Accuracy of height loss during prospective monitoring for detection of incident vertebral fractures. *Osteoporos Int* 2005；**16**：403-410.
4) Ettinger B, *et al.*：Kyphosis in older women and its relation to back pain, disability and osteopenia：the study of osteoporotic fractures. *Osteoporos Int* 1994；**4**：55-60.
5) Martin AR, *et al.*：The impact of osteoporosis on quality-of-life：the OFELY cohort. *Bone* 2002；**31**：32-36.
6) Inagaki K, *et al.*：Low metacarpal bone density, tooth loss, and periodontal disease in Japanese women. *J Dent Res* 2001；**80**：1818-1822.
7) Dargent-Molina P, *et al.*：Fall-related factors and risk of hip fracture：the EPIDOS prospective study. *Lancet* 1996；**348**：145-149.

（森　諭史）

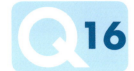 骨粗鬆症の診断における医療面接の意義について教えてください．

 骨粗鬆症は多因性疾患です．骨の脆弱化を招く要因は様々でその情報をいかにたくさん収集するかが医療面接でのポイントです．骨粗鬆症のリスク因子や骨粗鬆症による骨折の症状，鑑別すべき疾患などの情報を得ることが基本で，得られた情報は適切な予防法や治療法を考える際に役立ちます．

　日常診療における医療面接では，主訴，現病歴に関する情報を得ることが基本であるが，骨粗鬆症では，既往歴，社会歴，家族歴など背景的要因の聴取がとくに重要である．既往歴では，ステロイドによる治療歴や1型糖尿病，甲状腺機能亢進症など続発性骨粗鬆症の原因となる疾患，また骨折リスクを高めることが明らかとなった慢性腎臓病（chronic kidney disease：CKD）について問う[1]．初経年齢や閉経年齢，月経の状態も重要な情報である．社会歴では職業歴，運動歴，飲酒や喫煙などの嗜好品の習慣について問う．また骨粗鬆症は多元性の遺伝的素因をもつ疾患で両親のいずれかに骨折歴があると骨粗鬆症性骨折のリスクが増大することが知られている[2]．とくに両親の大腿骨近位部骨折歴に関しては丹念に情報を得る必要がある．また，乳製品の摂取習慣など食生活習慣に関する聴取も必要である．Ca，ビタミンD，ビタミンKのほかにビタミンCやビタミンB群（B_6，B_{12}，葉酸），ストロンチウムなどの微量元素も骨折リスクと関連している．最近はこれらの栄養素を薬剤のみでなく市販のサプリメントから摂取していることもあるので注意深く聴取する．

　骨粗鬆症の予防と治療のガイドラインには疫学的研究のメタ解析から骨粗鬆症性骨折のリスク因子が明記されている（**Q10 参照**）[3]．医療面接ではこれらの要因についてはかならず聴取するように心がける必要がある．

　医療面接の一般的な方法には，口頭で質問する方法と医療面接票などに自己記入してもらう方法がある．骨粗鬆症が対象疾患の場合には，被験者が高齢者であることも多く，文字による質問に回答することはやや難しい点もあるが，時間が許される場合には可能な限り自分で回答してもらい，不十分な点を聴取により補うのが医療者，受診者ともに負担が少なく効率的である[4]．また，骨粗鬆症の医療面接は，診療のみでなく骨量検診でもおこなわれる．検診の場合には被験者の数がかなり多い場合があり，効率的な医療面接をおこなうように工夫する．また検診の目的によっては被験者が学童から高齢者まで様々で，それぞれの世代にあった医療面接をおこなう必要があり，聴取する内容を適宜アレンジする必要もある．

文献

1) Ensrud KE, *et al*.：Renal function and risk of hip and vertebral fracture in older women. *Arch Intern Med* 2007；**167**：133-139.
2) Kanis JA：A family history of fracture and fracture risk：a meta-analysis. *Bone* 2004；**35**：1029-1037.
3) 骨粗鬆症の予防と治療のガイドライン作成委員会：骨粗鬆症による骨折の危険因子とその評価．骨粗鬆症の予防と治療ガイドライン 2015 年版．ライフサイエンス出版 2015：40-41．
4) 飯島克巳．外来でのコミュニケーション技法．外来でのコミュニケーション技法―診療に生かしたい問診・面接のコツ．日本医事新報社 1995．

（山﨑　薫）

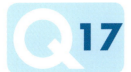

Q17 骨粗鬆症の診断における画像診断の方法と意義について教えてください.

 画像診断のなかで，骨粗鬆症の診断にもっとも貢献しているのは，椎体側面 X 線写真による椎体骨折評価で，診断や将来の骨折リスク予測ならびに治療効果判定にもちいられます．悪性腫瘍の骨転移などの鑑別診断には，骨シンチグラフィーや MRI，CT などがもちいられます．

椎体側面 X 線写真による椎体骨折評価は，一般には胸椎・腰椎のそれぞれの単純 X 線写真 2 方向（正面像，側面像．胸椎では Th8，腰椎では L3，それぞれを X 線入射の中心とする）で評価する．評価方法には，定量的評価法と半定量的評価法があり，両者を組み合わせた方法が好ましいと考えられている．

●定量的評価法

定量的評価（quantitative measurement：QM）法が，従来からおこなわれてきた．QM 法は，脊椎 X 線側面像で椎体の前縁高（A），中央高（C），後縁高（P）を求めて，椎体高比が 20％（A/P）あるいは 25％（C/P）減少している場合に骨折と評価する方法である．QM 法の問題点は，X 線中心からのずれ（斜入射）による画像のひずみ，X 線管球とフィルムの距離，患者のポジショニング，ポインティングの手技などによって測定値が影響を受けることのほか，評価に時間がかかることである．

軽微な椎体の変形，たとえば終板の小さな陥凹，皮質骨の微小骨折（辺縁の急峻な曲がり），終板の平行性の消失，偏在側の骨折，上下椎体との形状の連続性の欠如などは，QM 法では異常として検出されないこともある．

●半定量的評価法

半定量的評価（semiquantitative：SQ）法は，椎体全体の形態をみて，その変形の程度をグレード分類する方法（図 1）[1]であり，現在疫学研究や臨床研究，臨床で広く採用されている．正常（グレード 0）を基本にして，グレード 1 は椎体高（前縁高・中央高・後縁高）がおよそ 20〜25％ 減少，面積が 10〜20％ 減少とし，グレード 2 はそれぞれおよそ 25〜40％，20〜40％，グレード 3 はそれぞれおよそ 40％ 以上の減少とする．目視でおこない，計測は必要としない．SQ 法の優れている点は，椎体全体像のスペクトラムとして椎体の変形をとらえるために，撮影によるばらつきに影響されず，再現性が向上したことにある．

グレード 0 からグレード 1，グレード 2，グレード 3 への変化が認められた場合には新規骨折と診断し，またグレード 1 からグレード 2，グレード 3 への変化，グレード 2 からグレード 3 への変化が認められた場合には増悪骨折と考える（図 2）[2]．

●骨折評価におけるそのほかのモダリティー

CT では，三次元画像が得られることで，微小な骨折の有無の評価にもちいられ，また，CT のほか MRI や骨シンチグラフィーでは悪性腫瘍やその骨転移による骨折との鑑別にもちいられることもある．

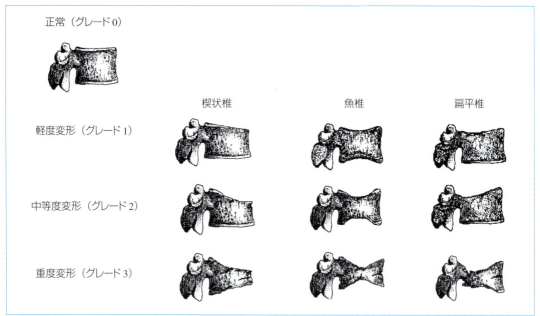

図1 SQ法
正常のグレード0にもとづいて，視覚的に椎体の高さや全体の面積という形態を評価して，椎体の変形を軽度変形（グレード1），中等度変形（グレード2），重度変形（グレード3）と分類する
（Genent HK, *et al*.：Vertebral fracture assessment using a semiquantitative technique. *J Bone Miner Res* 1993；**8**：1137-1148. より改変）

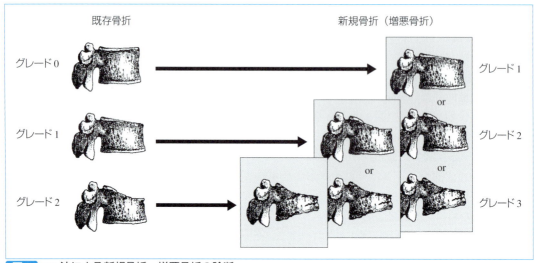

図2 SQ法による新規骨折，増悪骨折の診断
既存骨折評価と同じ判定基準をもちいて，グレード0，1，2椎体のグレードが1以上あがれば新規骨折，グレード1，2椎体のグレードが1以上あがれば増悪骨折と評価ができる

文献

1) Genent HK, *et al*.：Vertebral fracture assessment using a semiquantitative technique. *J Bone Miner Res* 1993；**8**：1137-1148.
2) Genant HK, *et al*.：Comparison of semiquantitative visual and quantitative morphometric assessment of prevalent and incident vertebral fractures in osteoporosis. *J Bone Miner Res* 1996；**11**：984-996.

（伊東昌子）

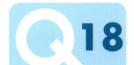 骨粗鬆症性骨折の診断・評価のポイントについて教えてください．

 骨粗鬆症性骨折の存在はそれ自体が骨脆弱性を示す臨床指標で，骨密度とは独立した骨折リスクとしての意義をもちます．とくに椎体骨折では本人が気づかないうちに骨折し，X線などの検査で初めてみつかることが多く注意が必要です．また，骨折初期のためX線写真で明らかでない不顕性骨折も，椎体骨折でよくみられます．

●骨粗鬆症性骨折とは

　骨粗鬆症では骨強度が低下し，健常人であれば通常は骨折しない程度の外力で骨折が起こる（脆弱性骨折）．外力の大きさは，座位や立位からの転倒時に受ける衝撃が目安とされる．骨強度は骨密度のほかに骨質にも依存するため，骨密度の低下があまり著しくない症例でも骨粗鬆症性骨折がみられることがある．また，骨粗鬆症性骨折の存在はそれ自体が骨脆弱性を示す臨床指標であり，骨密度とは独立した骨折リスクとしての意義をもつ．

　好発部位は，椎体，大腿骨近位部，橈骨遠位部，上腕骨近位部，骨盤骨，下腿骨，肋骨などで，そのなかでも，椎体骨折と大腿骨近位部骨折は，要介護率，生命予後，骨折リスクとしての意義などの点から臨床的重要度が高い．

●椎体骨折の診断・評価

　椎体骨折は，腰背部痛などの臨床症状をともなう臨床骨折と，症状の有無とは関係なく胸腰椎のX線像で骨折を認識できる形態骨折とに分けられ，無症候性の骨折が半数以上を占める．骨折の早期には椎体変形がほとんどなく，X線写真で検出されない場合もある（不顕性骨折）．椎体の終板や前縁の軽度の変化から判定できることもあるが，MRIが利用できる場合はその方が確実である．

　既存椎体骨折は，その数や圧潰変形の程度に比例して新たな骨折を起こすリスクが上昇する[1]．したがって，骨折リスク評価の点でその正確な評価が必要である．椎体変形（骨折）の評価は，胸腰椎の側面X線像で，SQ法[2]や椎体計測法によりおこなう．

●大腿近位部骨折とそのほかの骨折の診断・評価

　大腿近位部骨折の場合も，急性期で骨折の有無が不明確な症例では，MRIなどを追加して判定する．大腿骨では，骨粗鬆症に対するビスホスホネート（bisphosphonate：BP）治療との関連性が考えられている非定型骨折にも注意が必要である．

　骨粗鬆症による骨折は，坐骨，恥骨，仙骨などにもしばしばみられる．股関節などの痛みを訴え，見逃されていることも少なくない．仙骨の骨折などではX線写真による描出が難しく，CT，MRI，骨シンチグラフィーなどが有用である．

文献

1) Delmas PD, *et al.*：Severity of prevalent vertebral fractures and the risk of subsequent vertebral and nonvertebral fractures：results from the MORE trial. *Bone* 2003；**33**：522-532.
2) Genant HK, *et al.*：Vertebral fracture assessment using a semiquantitative technique. *J Bone Miner Res* 1993；**8**：1137-1148.

（曽根照喜）

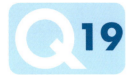

骨代謝マーカー測定の意義について教えてください．

 骨代謝マーカーは保険診療では骨粗鬆症の診断には使用できないが，骨粗鬆症と診断された場合に，薬物治療の選択やその評価に使用できる（図1）[1]．骨代謝マーカーは，骨形成マーカー，骨吸収マーカー，および骨マトリックス関連マーカーに分類される．

骨形成マーカーには，骨芽細胞由来の骨型アルカリホスファターゼ（bone alkaline phosphatase：BAP），骨芽細胞で合成・分泌されたⅠ型コラーゲンがペプチダーゼの作用により切断・放出される代謝産物であるⅠ型プロコラーゲン-N-プロペプチド（type Ⅰ procollagen-N-propeptide：P1NP）がある．骨吸収マーカーには，コラーゲンのヒドロキシピリジニウム架橋であるデオキシピリジノリン（deoxypyridinoline：DPD），その架橋部位を含むコラーゲンテロペプチドであるⅠ型コラーゲン架橋N-テロペプチド（type Ⅰ collagen cross-linked N-telopeptide：NTX）およびⅠ型コラーゲン架橋C-テロペプチド（type Ⅰ collagen cross-linked C-telopeptide：CTX），破骨細胞内酵素である酒石酸抵抗性酸ホスファターゼ5b（tartrate-resistant acid phosphatase 5b：TRACP-5b）がある．骨マトリックス（基質）関連マー

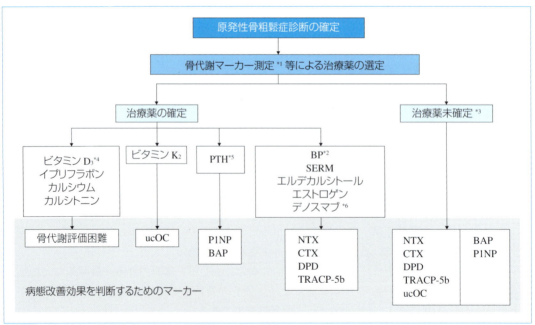

図1 骨粗鬆症の薬物治療における骨代謝マーカー測定

[*1]：BP，デノスマブ服用者は少なくとも3ヵ月，そのほかの骨粗鬆症治療薬は1ヵ月間休薬してから測定する
　　テリパラチドによる治療については未確立．骨折発生時に時間は24時間以内の測定
[*2]：長期BP治療予定者は，骨吸収マーカーとBAPあるいはP1NPを測定
[*3]：吸収マーカーと形成マーカーを各1種類測定する
[*4]：エルデカルシトールを除く
[*5]：テリパラチド連日皮下投与製剤
[*6]：NTX，DPD，TRACP-5bについては未報告

（骨粗鬆症の予防と治療ガイドライン作成委員会：骨粗鬆症の予防と治療ガイドライン2015年版．ライフサイエンス出版 2015：68-71．より改変）

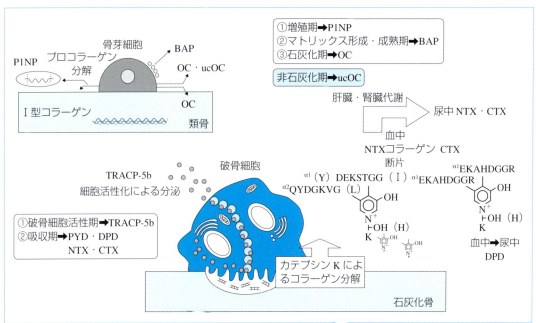

図2 骨粗鬆症診療でもちいられている骨代謝マーカーの種類

カーには，オステオカルシン（osteocalcin：OC）でγ-カルボキシグルタミン酸に変換されない低カルボキシル化オステオカルシン（undercarboxylated osteocalcin：ucOC）がある（図2）．骨代謝マーカーは薬物選択の指針としてもちいられ，薬物選択に迷う場合にもちいることで，より適切な選択が可能となる．薬物治療による病態改善効果を判断するためにも，できる限り診断時に骨代謝状態を評価することが推奨される．図1によると骨代謝マーカー測定は，①治療の必要性に対する患者の理解を高めたい，②薬物治療を予定している，③治療薬の適切な選択に役立てたい，④骨粗鬆症の病態などを評価する場合などに有用となる．骨代謝マーカー基準値の上限以上の値を示すものは将来の骨折リスクも高いとの報告もあるが，現時点では十分なコンセンサスは得られていない．一方，骨代謝マーカーの基準値のみでは薬物治療の効果予測は困難であり，治療開始から一定期間後に再測定をおこない，基準値からの変化を評価することにより薬物治療効果の評価をおこなう．薬物治療により，骨代謝マーカーの基準値からの有意な変化が認められた時にのみ，骨代謝に変化があり，薬剤効果が発揮されていると判定できる．

文献

1) 骨粗鬆症の予防と治療ガイドラン作成委員会：骨粗鬆症の予防と治療ガイドラン2015年版．ライフサイエンス出版 2015：68-71.

（三浦雅一）

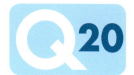 骨粗鬆症におけるQOLの位置づけと評価について教えてください.

 原発性骨粗鬆症患者のQOL評価を目的とする質問表として日本骨代謝学会作成のJOQOLがあります. 和式トイレに関する質問項目など, わが国独自の生活習慣を反映した項目が含まれています. 骨粗鬆症の治療の目的としてQOLの維持向上があることから, 診療と治療ではQOL評価とそれにもとづいた治療と予防をおこなうことが望ましいです.

● QOL評価の意義

健康関連QOL(Health Related QOL:HRQOL)は疾患がおよぼす影響の評価, 治療, ケアによる改善(悪化)の1つの指標としてもちいられる. QOLはアウトカムを評価するうえで重要である. 高齢者社会のわが国では慢性疾患が増加し, その治療と予防にあたり, 急性期疾患とは異なる対応が必要である. 患者中心の医療への志向, 健康に関する考え方の変化から, 骨粗鬆症診療においても患者立脚型医療評価の指標であるQOL評価が求められる.

● JOQOL(Japanese Osteoporosis Quality of Life Questionnaire)

骨粗鬆症患者QOL評価質問表[1,2]で, 患者自身が回答を記入する自記式で, 1999年に作成・発表されたものである. 2000年度版(一部改訂)では現状表, 評価表, 基本表, および6領域(I. 痛み5問, II. 日常生活動作:身の回りのこと4問, 家事5問, 移動7問, III. 娯楽・社会的活動5問, IV. 総合的健康度3問, V. 姿勢・体形4問, VI. 転倒・心理的要素5問, 家族支援1問, VII. 総括1問)からなる. 満点は152点(100点満点に換算して評価可能)である. 領域別の重み付けはなく, 総和(総得点)で評価する.

● 骨粗鬆症患者におけるQOL(JOQOL)に影響を与える関連因子

年齢, 骨折の有無, 骨折数, 脊柱の後彎変形(後彎), 痛みが影響する.

● 薬物治療によるQOL改善

Nevittらによると, 2,027例の閉経後骨粗鬆症, 椎体骨折症例はアレンドロネートによる腰痛改善, 臥床期間の短縮, ADL改善, QOL改善がみられた[3]. また, エルカトニン注射剤による疼痛軽減, JOQOLでの改善がみられた.

25(OH)D, 年齢, 既存椎体骨折数, 併発床, 転倒がJOQOL総点数と関連しており, Ohtaら骨粗鬆症至適療法(Adequate Treatment of Osteoporosis:A-TOP)研究JOINT-02によると, アレンドロネートと活性型ビタミンD_3薬の併用によりJOQOL「娯楽・社会的活動」改善がみられた[4].

文献

1) 骨粗鬆症患者QOL評価検討委員会:骨粗鬆症患者QOL評価質問表(2000年度版). 日本骨代謝学会雑誌 2001;**18**.
2) 骨粗鬆症の予防と治療ガイドライン作成委員会:骨粗鬆症の予防と治療ガイドライン2015年版. ライフサイエンス出版 2015:166.
3) Nevitt MC, et al.: Effect of alendronate on limited-activity days and bed-disability days caused by back pain in postmenopausal women with existing vertebral fractures. Fracture Intervention Trial Research Group. Arch Intern Med 2000;**160**:77-85.
4) Ohta H, et al.: Quality of life in Japanese women with postmenopausal osteoporosis treated with raloxifene and vitamin D:post hoc analysis of a postmarketing study. Curr Med Res Opin 2015;**31**:85-94.

(遠藤直人)

d 続発性骨粗鬆症

Q21 骨粗鬆症の診断において鑑別すべき疾患にはどのようなものがあるか教えてください．

A 原発性骨粗鬆症と類似の病態を呈する続発性骨粗鬆症（Q1 表 2 参照）と，病態の異なる骨粗鬆症類縁疾患（表 1）[1]を鑑別することが大切です．

原発性骨粗鬆症とは，加齢と自然閉経などの生理的な性腺機能不全をおもな原因とする代謝性骨疾患である．その病態は骨吸収と骨形成の平衡が崩れ，骨吸収優位に傾き，慢性的に持続することにより次第に骨量が減少することであり，臨床的には骨密度の低下により評価される．同様の病態が，加齢と生理的な性腺機能不全以外の原因で生じる場合に続発性骨粗鬆症と総称される．

また，骨粗鬆症と同様に低骨密度や易骨折性を示すが，全身的な骨吸収と骨形成の平衡異常以外の原因による疾患を骨粗鬆症類縁疾患とまとめることができる．これらの疾患は，さらに局所的な骨破壊によるものと，ミネラル代謝異常による骨石灰化障害によるものとに大別される．

続発性骨粗鬆症の原因には，薬剤や栄養障害，生活習慣なども含まれる．とくに男性や閉経前年齢の女性における骨粗鬆症では続発性骨粗鬆症の可能性が高いとされる．一方で，高齢者の疾患である原発性骨粗鬆症では，当然のことながら，続発性骨粗鬆症や骨粗鬆症類縁疾患と併存することもあり得る．したがって高齢者では，これらの病態が併存している可能性に注意を払うことが大切である．

●鑑別診断のために医療面接で聴取すべき情報

既往歴と生活歴および使用薬物に関する情報は不可欠である．しかし，抗けいれん薬や精神科疾患に関する薬剤など，初診時には患者から聴き出しにくい情報も多い．患者との信頼関係の構築が進むにつれて徐々に情報を追加していくことが大切である．骨折リスク因子としての飲酒は 1 日あたりの純アルコール（エタノール）摂取量が 24 g を超えることで判断する．

既往歴として大切なものは，月経歴と骨折歴および消化器疾患や消化管の手術歴などである．45 歳未満の閉経は早期閉経であり性腺機能低下症として取り扱う．脆弱性骨折の既往は，続発性に限らず重症度の高い骨粗鬆症を示唆する．消化器疾患では肝硬変や慢性膵炎，あるいは吸収不良症候群が骨折リスクを高める[2]．胃切除術後にはビタミン D と Ca の吸収不全をきたしやすく，続発性骨粗鬆症および骨折のリスクとなる[2]．臓器移植は続発性骨粗鬆症の原因である．

薬剤情報に関しては，内服のみでなく注射（GnRH アゴニスト，ステロイドなど）や外用薬（エストロゲン貼付薬，吸入もしくは点鼻ステロイドなど）にも注意を払う．ステロイドは非経口投与では骨折発症リスクを上昇させるエビデンスは乏しいとされているが，内因性副腎機能が完全に抑制されるほどの量をもちいている場合もあり注意する．

●鑑別診断に必要な身体所見

内分泌疾患のうち Cushing 症候群や甲状腺機能亢進症はそれぞれ特徴的な身体所見に注意

表1 骨粗鬆症類縁疾患

1	骨軟化症	4	骨 Paget 病
2	多発性骨髄腫	5	線維性骨異形成症
3	悪性腫瘍の骨転移	6	強直性脊椎炎

骨粗鬆症と同様に脆弱性骨折や骨密度低下をもたらす疾患の代表例を列挙する．脆弱性骨折や低骨密度の患者を診る場合には，これらの疾患も念頭に置くことが大切である．
(骨粗鬆症の予防と治療ガイドライン作成委員会：骨粗鬆症の予防と治療ガイドライン 2015 年版．ライフサイエンス出版 2015.)

表2 続発性骨粗鬆症の鑑別に必要な血液・尿検査と原疾患との対応

検査の種類		検査結果	原疾患
血液検査	血算	正球性貧血	多発性骨髄腫
		小球性低色素性貧血	吸収不良症候群，摂食障害など
		白血球増加	Cushing 症候群，ステロイド内服（顆粒球増加・好酸球とリンパ球減少）
	生化学	高カルシウム血症	原発性副甲状腺機能亢進症
		低カルシウム血症	ビタミン D 欠乏症
		低リン血症	骨軟化症，ビタミン D 欠乏症
		高 ALP 血症	原発性副甲状腺機能亢進症，甲状腺機能亢進症，骨軟化症，骨 Paget 病
		肝機能異常	肝硬変などの重症肝疾患
		低コレステロール血症	甲状腺機能亢進症
		高血糖	糖尿病，ステロイド内服
	血清	CRP 高値	関節リウマチおよびそのほかの慢性炎症性疾患
尿検査	一般尿検査	尿糖	糖尿病
		尿蛋白	多発性骨髄腫（患者によっては陰性）
	生化学	高カルシウム尿症	原発性副甲状腺機能亢進症など

(骨粗鬆症の予防と治療ガイドライン作成委員会：骨粗鬆症の予防と治療ガイドライン 2015 年版．ライフサイエンス出版 2015.)

する．しかしながら，高齢者では疾患特異的な身体所見が乏しいことが多く，患者からの訴えも少ないために見逃されやすい．骨粗鬆症が疑われ，心房細動や体重減少をともなう場合には甲状腺機能の評価が必要である．また，身体徴候に乏しいサブクリニカル Cushing 症候群と診断される患者は，骨密度が低く骨折発症率が高いことが報告されている[3〜5]．本症は，コントロール不良（HbA1c ＞ 8%）の 2 型糖尿病の患者のなかに高率（5.5%）に潜んでいるという報告もあり[6]，注意が必要である．痩せの著しい患者では，副腎不全，神経性食欲不振症や吸収不良症候群の可能性を考慮する．

●鑑別診断に必要な画像所見

骨粗鬆症の診療においては，胸腰椎の単純 X 線像は不可欠である．圧迫骨折の有無を評価する以外にも，骨軟化症における魚椎変形や，がんの骨転移における局所的な骨硬化像あるいは骨溶解像などの所見を確認する．副甲状腺機能亢進症に特徴的とされるラガージャージ像を認めることは今日ではまれである．

原因不明の貧血を認める場合は，頭蓋骨や骨盤などの扁平な骨の単純 X 線像で打ち抜き像の有無を確認する（多発性骨髄腫）．骨盤や大腿骨に認められる偽骨折線（Looser's zone）や

胸郭の釣鐘様変形は骨軟化症の診断を強く示唆する所見である．

著しい骨型 ALP 高値を認める場合には，骨 Paget 病，骨転移あるいは骨軟化症を念頭におき，骨シンチグラフィー検査をおこなう．ただし，多発性骨髄腫の病巣は，骨シンチグラフィーでの描出が弱いという特徴がある．

● 鑑別診断に必要な血液・尿検査

一般的な検査に対応する続発性骨粗鬆症の原因ついては**表 2**[1]に示した．重要なポイントは，高・低カルシウム血症と低リン血症および高 ALP 血症である．

内分泌疾患は原発性骨粗鬆症に比べると有病率が低いため，骨粗鬆症患者全例に内分泌検査を実施することが望ましいとはいいきれない．一方で，内分泌疾患は治療可能であり，結果として骨粗鬆症も改善することから，病歴，既往歴，身体所見，一般検査を手がかりとして内分泌疾患を疑う習慣が重要である．

内分泌疾患が骨粗鬆症の原因である頻度は医療機関の種類によっても大きく異なる．大学病院などの専門的診療を担当する三次医療機関を紹介受診する骨粗鬆症患者は，続発性骨粗鬆症である可能性が高いと推測される．骨粗鬆症患者に対するスクリーニング検査を契機に診断されたサブクリニカル Cushing 症候群の頻度は高いものでは 10.8% と報告されている[7]．

● 続発性骨粗鬆症の鑑別診断の考え方

続発性骨粗鬆症や骨粗鬆症類縁疾患の鑑別診断は，正しい診断にもとづいて治療をおこなううえで必要な過程である[8]．鑑別の対象には重篤な疾患や早急な対応を必要とする疾患が含まれるため，必要とされる検査の感度や特異度の高低には必ずしもとらわれるべきではない．一方で，原発性骨粗鬆症の有病率が極めて高いため，原因となり得る疾患の除外における費用対効果の検討も課題である．

骨粗鬆症を疑うすべての患者において，本項で示した検査のうち，胸腰椎単純 X 線像，血算，生化学および一般検尿は実施することが望ましいと考えられる．そのほかの検査は，病歴，既往歴，既に実施した検査データにもとづいて，さらに必要とされるものを追加することが現実的であろう．

文献

1) 骨粗鬆症の予防と治療ガイドライン作成委員会：骨粗鬆症の予防と治療ガイドライン 2015 年版．ライフサイエンス出版 2015.
2) Tignor AS, et al.：High prevalence of low-trauma fracture in chronic pancreatitis. Am J Gastroenterol 2010；**105**：2680-2686.
3) Chiodini I, et al.：Bone mineral density, prevalence of vertebral fractures, and bone quality in patients with adrenal incidentalomas with and without subclinical hypercortisolism：an Italian multicenter study. J Clin Endocrinol Metab 2009；**94**：3207-3214.
4) Chiodini I, et al.：Eugonadal male patients with adrenal incidentalomas and subclinical hypercortisolism have increased rate of vertebral fractures. Clin Endocrinol 2009；**70**：208-213.
5) Tauchmanovà L, et al.：Effects of sex steroids on bone in women with subclinical or overt endogenous hypercortisolism. Eur J Endocrinol 2007；**157**：359-366.
6) Catargi B, et al.：Occult Cushing's syndrome in type-2 diabetes. J Clin Endocrinol Metab 2003；**88**：5808-5813.
7) Chiodini I, et al.：Subclinical Hypercortisolism among outpatients referred for osteoporosis. Ann Intern Med 2007；**147**：541-548.
8) Hofbauer LC, et al.：Approach to the patient with secondary osteoporosis. Eur J Endocrinol 2010；**162**：1009-1020.

〈竹内靖博〉

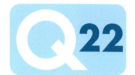 続発性骨粗鬆症における骨折リスクについて教えてください．

 続発性骨粗鬆症における骨折リスクは，原発性骨粗鬆症と同様に評価することが基本ですが，疾患や原因によっては相対リスクがさらに高く推定されるものがあります．その代表はステロイド性骨粗鬆症と関節リウマチであり，最近では 2 型糖尿病や慢性腎臓病による骨折リスクの上昇が注目されています．

●骨密度以外の骨折リスク因子

骨粗鬆症の定義では，易骨折性は低骨密度より上位の概念となる．また，骨脆弱性には低骨密度のみならず骨質の劣化が寄与するとされており，骨密度と独立して脆弱性骨折に寄与する多くの因子が同定されている．概念的には，骨密度以外の骨折リスク因子の集積が骨質劣化をもたらすと考えられる．

エビデンスにもとづいてコンセンサスの得られている骨折リスク因子の代表は，FRAX® に取りあげられている項目である（Q11 参照）．これにはステロイド治療と関節リウマチ（rheumatoid arthritis：RA）が含まれている．それ以外には，糖尿病[1]や慢性腎臓病（chronic kidney disease：CKD）[2]およびいくつかの薬剤が骨密度とは独立した骨折リスク因子である．とりわけ 2 型糖尿病では，FRAX® にもとづく骨折リスクは過小評価されることが報告されている[3]．

骨折リスク因子を実際の診療で活用するには，FRAX® を利用するのが簡便であるが，ステロイド治療と RA 以外の続発性骨粗鬆症の原因を骨粗鬆症治療のアルゴリズムに組み入れることは現時点では難しい．

●続発性骨粗鬆症における骨折リスク上昇のメカニズム

FRAX® で規定されている続発性骨粗鬆症の原因疾患としては，1 型糖尿病（インスリン依存性糖尿病），骨形成不全症，長期にわたり未治療であった甲状腺機能亢進症，性機能低下症あるいは早発閉経（45 歳未満），慢性的な栄養失調あるいは吸収不良および慢性肝疾患があげられている．FRAX® では，これらの疾患はすべて骨密度の低下によって骨折リスクが上昇するものとして評価される．一方で，ステロイド治療，RA，飲酒および喫煙は，骨密度とは独立して骨折リスクを上昇させるものと評価されている．上記のように少なくとも 2 型糖尿病では FRAX® による評価よりも骨折リスクは高くなるため，骨密度とは独立した骨折リスクと考えられる．

文献

1) Vestergaard P；Discrepancies in bone mineral density and fracture risk in patients with type 1 and type 2 diabetes--a meta-analysis. *Osteoporos Int* 2007；**18**：427-444.
2) Kaji H, *et al.*：Mild renal dysfunction is a risk factor for a decrease in bone mineral density and vertebral fractures in Japanese postmenopausal women. *J Clin Endocrinol Metab* 2010；**95**：4365-4642.
3) Schwartz AV, *et al.*：Association of BMD and FRAX score with risk of fracture in older adults with type 2 diabetes. *JAMA* 2011；**305**：2184-2192.

〈竹内靖博〉

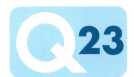 副甲状腺疾患にともなう骨粗鬆症・骨折リスクと治療方針について教えてください．

 副甲状腺ホルモンは骨代謝回転を亢進させます．原発性副甲状腺機能亢進症では，慢性的な副甲状腺ホルモン作用の亢進により骨量減少をきたし，全身の骨折リスクが高まります．病的副甲状腺の外科的切除により治癒が得られるため，外科治療が第1選択です．

●原発性副甲状腺機能亢進症における骨粗鬆症の特徴と骨折リスク

原発性副甲状腺機能亢進症を無治療で経過観察した場合，皮質骨に富む前腕骨で著しく骨密度が減少するため，同部位での骨密度評価が有効であると考えられている．しかし，原発性副甲状腺機能亢進症では全身の骨折リスクが高く，とくに椎体，四肢，肋骨の骨折リスクが増加する．閉経後白人女性原発性副甲状腺機能亢進症における腰椎骨折は，健常人4.0%に対し，24.6%と高頻度に認められた．高骨代謝回転を反映して骨代謝マーカーは骨形成・骨吸収ともに増加する．

●治療方針

原発性副甲状腺機能亢進症は外科的切除により治癒が得られるため，原則的には病的副甲状腺摘除術が第1選択となる．副甲状腺摘出術後15年間の骨密度は，すべての部位において有意な増加が認められている．一方，高カルシウム血症が軽度な無症候性原発性副甲状腺機能亢進症は予後が比較的良好である．しかし，無症候性であっても若年者や骨・腎臓器障害のリスクが高い場合には手術を推奨するという手術適応基準が国際的ワークショップにより提唱されている(表1)[1]．しかし，近年報告された無症候性原発性副甲状腺機能亢進症における副甲状腺切除群と経過観察群のランダム化比較試験(randomized controlled trial：RCT)では，5年の観察期間で新規椎体骨折は経過観察群にのみ認められた．したがって，少なくとも骨代謝異常の是正，骨折予防という観点からは手術療法が有用である．手術ができない場合もしくは手術を望まない場合は，以下に示すような薬物療法を検討する．

1) CaとビタミンD摂取

Ca摂取量は制限しないことが推奨されている．国際的なガイドラインでは天然型ビタミンD 800〜1,000単位/日を補充し，血中25(OH)D濃度を最低でも≧20 ng/mLに保つことが目標とされている．

2) Ca感知受容体アゴニスト

Ca感知受容体アゴニストシナカルセトは副甲状腺がんのみならず手術不応例や術後再発

表1 無症候性原発性副甲状腺機能亢進症に対する手術適応

指標	基準
血清Ca値	正常上限より1.0 mg/dLを超える
骨	骨密度Tスコア＜-2.5 椎体骨折既往あり
腎臓	CCr＜60 mL/分 24時間尿中Ca排泄量＞400 mg/dL 腎結石または腎石灰化
年齢	50歳未満

CCr：クレアチニンクリアランス(creatinine clearance)
(Bilezikian JP, et al.: Guidelines for the management of asymptomatic primary hyperparathyroidism：summary statement from the Fourth International Workshop. *J Clin Endocrinol Metab* 2014；**99**：3561-3569. より改変)

例の原発性副甲状腺機能亢進症に対しても保険適用がある．原発性副甲状腺機能亢進症を対象とした二重盲検無作為割り付け試験では，プラセボ群と比較してシナカルセト群で有意に血清Ca値および副甲状腺ホルモン（parathyroid hormone：PTH）値が低下し，延長試験においても，80〜90％の症例で平均血清Ca値が正常範囲内に維持された[2]．シナカルセトは副甲状腺Ca感知受容体を活性化することによりPTH分泌を抑制し，Ca濃度を低下させる．一方，骨密度はむしろ低下させる可能性が危惧されており，上記の臨床試験で骨密度はいずれの部位においても改善が認められなかった．したがって，骨折や骨密度低下がすでに存在する場合は骨粗鬆症治療薬との併用が必要である．

3）ビスホスホネート（bisphosphonate：BP）製剤

原発性副甲状腺機能亢進症に対するアレンドロネート使用は骨密度を増加させ，骨代謝マーカーを低下させる．原発性副甲状腺機能亢進症に対するアレンドロネートのRCT[3]では，2年間のアレンドロネート10 mg/日の内服により腰椎，大腿骨の骨密度が増加した．しかし，橈骨遠位端1/3の骨密度に有意な改善は認められず，血清Ca値，PTH値にも変化は認められなかった．アレンドロネートにより，骨密度に対しては効果が期待できるが，骨折予防効果は証明されていない．また高カルシウム血症の改善は期待できない．

BP製剤とシナカルセト併用の前向き検討はないが，Ca正常化と骨密度増加の両者が得られることが報告されている．エビデンスは弱いが，骨折リスクが高いと考えられる例に対しては，現時点でもっとも標準的な薬物併用療法と考えられる．

4）そのほかの骨粗鬆症治療薬

中等度以上の腎機能障害合併など，BP製剤が使用しにくい場合，閉経後女性では骨粗鬆症治療として選択的エストロゲン受容体モジュレーター（selective estrogen receptor modulator：SERM）が代替薬となりうるが，シナカルセトとの併用の報告はない．抗RANKL（receptor activator of NF-κB ligand）抗体デノスマブは皮質骨に対しても強力に作用して椎体・非椎体骨折を抑制する骨粗鬆症治療薬である．PTH高値持続例ではBP製剤のみでは効果不十分な可能性があり，とくに骨密度の著明低下例や多発既存骨折例などでは有用性が期待される．BP製剤でコントロール不能な副甲状腺がんに対する使用報告などはあるものの，原発性副甲状腺機能亢進症に対する長期使用成績はなく，今後の検討が期待される．活性型ビタミンDとその誘導体やテリパラチドは当然もちいることができない．

●副甲状腺機能低下症

副甲状腺機能低下症では低骨代謝回転となり，骨量は増加する．しかし，骨質は低下しているものと考えられている．骨折リスクへの関与は不明である．原疾患に対する活性型ビタミンD_3製剤に加え，骨粗鬆症を合併した場合にはPTH製剤の適応も検討される．その際は，血中Ca濃度および尿中Ca排泄を慎重にモニタリングする必要がある．

文献

1) Bilezikian JP, *et al.*：Guidelines for the management of asymptomatic primary hyperparathyroidism：summary statement from the Fourth International Workshop. *J Clin Endocrinol Metab* 2014；**99**：3561-3569.
2) Peacock M, *et al.*：Cinacalcet treatment of primary hyperparathyroidism：biochemical and bone densitometric outcomes in a five-year study. *J Clin Endocrinol Metab* 2009；**94**：4860-4867.
3) Khan AA, *et al.*：Alendronate in primary hyperparathyroidism：a double-blind, randomized, placebo-controlled trial. *J Clin Endocrinol Metab*. 2004；**89**：3319-3325.

〈渡部玲子・岡崎　亮〉

 甲状腺疾患にともなう骨粗鬆症・骨折リスクと治療方針について教えてください．

 甲状腺中毒症では高骨代謝回転となり，骨量減少をきたし，骨折リスクが高まります．また，潜在性甲状腺機能亢進症も骨折リスクとなります．甲状腺ホルモンの正常化が優先されますが，閉経後女性など骨折リスクが高い場合は骨吸収抑制薬を中心とした積極的な治療が望ましいです．

●甲状腺ホルモンと骨代謝[1)]

　成長期の骨発達において甲状腺ホルモンは必須であり，先天性甲状腺機能低下症（クレチン症）を代表とした小児の甲状腺機能低下症では骨成長が停滞する．甲状腺ホルモンの過剰状態では骨代謝回転が高まり，骨量減少をきたす．活性型の甲状腺ホルモンであるT3は，骨芽細胞に存在する受容体TR-α，TR-β（おもにTR-α1）に作用し，その分化を促進する．同時に，破骨細胞分化誘導因子であるRANKLの分泌を増加させる．さらにT3によるRANKL非依存性の破骨細胞分化促進作用も報告されており，総じて骨吸収は高まると考えられる．また，高骨代謝回転により骨からのCa動員が増加し，PTH分泌は低下する．PTH作用の低下により$1,25(OH)_2D$産生も低下するため，腸管からのCaとリンの吸収が減少し，骨からのCa動員がさらに増加する．このように甲状腺中毒症ではCaバランスが負に傾く．

　一方，甲状腺ホルモンの不足状態では低骨代謝回転となるが，骨量は正常から軽度増加に留まる．メタ解析において甲状腺機能低下症における骨折リスクの増加が報告されているが，過剰なT4製剤補充の影響が示唆されている[2)]．

●甲状腺中毒症における骨粗鬆症・骨折リスク

　上記のように甲状腺ホルモンの過剰は骨代謝回転を亢進させ，骨量減少をきたす．大規模なメタ解析においても未治療の甲状腺機能亢進症では骨量減少と骨折リスクの増加が示されている．また，薬物療法や手術療法などで甲状腺機能亢進症を治療すると，比較的短期間で骨代謝マーカーは正常化し，骨密度は回復する．したがって，甲状腺中毒症に合併する骨粗鬆症については甲状腺ホルモンの正常化が優先される．しかし，コホート研究では診断・治療から5年以上経過していても甲状腺機能亢進症の既往は骨折リスクとなることが示されている．甲状腺機能亢進症に合併する骨粗鬆症の治療指針は定まっていないが，少なくとも甲状腺ホルモン正常化にともなう骨形成促進期にはCaとビタミンDの補充が推奨される．また，閉経後女性など直近の骨折リスクが高いと判断される場合には骨吸収抑制薬の使用を検討する必要がある．

●潜在性甲状腺機能亢進症における骨粗鬆症・骨折リスク

　潜在性甲状腺機能亢進症は甲状腺ホルモンT3，T4が基準値内で甲状腺刺激ホルモン（thyroid stimulating hormone：TSH）のみ抑制された状態と定義される．これには軽症のBasedow病や中毒性甲状腺結節（Plummer病），甲状腺がんに対するTSH抑制療法などが含まれる．潜在性甲状腺機能亢進症においても骨密度低値と骨折リスクの増加が報告されている．

　約7万人を対象としたメタ解析の結果が2015年に報告され，潜在性甲状腺機能亢進症では大腿骨および全骨折のリスクが高く，とくにTSHが0.10 μIU/mL未満の場合により顕著であることが明らかになった[3)]．また，分化型甲状腺がんの術後治療として，T4製剤補充

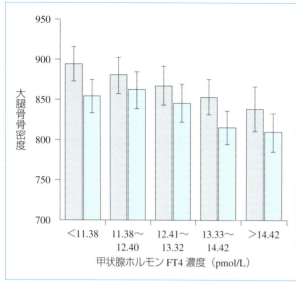

図1 基準値内甲状腺ホルモン FT4 濃度と骨密度の関連

甲状腺機能基準値内(9.15〜16.00pmol/L)の健常閉経後女性 1,754 人(55 歳以上)において前向きに FT4 濃度と骨密度の関係を検討したもの。試験開始時および 6 年後ともに FT4 高値群では低値群と比較して大腿骨骨密度が低値を示した。
(Murphy E, *et al.*：Thyroid Function within the Upper Normal Range Is Associated with Reduced Bone Mineral Density and an Increased Risk of Nonvertebral Fractures in Healthy Euthyroid Postmenopausal Women. *J Clin Endocrinol Metab* 2010；95：3173-3181. より改変)

による TSH 抑制療法がしばしばおこなわれる．閉経前女性や男性における TSH 抑制療法では骨量減少を認めないが，閉経後女性では骨量減少をきたすという報告がある．このように TSH 抑制療法も骨粗鬆症のリスクとなりうるが確定的なデータが存在しない．ほかの骨折リスクを考慮したうえで，骨粗鬆症治療介入を検討する必要がある．

　一方，甲状腺ホルモンが基準値内にある場合でも，TSH 低値および FT4 高値は骨密度低値と関連することが多く報告されている．閉経後女性で甲状腺ホルモンと骨密度を前向きに検討した OPUS(Osteoporosis and Ultrasound Study) 試験において，試験開始時および 6 年後ともに FT4 高値群ほど骨密度は低値であることが示された(図 1)[4]．骨折についても同様に，基準値内であっても FT4 が高値であるほど骨折が多いことを示す結果が複数報告されている．

　しかしながら，骨代謝における甲状腺ホルモンの作用機序には不明な点も多く残されている．基礎検討では TSH が甲状腺ホルモンを介さずに直接骨細胞に作用する機序も示唆されている[5]．しかし，臨床的に甲状腺ホルモン過剰と TSH 低下を区別することは困難であり，また甲状腺全摘出後の遺伝子組換え TSH 投与や TSH 欠損症における骨代謝の検討でも TSH の骨への直接作用の詳細は明らかでない．

文献

1) Nicholls JJ, *et al.*：The skeletal consequences of thyrotoxicosis. *J Endocrinol* 2012；**213**：209-221.
2) Abrahamsen B, *et al.*：The excess risk of major osteoporotic fractures in hypothyroidism is driven by cumulative hyperthyroid as opposed to hypothyroid time：an observational register-based time-resolved cohort analysis. *J Bone Miner Res* 2015；**30**：898-905.
3) Blum MR, *et al.*：Subclinical thyroid dysfunction and fracture risk：a meta-analysis. *JAMA* 2015；**313**：2055-2065.
4) Murphy E, *et al.*：Thyroid Function within the Upper Normal Range Is Associated with Reduced Bone Mineral Density and an Increased Risk of Nonvertebral Fractures in Healthy Euthyroid Postmenopausal Women. *J Clin Endocrinol Metab* 2010；**95**：3173-3181.
5) Abe E, *et al.*：TSH is a negative regulator of skeletal remodeling. *Cell* 2003；**115**：151-162.

（渡部玲子・岡崎　亮）

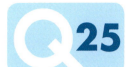 関節リウマチの骨折リスクと治療方針について教えてください.

 関節リウマチは有意に骨折リスクが高い疾患であり,骨折リスクには,高齢,低骨密度以外に身体機能障害やステロイドの1日内服量などがあります.関節リウマチの骨粗鬆症治療は,ビタミンD欠乏に注意しながらの骨吸収抑制薬の投与が適します.関節リウマチ患者の骨折リスクと骨粗鬆症治療について,日本人の検討から得られたエビデンスを中心に概説します.

●関節リウマチの骨折リスク(表1)

　椎体骨折の骨折リスクは,Nampeiらの検討では身体機能障害であり,Omataらの検討ではステロイドの1日内服量,大腿骨近位部の低密度,活性型ビタミンD_3製剤とBP製剤の不使用であった.私たちが検討したところ,女性,高齢,高疾患活動性,身体機能障害,ステロイドの1日内服量が有意な骨折リスクであった[1].このなかでも,身体機能障害とステロイドの1日内服量は共通しており,重要と思われる.

　非椎体骨折の骨折リスクは,Nampeiらの検討では身体機能障害であった.私たちが検討したところ,大腿骨近位部骨折のリスク因子は女性では,高齢,身体機能障害,人工膝関節置換術(total knee arthroplasty:TKA)歴,男性では,低BMI,身体機能障害,TKA歴となった.橈骨遠位端骨折では女性,高齢,高BMI,ステロイドの1日内服量,上腕骨骨折は高齢,骨折歴,ステロイドの1日内服量であった.このなかでも,身体機能障害とステロイドの1日内服量は,椎体骨折とも共通しており,関節リウマチ(rheumatoid arthritis:RA)患者の重要な骨折リスクと思われる.また,TKA歴は,大腿骨近位部骨折に特有の骨折リスクと考えられる.

表1 日本人RA患者における骨折リスク因子の検討

	報告者	掲載雑誌	報告年	対象骨折	対象のRA患者	研究デザイン	有意な骨折リスク因子
骨粗鬆症性骨折	Nampei A, et al.	Mod Rheumatol	2008	骨粗鬆症性	209例	前向き1年	全部位:身体機能障害,ステロイドの1日内服量 椎体:身体機能障害 骨盤と下肢:身体機能障害
椎体骨折	Omata Y, et al.	J Bone Miner Metab	2013	椎体	閉経後女性200例	後向き2.9年	ステロイドの1日内服量,大腿骨近位部の低骨密度,活性型ビタミンD_3製剤とBPの不使用
	Ishida O, et al.	Mod Rheumatol	2015	椎体	10,469例	前向き5.8年	女性,高齢,骨折歴,高疾患活動性,身体機能障害,ステロイドの1日内服量
非椎体骨折	Furuya T, et al.	Osteoporos Int	2013	大腿骨近位部	9,720例	前向き5.2年	女性:高齢,身体機能障害,TKA*歴 男性:低BMI,身体機能障害,TKA*歴
	Ochi K, et al.	Clin Rheumatol	2014	橈骨遠位端	9,987例	前向き5.7年	女性,高齢,高BMI,ステロイドの1日内服量
	Ochi K, et al.	Rheumatol Int	2016	上腕骨	11,907例	前向き5.6年	高齢,骨折歴,ステロイドの1日内服量

*:TKA(人工膝関節置換術)

表2 日本人RA患者における骨粗鬆症と薬物療法の検討

	報告者	掲載雑誌	報告年	対象のRA患者	ステロイドの内服率	研究デザイン	結果
骨強度	Mawatari T, et al.	Arthritis Rheum	2008	29例	69%	前向き1年	アレンドロネート投与群は，プラセボ投与群に比べ有意に1年後の椎体の圧縮強度が強い
骨密度	Ebina K, et al.	Osteoporos Int	2016	閉経後女性172例	69%	前向き1年	ミノドロン酸月1回製剤変更群は，アレンドロネート，リセドロネート週1回製剤継続群に比べ，有意に椎体と大腿骨近位部の骨密度が上昇
骨密度	Okano T, et al.	J Bone Miner Metab	2014	219例	62%	前向き1年	生物学的製剤投与患者でも，ステロイド服用者は，BP不使用だと有意に大腿骨近位部の骨密度が低下
骨密度	Takeuchi T, et al.	Ann Rheum Dis	2016	350例	43%	RCT[*1]1年	MTX[*2]投与患者で，デノスマブ投与群は，プラセボ群に比べ，有意に椎体と大腿骨頸部の骨密度が上昇し，有意に骨破壊の進行が抑制
骨折	Omata Y, et al.	J Bone Miner Metab	2013	閉経後女性200例	71%	後向き2.9年	BPと活性型ビタミンD_3製剤使用は，有意に新規椎体骨折のリスクを減少

[*1]：RCT(ランダム化比較試験)，[*2]：MTX(メトトレキサート)

● RAの骨粗鬆症に対する治療方針(表2)

日本人RA患者の約7割は，ビタミンD欠乏であると予想される[2]．ビタミンD欠乏では，骨粗鬆症治療薬の効果が十分発揮できないため，食事，適度な日光浴，サプリメントなどをもちいたビタミンDの充足が治療の前提となる．

骨粗鬆症治療薬としては，RAにおける骨吸収促進とステロイド使用を考慮すると骨吸収抑制薬が適する．骨強度については，Mawatariらがアレンドロネートの有効性を示し，骨密度については，Ebinaらはミノドロン酸月1回製剤の有意な骨密度改善効果を報告した．生物学的製剤は，骨代謝改善効果が報告されてきたが，有意な骨折減少効果は認められていない．Okanoらの検討では，ステロイド内服患者でBPを服用していないと，生物学的製剤投与群でも1年後の骨密度は有意に低下していた．最近，Takeuchiらは，デノスマブは欧米と同様に日本人RA患者でも，有意な骨密度改善効果と骨破壊抑制効果を認めたと報告した．骨折については，OmataらはBPと活性型ビタミンD_3製剤の有意な新規椎体骨折抑制効果を示している．

以上より，RA患者の骨粗鬆症に対しては，ステロイドの服用量を減らし，メトトレキサートや生物学的製剤をもちいたRA自体への治療に加えて，ビタミンD欠乏に注意しながら，BPやデノスマブなどの骨吸収抑制薬をもちいるべきと思われる．

文献

1) Ishida O, et al.：Risk factors for established vertebral fractures in Japanese patients with rheumatoid arthritis：Results from a large prospective observational cohort study. Mod Rheumatol 2015；**25**：373-378.
2) Furuya T, et al.：Prevalence of and factors associated with vitamin D deficiency in 4,793 Japanese patients with rheumatoid arthritis. Clin Rheumatol 2013；**32**：1081-1087.

(古谷武文)

 生活習慣病関連骨粗鬆症の概念・骨折リスクと治療方針について教えてください．

 2型糖尿病やCKDといった生活習慣病が骨代謝に大きな影響をおよぼすことが明らかとなり，これらにともなう骨粗鬆症を生活習慣病関連骨粗鬆症といいます．生活習慣病関連骨粗鬆症は続発性骨粗鬆症のうち疾患関連骨粗鬆症に分類されます．現在，生活習慣病関連骨粗鬆症として確立されている原因疾患は，コントロール不良の2型糖尿病とステージ3以上のCKDです．

● 生活習慣病関連骨粗鬆症とは

代表的な生活習慣病である2型糖尿病やCKDが動脈硬化のみならず骨代謝にも多大な影響をおよぼし骨折リスクを上昇させることが明らかとなり[1]，これらにともなう骨粗鬆症を生活習慣病関連骨粗鬆症という．「骨粗鬆症の予防と治療ガイドライン2015年版」において生活習慣病関連骨粗鬆症は，続発性骨粗鬆症のうち疾患関連骨粗鬆症の代表例と位置づけられている[2]．

● 確立されている原因疾患

生活習慣病に相当する疾患は多岐にわたる．現在，生活習慣病関連骨粗鬆症として確立されている原因疾患は，コントロール不良の2型糖尿病とステージ3以上のCKDである．また，COPDによる骨密度低下と骨折リスクの上昇について，エビデンスが集積されつつある．高血圧や脂質異常症については一定の見解が得られていない．

1）2型糖尿病

1型糖尿病は明らかな骨折のリスク因子であり，続発性骨粗鬆症をきたす疾患として古くから認識されている．一方，2型糖尿病についてもメタ解析にて大腿骨近位部骨折の有意なリスク因子となることが示された．筆者らは欧米人に比し日本人に多い椎体骨折について検討し，2型糖尿病は，年齢，BMI，腰椎骨密度とは独立した既存椎体骨折のリスク因子であることを報告した．

どの程度の重症度の糖尿病が骨折リスクにかかわるかについては，HbA1c 7.5％以上の群は非糖尿病群に比して骨折リスクが有意に高いことや，HbA1cが高くなるにつれ骨折リスクが高まることが報告されており，コントロール不良の2型糖尿病で骨折リスクが高まる．

2）CKD

重度のCKDが骨粗鬆症をきたすことは認知されているが，腎疾患の既往のない多くの高齢者で認められるCKDステージ3（eGFRが30〜59 mL/分）の腎障害でも骨折リスクが高まるとの報告が集積されてきている．67万人を対象とした前向きコホート研究で，女性，および65歳を超える男性ではCKDステージ3a（eGFR：45〜59 mL/分）から骨粗鬆症性骨折リスクが有意に高まることが報告された．

● 生活習慣病における骨脆弱化の機序

1）骨密度

骨強度は骨密度と骨質であらわされるが，生活習慣病，なかでも2型糖尿病では骨密度から想定される以上に骨折リスクが高まっている[1]（Q5 図1 参照）．実際，2型糖尿病群では性別，年齢を一致させた対照群に比し，腰椎，大腿骨骨密度は高いにもかかわらず骨折リスク

が高まっており，同じ骨密度であれば2型糖尿病群の方が非糖尿病群に比し骨折リスクは高い．しかし，骨密度が低下すれば骨折リスクは高まるという骨密度と骨折リスクの関係は，生活習慣病関連骨粗鬆症においても認める．よって，生活習慣病関連骨粗鬆症においても骨密度測定は重要である．

2）骨質

いずれの生活習慣病も酸化ストレスの亢進をきたす．糖尿病では高血糖とそれにともなう糖化亢進により終末糖化産物（advanced glycation end products：AGEs）の蓄積が顕著である．軽度から中等度のCKDにおいても，AGEsの1つであるペントシジンや，ホモシステインが上昇するとされる．こうした酸化ストレスの亢進やAGEsの蓄積，高ホモシステイン血症は動脈硬化にかかわるのみならず骨にも影響し，骨質を劣化させ骨強度を低下させる[1,3]（Q5 図1参照）．つまり，生活習慣病では骨質劣化型骨粗鬆症をきたす．

骨質は材質特性と構造特性に大別される．材質特性の劣化として生活習慣病関連骨粗鬆症ではコラーゲンの質の低下がかかわる．酸化ストレスの亢進や持続的高血糖状態ではAGEsが骨コラーゲン架橋に蓄積し，骨強度の低下を招く．細胞生物学的にもAGEsシグナルの亢進は骨芽細胞分化の抑制や未分化間葉系細胞・骨細胞のアポトーシスを促進する．

また構造特性にも影響をおよぼし，糖尿病例では皮質骨が細く多孔性が高まることや海綿骨微細構造の劣化をきたすことが示されている．一方，CKDではステージ2や3レベルで海綿骨微細構造の劣化を認めるとの報告がある．

各々の疾患で機序は異なると考えられるが，糖尿病の悪化および腎機能低下にともない転倒リスクも高くなることから，転倒の関与も示唆されている．

●生活習慣病関連骨粗鬆症の管理

疾患関連骨粗鬆症の管理における原則は，原疾患の治療であるが，治癒あるいはコントロールが困難な例も多々ある．現時点では原発性骨粗鬆症の薬物開始基準に準じて治療をおこなうが，生活習慣病関連骨粗鬆症では骨質劣化をきたすことが多いため，原発性骨粗鬆症に準じた評価より骨折リスクが高い可能性が高い．よって，少なくとも原発性骨粗鬆症薬物治療開始対象者には遅滞なく治療を開始するべきである．

文献

1) 日本骨粗鬆症学会生活習慣病における骨折リスク評価委員会：生活習慣病骨折リスクに関する診療ガイド．ライフサイエンス出版 2011．
2) 骨粗鬆症の予防と治療ガイドライン作成委員会：骨粗鬆症の予防と治療ガイドライン2015年版．ライフサイエンス出版 2015．
3) Saito M, et al.：Collagen cross-links as a determinant of bone quality：a possible explanation for bone fragility in aging, osteoporosis, and diabetes mellitus. *Osteoporos Int* 2010：**21**：195-214．

（山内美香）

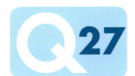

Q27 脂質異常症にともなう骨粗鬆症・骨折リスクと治療方針について教えてください．

 脂質異常症にともなう酸化ストレスの亢進が骨質劣化させ骨脆弱化をきたす可能性が考えられていますが，現在のところ脂質異常症と骨粗鬆症，および骨折リスクとの関係について一定の見解は得られていません．脂質異常症をともなう骨粗鬆症例における治療については，現時点では原発性骨粗鬆症の治療方針に準じます．

●脂質異常症と骨

　動脈硬化症と骨粗鬆症は単に併存するのではなく，その発症，進展機序を一部共有しており，骨－血管相関とよばれる．動脈硬化をきたす代表的疾患である脂質異常症は，酸化ストレスの増大や炎症の惹起により動脈硬化を促進するとともに，骨質劣化をきたし骨を脆弱化させる可能性があり，骨－血管相関をつなぐ因子の1つと考えられている[1,2]．

1）LDL コレステロール（low-density lipoprotein cholesterol：LDL-C）と骨

　加齢にともない，LDL-C が上昇するとともに，抗酸化防御機能の低下により LDL-C は酸化が進みやすくなる．これにともない蓄積した酸化 LDL は未分化間葉系細胞から脂肪細胞への分化を誘導し，一方で骨芽細胞への分化を抑制するとされる（図1）．また PTH の骨形成性作用を阻害することが報告されている．さらに酸化脂質が前破骨細胞から破骨細胞への分化を促進させるとの報告もある．このように酸化 LDL が血管のみならず骨にも悪影響をおよぼす可能性がある．

　また，骨形成に重要な情報伝達系である Wnt/β-カテニン系において，LRP（LDL receptor-related protein）5 は Frizzled 蛋白とともに Wnt 受容体複合体を形成する．この LRP5 遺伝子欠損マウスでは脂質異常症と骨量減少を認める．ヒトにおいても LRP6 遺伝子に不活性型変異を有する家系では，LDL-C 高値や骨粗鬆症を認める．このように Wnt 系は脂質代謝異常と骨粗鬆症を結びつける経路の1つと考えられる．

　LDL-C と骨密度の関係については，筆者らは閉経後女性において，橈骨骨密度が LDL-C と有意な負の相関を示すことを報告した．欧米からの報告では相関を認めないとの報告もあるが，少なくともアジア人における検討では，高 LDL-C 血症が骨密度に悪影響をおよぼすという結果である．

　一方，骨折との関係についての報告は少ない．LDL-C は椎体骨折と相関を認めないとの報告がある一方で，筆者らは横断検討において，LDL-C 高値が非椎体骨折リスク因子であ

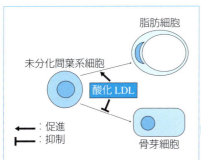

図1 酸化 LDL が骨芽細胞・脂肪細胞の分化過程におよぼす影響
酸化 LDL は未分化間葉系細胞から脂肪細胞への分化を誘導し，一方で骨芽細胞への分化を抑制する（筆者作成）

ることを報告した[3]．

現在のところ，LDL-C と骨密度，および骨折の関係については一定の見解が得られていない．

2）LDL-C 以外の脂質代謝指標と骨

LDL-C 以外については，20 年間の前向き研究において総コレステロール高値が年齢や性別，BMI とは独立した骨粗鬆症性骨折のリスクであるとの報告がある．

HDL コレステロール（high-density lipoprotein cholesterol：HDL-C）と骨密度については，正相関するとの報告と負相関するとの報告があり相反する結果である．

中性脂肪（triglyceride：TG）と骨密度の関係については，正相関，負相関，相関を認めないなど様々な報告がある．TG と骨折については，TG が高い方が骨折リスクは低いとする報告が多いが，この機序については不明である．

脂質異常症と骨密度や骨折リスクとの相関には，人種差や，観察期間の違い，皮質骨優位や海綿骨優位といった骨密度の測定部位や骨折部位による差がある可能性もあり，一致した見解を得るには至っていない．

●脂質異常症治療薬の骨への影響

脂質異常症治療薬である hydroxymethylglutaryl-coenzyme A（HMG-CoA）還元酵素阻害薬（スタチン製剤）は，メバロン酸経路の律速酵素である HMG-CoA 還元酵素を阻害することによりコレステロール合成を抑制する．このメバロン酸経路は骨代謝にも重要であり，BP 製剤は破骨細胞におけるメバロン酸経路を阻害することでその作用を発揮する．スタチン製剤も破骨細胞に作用し骨吸収を抑制するとされる．また，骨芽細胞のメバロン酸経路を阻害し骨形成を促進するとの報告がある．大規模な骨粗鬆症臨床試験を含むメタ解析でスタチン製剤は骨密度を増加させ，骨折リスクを低減させると報告されているが，前向き検討を含め骨折抑制効果は認めないとの報告も少なからずあり，確固たるエビデンスが得られるには至っていない．また，フィブラート系などスタチン製剤以外の脂質異常症治療薬ではこのような効果は認めないことから，脂質低下効果以外の作用による可能性が示唆されている．

●脂質異常症をともなう骨粗鬆症の管理

脂質異常症をともなう骨粗鬆症例には脂質改善作用も有する SERM の有効性が期待される．ラロキシフェン（raloxifene：RLX）の大規模臨床試験（MORE 試験）のサブ解析にて，RLX の新規椎体骨折抑制効果は骨密度に関係なく TG 高値群で有意な骨折抑制効果を認めたと報告されている．この機序は不明だが，骨密度とは独立しており，高 TG 血症をともなう骨粗鬆症の場合は RLX の骨質改善効果がより発揮される可能性がある．そのほかの骨粗鬆症治療薬で脂質異常症を有する骨粗鬆症例を対象とした検討はない．現時点では，脂質異常症をともなう骨粗鬆症例においても原発性骨粗鬆症の治療方針に準ずる．

文献

1) 骨粗鬆症の予防と治療ガイドライン作成委員会：骨粗鬆症の予防と治療ガイドライン 2015 年版．ライフサイエンス出版 2015．
2) 日本骨粗鬆症学会生活習慣病における骨折リスク評価委員会：生活習慣病骨折リスクに関する診療ガイド．ライフサイエンス出版 2011．
3) Yamauchi M, et al：Increased low-density lipoprotein cholesterol level is associated with non-vertebral fractures in postmenopausal women. *Endocrine* 2015；**48**：279-286.

（山内美香）

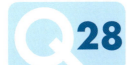 糖尿病にともなう骨粗鬆症・骨折リスクと治療方針について教えてください．

 糖尿病は骨質の劣化をともない，生活習慣病関連骨粗鬆症の原因疾患として重要です．易転倒性と相まって，骨折のリスクは 1.4 倍から 1 型糖尿病では 6 倍以上にも達するため，骨折リスクの評価と，より早期の介入が必要です．

●糖尿病にともなう骨粗鬆症

　生活習慣病と骨粗鬆症はいずれも加齢とともに増加する疾患であり，これらは併存することが多い．近年，生活習慣病が骨代謝に影響をおよぼすことが明らかになってきており，糖尿病，脂質異常症，高血圧症，CKD などが関与する．なかでも，糖尿病と CKD による生活習慣病関連骨粗鬆症は知見が集積しつつある[1]．

●糖尿病における骨折リスクとその要因

1）骨折のリスクはどの程度か

　糖尿病における大腿骨近位部骨折のリスクは，非糖尿病群と比較して，1 型糖尿病では，6.9 倍，2 型では 1.4 〜 1.7 倍と報告されている．既存椎体形態骨折のリスクも，非糖尿病群と比較して男性 4.7 倍，女性 1.9 倍である[2]．

2）なぜ骨折が増加するのか

　欧米の研究を総合すると，糖尿病の罹病期間が長いと骨折リスクが 1.4 倍，HbA1c 7.5% 以上で 1.6 倍，インスリン使用者で 1.8 倍に増加することが示唆されている[2]．またチアゾリジン薬は末梢骨の骨折リスクを 1.5 〜 2.5 倍に増加させる．

　欧米のメタ解析により，大腿骨頸部において 1 型糖尿病では骨量が減少しており（Z スコア：− 0.37），逆に 2 型糖尿病では増加している（Z スコア：+ 0.27）が，重要なことはいずれの糖尿病においても，骨密度から推測される骨折リスクよりも実際ははるかに易骨折性であることである．骨強度は，骨量（骨密度）が 70%，骨質（微細構造，骨代謝回転，微小骨折，石灰化など）が 30% 寄与していると考えられており，糖尿病における骨密度に依存しない骨の脆弱性は骨質の劣化で説明されている[1]．

　また，糖尿病においては，その合併症により転倒頻度が高まり，骨折リスクが高まる可能性がある（図 1）[1]．白内障や網膜症は視力低下により転倒しやすくなり，神経障害があれば下肢の感覚知覚異常，起立性低血圧が問題になる．サルコペニア，低血糖発作や脳梗塞後遺症，睡眠薬，抗不安薬の服用も転倒のリスクとなる．

●糖尿病における骨質劣化

　糖尿病では，骨の材質特性と構造特性の劣化がある．高血糖による酸化ストレスにより，骨組織中に AGEs の一種であるペントシジン架橋が増加し，骨質を劣化させる可能性が示唆されている（図 2）[1]．インスリン抵抗性の存在は，骨芽細胞分化を抑制し，骨形成を低下させる可能性も示唆されている．最近では，末梢骨用定量的 CT（pQCT）による微細構造の解析により，皮質骨の多孔性の増加による長幹骨の構造劣化が示されている[2,3]．

●糖尿病に合併した骨粗鬆症の診断と治療方針

1）診断および骨折リスクの評価

　現時点では，糖尿病に合併した骨粗鬆症は，原発性骨粗鬆症の診断基準に準ずる．しか

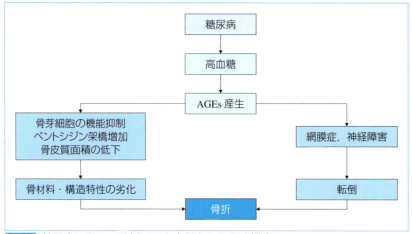

図1 糖尿病において骨折リスク上昇をもたらす機序
(生活習慣病における骨折リスク評価委員会：生活習慣病骨折リスクに関する診療ガイド．ライフサイエンス出版 2011．)

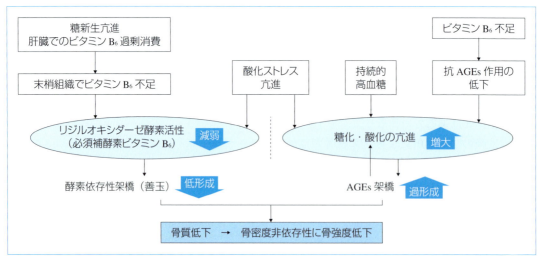

図2 糖尿病における骨質低下のメカニズム
(生活習慣病における骨折リスク評価委員会：生活習慣病骨折リスクに関する診療ガイド．ライフサイエンス出版 2011．)

し，糖尿病では，骨折リスクが高いことに留意して，骨折リスクの評価項目には，通常のリスク因子のほかに，糖尿病の罹病歴，HbA1c，インスリン使用の有無，そのほかの服薬内容，合併症の有無の確認が重要である．

WHO からは，骨折リスク評価ツール（FRAX®）が提唱されているが，FRAX® では，2 型糖尿病を含む生活習慣病はリスク因子として考慮されていない点に注意する．FRAX® で算出した糖尿病患者の骨折リスクは，明らかに過小評価されており，非糖尿病患者に対する骨折のハザード比（hazard ratio：HR）は，主要骨折では約 1.6，65 歳未満の大腿骨頸部骨折では 5.4 〜 6.3 に達すると報告されている[4]．

2) 治療方針

生活指導は原発性骨粗鬆症に準ずるが，2 型糖尿病患者では，食事制限から Ca，ビタミ

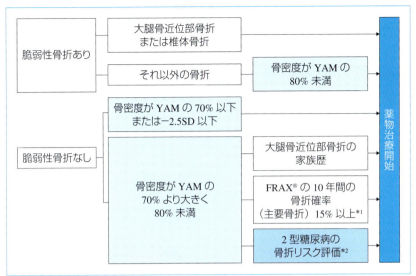

図3 2型糖尿病の骨折リスクに対する薬物療法（薬物治療開始基準試案）
*1: 75歳未満で適用
*2: 罹病歴が長い，HbA1c 7.5%以上，インスリン使用中の糖尿病では骨折リスクが高いなど
（骨粗鬆症の予防と治療ガイドライン作成委員会：骨粗鬆症の予防と治療ガイドライン2015年版．ライフサイエンス出版 2015. より改変）

ンD，ビタミンKなどの摂取不足が懸念される．必要に応じて，ビタミン類の補充や無脂肪乳の活用などの工夫が望まれる．とくに転倒リスクの軽減には十分配慮し，生活環境，履物，服用薬物に配慮する．低血糖は転倒の重大なリスク因子であり，極力これを回避する．薬物介入に関しては，まだガイドラインはないが，骨量減少の段階で早期の薬物介入を検討する（図3）[2]．BP製剤は，糖尿病に合併する骨粗鬆症でも有効性が実証されており，またSERMやPTH製剤は骨質改善効果が期待できる．

3）服用薬剤に関する注意

生活習慣病の治療薬のうち，スタチン製剤，β遮断薬，サイアザイド系利尿薬，DPP-4阻害薬は骨折リスクを低減させる可能性が示唆されている．一方，チアゾリジン薬はおもに骨形成抑制により骨折リスクを上昇させることは前述した．最近登場したSGLT2阻害薬は，骨折リスクを上昇させる可能性が危惧されているが，2年間までの臨床試験では，骨代謝マーカー，骨密度，骨折頻度において対照群との有意な差はみいだされてはいない（**表1**）[1,3]．

BPや抗RANKL抗体による骨粗鬆症治療においては，頻度は少ないものの，顎骨壊死および大腿骨非定型骨折の可能性を念頭に置いて，日頃から口腔内の清潔および両者の前駆症状に注意する．

表1 生活習慣病に対する治療薬と骨折リスク

a

	対象疾患	作用機序	骨折リスク	メタ解析
チアゾリジン薬（TZD）	2型糖尿病	PPARγ活性化	上昇	あり
スタチン製剤	脂質異常症	HMG-CoA還元酵素阻害	低下？	あり
β遮断薬	高血圧，心不全など	交感神経活動性抑制	低下	あり
サイアザイド系利尿薬	高血圧	Ca排泄抑制，代謝性アルカローシス誘導	低下	あり
ワルファリン	血栓症，心房細動など	ビタミンK拮抗作用？	上昇？	なし

b

	対象疾患	作用機序	骨折リスク	メタ解析
DPP-4阻害薬	2型糖尿病	インクレチン活性化	低下？	あり
SGLT2阻害薬	2型糖尿病	尿糖再吸収阻害，尿中Na排泄亢進？	不変または上昇？	なし

（a．生活習慣病における骨折リスク評価委員会：生活習慣病骨折リスクに関する診療ガイド．ライフサイエンス出版 2011．より引用，
b．水野有三：糖尿病治療は骨折リスクを軽減しますか？．松本俊夫，他（編）：ファーマナビゲーター・糖尿病と骨代謝編．メディカルレビュー社 2015；318-325．より筆者作成）

文献

1) 生活習慣病における骨折リスク評価委員会：生活習慣病骨折リスクに関する診療ガイド．ライフサイエンス出版 2011．
2) 骨粗鬆症の予防と治療ガイドライン作成委員会：骨粗鬆症の予防と治療ガイドライン 2015年版．ライフサイエンス出版 2015．
3) 水野有三：糖尿病治療は骨折リスクを軽減しますか？．松本俊夫，他（編）：ファーマナビゲーター・糖尿病と骨代謝編．メディカルレビュー社 2015；318-325．
4) Giangregorio LM, et al.：FRAX underestimates fracture risk in patients with diabetes. *J Bone Miner Res* 2012；**27**：301-308．

（水野有三）

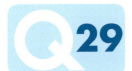 高血圧にともなう骨粗鬆症・骨折リスクと治療方針について教えてください．

 わが国が迎える超高齢社会において，高血圧と骨粗鬆症はますます増加の一途をたどっています．日本高血圧学会の「高血圧治療ガイドライン 2014」においても，高齢者の特殊性として転倒・骨折に留意した治療が推奨されるようになっています[1]．合併症を有する高血圧患者への積極的適応として骨粗鬆症に対してサイアザイド系利尿薬を推奨しています．

●高血圧と骨粗鬆症

高血圧患者は尿中への Ca 排泄量が増加するため，尿中 Ca 排泄の増加を補正するための副甲状腺機能の二次的な亢進（二次性副甲状腺機能亢進症）が，骨からの Ca の流出をうながして骨量を減少させ，骨の強度を低下させると考えられている[2]．すなわち，収縮期血圧と大腿骨の骨密度との相関や，65 歳以上の女性に限った解析において，高血圧症が骨折の頻度を増加させる〔オッズ比（odds ratio：OR）：1.45, 95% 信頼区間（95% confidence interval：95% CI）：1.2 − 1.7〕ということもわかっている．

高齢者の特殊性に関する留意点として，「高血圧治療ガイドライン 2014」では以下のような観点から転倒・骨折の予防につとめるように記載されている[1]．

・高齢者の転倒・骨折は寝たきりの原因の 10% 強を占める
・1 年以内の転倒既往を問診し，既往がある場合，内的要因と外的要因を検討する
・骨粗鬆症の評価を実施し，ガイドラインにそった治療をおこなう
・起立性低血圧の有無によらず，緩徐なスピードで降圧目標まで降圧する
・降圧薬治療を新規に開始するときや薬剤変更時に骨折リスクが上昇する可能性があり注意する
・積極的適応となる降圧薬がない場合，サイアザイド系利尿薬をもちいる

●降圧薬と骨粗鬆症

降圧薬の骨粗鬆症に対する影響を調べた大規模ケース・コントロール研究でアンジオテンシン変換酵素（ACE）阻害薬の投与によって骨折のリスクが有意に軽減（OR：0.81, 95% CI：0.73 − 0.89）されたことが報告されている[3]．この研究ではサイアザイド系利尿薬（OR：0.80, 95% CI：0.74 − 0.86）やβ遮断薬（OR：0.77, 95% CI：0.72 − 0.83）も同様に骨折のリスクを軽減させていたが，Ca 拮抗薬はとくに効果は認められていない．

1）サイアザイド系利尿薬

骨に優しい降圧薬として古くよりサイアザイド系利尿薬が知られている．サイアザイド系利尿薬は，主として腎で遠位尿細管にはたらいてナトリウムやクロールの吸収を阻害し，結果として尿中 Ca 排泄の減少と血中 Ca の増加をもたらし，ひいては二次的な PTH 亢進を抑えることとなる．日本高血圧学会の「高血圧治療ガイドライン 2014」においても，合併症を有する高血圧患者への積極的適応として骨粗鬆症に対してサイアザイド系利尿薬を推奨している（表 1）[1]．

2）β遮断薬

疫学的な解析では，50 歳以上の女性を対象とした研究においてβ遮断薬の服用が骨折の頻度を低下させること（OR：0.68, 95% CI：0.49 − 0.96），骨塩定量の値を 2.5% 増加させること

表1 主要降圧薬の積極的適応

	Ca拮抗薬	ARB/ACE阻害薬	サイアザイド系利尿薬	β遮断薬
左室肥大	●	●	－	－
心不全	－	●	●	●
頻脈	●（非ジヒドロピリジン系）	－	－	●
狭心症	●	－	－	●
心筋梗塞後	－	●	－	●
CKD（蛋白尿－）	●	●	●	－
CKD（蛋白尿＋）	－	●	－	－
脳血管障害慢性期	●	●	●	－
糖尿病/メタボリックシンドローム	－	●	－	－
骨粗鬆症	－	－	●	－
誤嚥性肺炎	－	●（ACE阻害薬）	－	－

（高血圧治療ガイドライン2014作成委員会：高血圧治療ガイドライン2014. ライフサイエンス出版2014. より改変）

が報告されている．また，30～79歳までの大規模集団での解析でも同様にβ遮断薬は骨折の頻度を低下させている（OR：0.77, 95% CI：0.72－0.83）．

3）Ca拮抗薬

Ca拮抗薬は骨粗鬆症治療効果という点ではもっとも報告が少ない治療薬である．

4）レニン・アンジオテンシン系（RAS）と骨粗鬆症

近年，アンジオテンシン受容体拮抗薬（ARB）がサイアザイド系利尿薬と同程度に骨折のリスクを減少させる報告もあり注目されている[4]．アンジオテンシンは破骨細胞を活性化することがわかり，そのメカニズムとして骨芽細胞上に発現するRANKLを増加させることもわかった．また，ACEの遺伝子多型の解析ではアンジオテンシンの濃度が高いDD多型において骨量が低下する傾向があることが報告されている．

●社会的課題

現代の超高齢社会において，加齢とともに急増する生活習慣病対策は大きな社会的課題である．降圧薬の骨粗鬆症への二次的な効果は高血圧の骨粗鬆症におよぼす影響を考察するうえで非常に興味深い結果と考えられる．骨折によるQOLの低下は活動性の低下・筋力の低下などの悪循環を引き起こす可能性があり，予防医学はますます重要視されると考えられる．

文献

1) 高血圧治療ガイドライン2014作成委員会：高血圧治療ガイドライン2014. ライフサイエンス出版2014.
2) Resnick LM, et al.：Divalent cations in essential hypertension. Relations between serum ionized calcium, magnesium, and plasma renin activity. *N Engl J Med* 1983；**309**：888-891.
3) Schlienger RG, et al.：Use of beta-blockers and risk of fractures. *JAMA* 2004；**292**：1326-1332.
4) Solomon DH, et al.：Risk of fractures in older adults using antihypertensive medications. *J Bone Miner Res* 2011；**26**：1561-1567.

（中神啓徳）

COPDにともなう骨粗鬆症・骨折リスクと治療方針について教えてください．

COPDは男性においても骨粗鬆症・骨折のリスク因子です．COPDにともなう骨粗鬆症の治療では，特別な治療法が必要であるとするエビデンスはなく，COPD，骨粗鬆症のそれぞれをガイドラインにそって管理・治療する必要がありますが，診断されずにいる症例も多いと考えられ，とくに長期喫煙歴のある中・高年者においては，両者を想起することが重要です．

● COPDと骨粗鬆症

慢性閉塞性肺疾患（chronic obstructive pulmonary disease：COPD）は，タバコ煙を主とする有害物質を長期に吸入曝露することで生じた肺の炎症性疾患であり，呼吸機能検査で正常に復すことのない気流閉塞を示し，通常進行性であるとされている[1]．診断は，呼吸機能検査（スパイロメトリー）をもちいて，閉塞性換気障害（1秒率70％未満）を検出することが必要である．COPDは長期の喫煙歴がある中・高年者に発症するため，喫煙や加齢にともなう併存症が多く認められる．さらに全身性の炎症として，栄養障害，骨格筋機能障害，心血管疾患，代謝性疾患などとも関連している．このように，COPDは単に肺疾患というだけでなく，全身性疾患としてとらえて管理する必要があり，この全身的影響の1つが骨粗鬆症である[1,2]．

1）疫学

COPDにおける骨粗鬆症の頻度は，COPDの重症度や骨密度の評価法などの相違によって4〜59％と幅があるものの，20〜40％の間とする報告が多く，平均35％ほどであり，気流閉塞の程度が増す（1秒量が低い）ほど，骨粗鬆症のリスクも高いとされている[3,4]．COPDにおける椎体の圧迫骨折については，24〜63％の頻度であり，胸椎骨折が多いとされ[4]，日本人のCOPD男性を対象とした検討でも，椎体骨折の有病率は79.4％であったと報告されている[5]．このように，COPDは骨粗鬆症および骨折のリスク因子と考えられる．

2）発症要因

COPDのおもな症状である労作時呼吸困難は，日常の活動量の低下をきたし，食欲不振や栄養障害，また筋委縮や身体機能の低下をもたらして，これらがさらに労作時呼吸困難を悪化させ，活動量の低下をきたすという悪循環を生み出す．この病状にさらに椎体骨折が加わると，疼痛や胸郭の変形から労作時呼吸困難や日常生活動作（activities of daily living：ADL）をさらに悪化させ，予後を不良にすることになる．COPDにおける炎症は肺局所だけでなく，全身性炎症として血中の腫瘍壊死因子（tumor necrosis factor：TNF）-αやインターロイキン（interleukin：IL）-6などの炎症性サイトカインが増加しており，これらがRANKLの発現亢進を介して骨吸収を促進するという機序なども考えられる．また，COPDの憎悪は，QOLや呼吸機能を低下させ生命予後を悪化させる原因となるが，骨密度の低下や血中の骨吸収マーカーの上昇など骨に対する影響も報告されている．このようにCOPDにおける骨粗鬆症発症に関しては，COPDの原因，病態，治療に関するものなど多くの要因があげられる（**表1**）．

表1 COPDにおける骨粗鬆症に関連するおもな因子

・喫煙	・ビタミンD不足
・低体重，低BMI	・ステロイド治療
・骨格筋量の減少	・全身性炎症
・低酸素血症	・貧血
・Ca不足	・増悪

● COPDにともなう骨粗鬆症の治療方針

　現在のところ，COPDと骨粗鬆症とが合併した症例に対する治療として，特別な治療法が必要であることを示すエビデンスはなく，骨粗鬆症に対しては，通常の骨粗鬆症治療ガイドラインにそって治療をおこない，COPDに対しても，通常どおりのCOPD治療をおこなうべきとされている[2]．

　治療方針において，まずは，COPD，骨粗鬆症それぞれを想起することが重要である．COPDの認知度は，30%程度と低く，厚生労働省の「健康日本21」でも認知度の向上が目標としてあげられているのが現状であり，診断されていないCOPD患者がまだ多数存在すると考えられる．とくに喫煙歴のある高齢者の骨粗鬆症や骨折の診療においては，COPDが診断されずに隠れていないか注意が必要であり，疑われた場合は，スパイロメトリーをおこなうことを考慮する．一方，呼吸器科医にとっては，COPDの診療において，骨粗鬆症のように呼吸器以外の臓器異常も留意して診察することが求められる．

　COPDに対する治療[1]としては，まず，禁煙指導があるが，喫煙は骨粗鬆症のリスク因子でもあり強く勧めるべきである．次に重症度に応じて気管支拡張薬（長時間作用性抗コリン薬やβ_2刺激薬の単剤または併用）による吸入療法がある．運動療法，栄養管理といった呼吸リハビリテーションや，重症例では酸素療法なども加えられるが，これらは，労作時呼吸困難の軽減や運動耐容能の改善に寄与することで，骨粗鬆症に対する対策にもなりうる．また，COPDの増悪は，骨密度の低下と関連すると報告されており，増悪を繰りかえす症例では増悪頻度を減少させる効果のある吸入ステロイドやワクチン接種なども考慮される．

　COPDの管理においてどのような方針で骨粗鬆症に対する対策をとるべきかについて，十分なエビデンスのある方針はまだ確立されてはいないが，骨粗鬆症のリスクが高い症例を早期に把握して，評価し，治療を考慮していくことが提案されている[4,6]．

文献

1) 日本呼吸器学会COPDガイドライン第4版作成委員会：COPD（慢性閉塞性肺疾患）診断と治療のためのガイドライン 第4版．日本呼吸器学会 2013.
2) Decramer M, et al.：Global Strategy for Diagnosis, Management, and Prevention of COPD-2016. *Global Initiative for Chronic Obstructive Lung Disease* 2016. http://goldcopd.org/global-strategy-diagnosis-management-prevention-copd-2016/
3) Graat-Verboom L, et al.：Current status of research on osteoporosis in COPD；a systematic review. *Eur Respir J* 2009；**34**：209-218.
4) Lehouck A, et al.：COPD, bone metabolism, and osteoporosis. *Chest* 2011；**139**：648-657.
5) Watanabe R, et al.：Osteoporosis is highly prevalent in Japanese males with chronic obstructive pulmonary disease and is associated with deteriorated pulmonary function. *J Bone Miner Metab* 2015；**33**：392-400.
6) Romme EA, et al.：Fracture prevention in COPD patients；a clinical 5-step approach. *Respir Res* 2015；**16**：32.

〔平井豊博〕

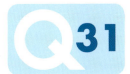 **CKDにともなう骨粗鬆症・骨折リスクと治療方針について教えてください．**

 CKD患者は一般人口と比較して，より若年で大腿骨・椎体・前腕骨など部位を問うことなく骨折しやすい傾向があります．しかし，CKD合併骨粗鬆症に対して明白な安全性と有効性を示しうる薬剤は現在のところ存在しません．

慢性腎臓病（chronic kidney disease：CKD）ステージ3以上（eGFR 60 mL/分未満）の腎機能低下を有するようになると，酸化ストレスの影響で骨質は劣化し，活性型ビタミンD欠乏にともなう二次性副甲状腺機能亢進症の合併により骨量は減少する．実際に，一般人口と比較したCKD患者の骨折リスクは大腿骨・椎体・前腕骨など部位を問うことなく有意に高く[1]，より若年で骨折しやすいこと[2]が報告されている．

CKDでは，骨量の減少が軽度でも骨折リスクが有意に上昇することも，様々な研究で証明されている．たとえば，Ensrudらは閉経後女性では大腿骨頸部骨折のリスクがeGFR 45 mL/分以下になると5倍，45〜59 mL/分になると3.5倍上昇することを報告しており[3]，Dukasらは高齢男性でもeGFR 65 mL/分以下になると大腿骨頸部・脊椎・前腕のいずれの部位においても骨折リスクが上昇することを報告している[4]．

CKDと骨粗鬆症の合併頻度は非常に高いにもかかわらず，CKD合併骨粗鬆症に対して明白なリスクとベネフィットを示しうる薬剤は現在のところ存在しない．骨粗鬆症治療に高いエビデンスがある薬剤のCKD症例に対する添付文書の文言はすべて「禁忌」あるいは「慎重投与」であり（表1），日本透析医学会にて作成された「慢性腎臓病に伴う骨・ミネラル代謝異常の診療ガイドライン」[5]でも，CKDステージ1〜2および生化学異常をともなわないCKDステージ3患者では一般人口と同様の治療を推奨しているものの，生化学異常をともなうCKDステージ3およびCKDステージ4〜5の患者では治療法は確立していない，と記されている．CKD患者では，いずれの骨粗鬆症治療薬を処方するにしても，激しく変動するリン・Ca代謝への影響を考慮する必要があり，さらに腎機能障害による薬剤の蓄積性も考慮しなくてはならない．そこで，「慎重投与」が可能な薬剤において，CKD症例への使用の際における留意点についてまとめる．

●活性型ビタミンD_3製剤

CKDにともなう高回転型の骨代謝異常を示す患者では，活性型ビタミンD_3製剤が中心となる．ただし，CKD患者では尿中Ca排泄能が低下しているため，血清Ca濃度の上昇をきたしやすく，血清Ca濃度のモニタリングが必要である．エルデカルシトールは従来の活性型ビタミンD_3製剤と比較して血清Ca上昇作用が強いため，CKD患者ではとくに慎重なモニタリングを要する．

●BP製剤

BP製剤は，体内に吸収されたうちのおよそ50％がそのままの形で腎臓から排泄され，残りの半分が骨基質のヒドロキシアパタイトに特異的に沈着し，破骨細胞をアポトーシスとすることで薬効を発揮する．BP製剤のうち，エチドロネートとリセドロネートは腎からの排泄阻害を理由に重篤な腎障害を有する症例での使用は禁忌とされている．アレンドロネートは，AUC（血中濃度−時間曲線下面積）の上昇は認めないものの，半減期が著明に延長する

表1 重篤な腎障害例に対する添付文書の文言一覧

活性型ビタミンD_3製剤		エルデカルシトール	慎重投与
BP製剤	第一世代	エチドロネート	禁忌
	第二世代	アレンドロネート	慎重投与
		イバンドロネート	慎重投与
	第三世代	リセドロネート	禁忌
		ミノドロン酸	慎重投与
SERM		RLX	慎重投与
		BZA	慎重投与
テリパラチド		連日皮下投与製剤	慎重投与
		週1回皮下投与製剤	慎重投与
デノスマブ			慎重投与

(筆者作成)

ため腎機能正常者と同量を慎重投与するよう，ミノドロン酸は排泄が遅延するため腎機能正常者と同量を慎重投与するよう提議されている．イバンドロネートについては使用経験が少ないこともあり，腎機能低下例に対する具体的な使用法の提唱はなされていない．

● SERM

SERMはエストロゲン欠乏により上昇した骨に対するPTH感受性を改善させることで骨吸収を抑制する．RLX[6]，バゼドキシフェン(bazedoxifene：BZA)[7]いずれにおいても腎機能低下例でも安全かつ有意に骨量を増加させることが報告されている．代表的な副作用である静脈血栓症についても，腎機能低下例で増加するとする報告は現在のところ認めていない．RLXのAUCは，腎機能低下例では正常者と比較して約2倍であることから，腎機能正常者の投与量を2～3日おきに処方することが提唱されているが，BZAでは腎機能正常者と同量の処方が提議されている．CKD患者では正常者と比較しeGFRの低下速度が速くなるが[8]，MicalらはRLX服用によりその進行を遅らせる可能性があることを指摘している[9]．SERMは閉経後のCKD患者にはもっとも使いやすい薬剤であるといえる．

● テリパラチド

テリパラチドは骨芽細胞の分化を促進しアポトーシスを抑制することで，骨芽細胞数を増やし，骨形成を促進する．テリパラチド連日皮下投与製剤のAUCは，腎機能低下例では正常者と比較して約1.7倍であり慎重投与が必要とされるが，テリパラチド週1回皮下投与製剤のAUCは，腎機能の影響を受けないため用量を変更する必要はないと提議されている．いずれの薬剤も原発性副甲状腺機能亢進症患者には禁忌とされているが，CKDにともなう二次性副甲状腺機能亢進症を合併する患者に対しては明確な投与基準はない．ただ，intact PTHが平均22 pg/mLの維持透析患者群にテリパラチドを投与すると，椎体骨，大腿骨ともに有意に骨密度が上昇していたのに対し[10]，intact PTHが平均150 pg/mLの維持透析患者群にテリパラチドを投与しても，椎体骨，大腿骨とも有意差がつくほど骨密度は増えなかった[11]との報告がある．テリパラチドは，CKD患者のなかでも骨代謝回転が抑制される傾向にある症例で，よりその効力を発揮することができる薬剤であると考えられる．

● デノスマブ

デノスマブはRANK/RANKL経路を阻害し，破骨細胞の活性化を抑制することで骨吸収

を抑制する薬剤である．デノスマブのAUCは腎機能の影響を受けないため[12]，CKD患者で減量する必要はない．デノスマブ投与により，保存期CKD患者[13]のみでなく透析患者[14]においても有意差をもって骨量が増加することが報告されているが，一方で自覚症状をともなうような重度の低カルシウム血症を引き起こすことも報告されている[12]．とくに，血中Ca濃度の恒常性を骨に依存するような重度の副甲状腺機能亢進症合併透析患者でCaが低下しやすいことが懸念されるが，Chenらは十分量の活性型ビタミンD投与によりPTH分泌を抑制することで，そのような患者にも重篤な副作用なくデノスマブを投与しえたことを報告している[15]．

文献

1) Nickolas TL, et al.：Relationship between moderate to severe kidney disease and hip fracture in the United States. *J Am Soc Nephrol* 2006；**17**：3223-3232.
2) Coco M, et al.：Increased incidence of hip fractures in dialysis patients with low serum parathyroid hormone. *Am J Kidney Dis* 2000；**36**：1115-1121.
3) Ensrud KE, et al.：Renal function and risk of hip and vertebral fracture in older women. *Arch Intern Med* 2007；**167**：133-139.
4) Dukas L, et al.：In elderly men and women treated for osteoporosis a low creatinine clearance of ＜65 ml/min is a risk factor for falls and fractures. *Osteoporos Int* 2005；**16**：1683-1690.
5) 慢性腎臓病に伴う骨・ミネラル代謝異常の診療ガイドライン．透析会誌 2012；**45**：301-356.
6) Ishani A, et al.：The effect of raloxifene treatment in postmenopausal women with CKD. *J Am Soc Nephrol* 2008；**19**：1430-1438.
7) Adami S, et al.：The efficacy and safety of bazedoxifene in postmenopausal women by baseline kidney function status. *Climacteric* 2014；**17**：273-284.
8) Imai E, et al.：Slower decline of glomerular filtration rate in the Japanese general population：a longitudinal 10-year follow-up study. *Hypertens Res* 2008；**31**：433-441.
9) Mical LM, et al.：Raloxifene, a selective estrogen receptor modulator, is renoprotective：a post-hoc analysis. *Kidney Int* 2011；**79**：241-249.
10) Daniel C, et al.：Treatment of hemodialysis-associated adynamic bone disease with teriparatide（PTH1-34）：A pilot study. *Kidney Boold Press Res* 2010；**33**：221-226.
11) Efstathios M, et al.：Impact of long-term cinacalcet, ibandronate or teriparatide therapy on bone mineral density of hemodialysis patients：A pilot study. *Am J Nephrol* 2012；**36**：238-244.
12) Geoffrey AB, et al.：A single-dose study of denosumab in patients with various degrees of renal impairment. *J Bone Miner Res* 2012；**27**：1471-1479.
13) Sophie AJ, et al.：Effect of denosumab on fracture and bone mineral density by level of kidney function. *J Bone Miner Res* 2011；**26**：1829-1835.
14) Hiramatsu R, et al.：Denosumab for low bone mass in hemodialysis patients：a noncontrolled trial. *Am J Kidney Dis* 2015；**66**：175-177.
15) Chen CL, et al.：Effects of Denosumab and Calcitriol on Severe Secondary Hyperparathyroidism in Dialysis Patients With Low Bone Mass. *J Clin Endocrinol Metab* 2015；**100**：2784-2792.

〔山田真介・稲葉雅章〕

 ステロイド性骨粗鬆症の診断基準・ガイドラインについて教えてください.

 ステロイド性骨粗鬆症に対しては一次予防が主体となるため診断基準は示されていませんが，各国でガイドラインや勧告が示され，改訂もされてきました.

1996年に初めてアメリカリウマチ学会(American College of Rheumatology：ACR)より勧告が発表された時点では，ステロイド性骨粗鬆症に対する薬剤の臨床試験はおこなわれていなかった．その後，各国からガイドラインが提唱されると同時に経口BP製剤の臨床試験結果が発表された．さらに，ACRとイギリスの改訂，オーストラリアからの発表があり，ビタミンK_2の臨床効果と活性型ビタミンD_3のメタ解析の結果が発表された後にわが国初のガイドラインが発表されている．その後，世界保健機構(WHO)によるFRAX®の発表やテリパラチド，ゾレドロネートのhead to head試験の結果が発表され，2010年にACRの最新の改訂勧告が発表された．2012年には国際骨粗鬆症財団(International Osteoporosis Foundation：IOF)と欧州石灰化組織学会(European Calcified Tissue Society：ECTS)によるガイドライン作成のための枠組みが示され，2013年にはイギリスの国立骨粗鬆症ガイドライングループ(UK National Osteoporosis Guideline Group：UK NOGG)による骨粗鬆症の予防と治療ガイドラインが発表され，ステロイド性骨粗鬆症に関する記載もなされている．2014年には，わが国のガイドラインとフランスの勧告が改訂された．

● FRAX®

FRAX®の発表後，海外のガイドライン，勧告ではすべてFRAX®が採用された．FRAX®の問題点は，ステロイド性骨粗鬆症においても原発性骨粗鬆症と同様に無症候性の骨折の方が多く，より頻度の高い形態学的椎体骨折のリスク度が評価できない．ステロイドの使用に関しては，過去に3ヵ月以上の全身ステロイド投与を受けたことがあり1日平均投与量がプレドニゾロン換算で2.5～7.5 mgの投与例でリスクが計算されており，現在使用中の例では過小評価となるとともに，投与量が7.5 mgを超す例でも過小評価となる．また，FRAX®は閉経後女性と50歳以上の男性にのみ使用可能である．そこで，わが国の新たなガイドライン(Q33参照)ではFRAX®を採用しなかった．

● IOFとECTSによるガイドライン作成のための枠組み

IOFとECTSによる枠組みでは，FRAX®で算定された骨折危険率の補正法が示されているが，7.5 mg以上の投与例に対して一律の補正をおこなっても膠原病などでの大量投与例においては過小評価となる可能性は否定できない．

閉経後女性と50歳以上の男性に対しては，3ヵ月以上の経口ステロイド投与中または投与予定例について既存骨折の有無，年齢，ステロイド投与量と各国のFRAX®の補正値における介入閾値をもちいて治療対象を選択するとされた(図1)[1]．また，閉経前女性と50歳未満の男性に対しては，既存骨折のある例に治療を考慮するとされている(図2)[1]．

文献

1) Lakamwasam S, et al.：A framework for the development of guidelines for the management of glucocorticoid-induced osteoporosis. Osteoporos Int 2012；23：2257-2276.

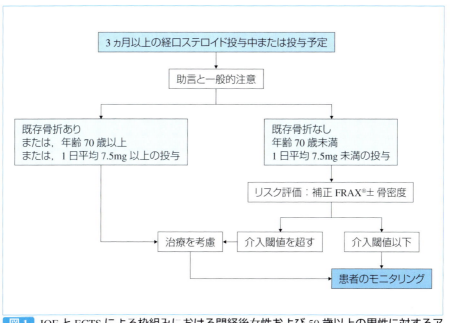

図1 IOFとECTSによる枠組みにおける閉経後女性および50歳以上の男性に対するアプローチ

（Lakamwasam S, *et al.*：A framework for the development of guidelines for the management of glucocorticoid-induced osteoporosis. *Osteoporos Int* 2012；**23**：2257-2276.）

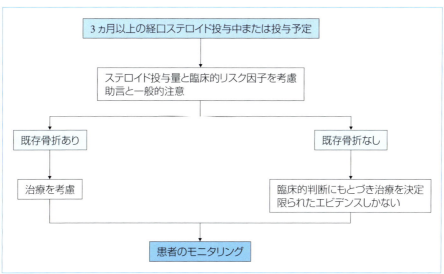

図2 IOFとECTSによる枠組みにおける閉経前女性および50歳未満の男性に対するアプローチ

（Lakamwasam S, *et al.*：A framework for the development of guidelines for the management of glucocorticoid-induced osteoporosis. *Osteoporos Int* 2012；**23**：2257-2276.）

（宗圓　聰）

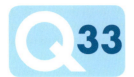 ステロイド性骨粗鬆症の骨折リスクと治療方針について教えてください．

 わが国のステロイド性骨粗鬆症の管理と治療のガイドライン改訂作業における検討から，骨折リスク因子として年齢，1日平均ステロイド投与量，骨密度，既存椎体骨折が同定されました．そして，スコア化をもちいた治療介入規準と薬剤の推奨が示されています．

「ステロイド性骨粗鬆症の管理と治療のガイドライン：2014年改訂版」においては，リスク評価の考え方を取りいれ，骨折リスクをスコアで評価することとした．そこで，スコア作成，スコアの妥当性の評価，薬物治療開始のカットオフ値の決定，推奨薬剤の決定の手順で作成した．スコア作成と検証のために解析した対象はいずれも追跡調査期間が2〜4年の5つのコホートである．

カットオフスコア作成のために，903例のRAが多く含まれ，比較的年齢が高く，ステロイド投与量が1日平均7.4 mgのコホートをもちいて骨折リスク因子の解析をおこなった．抽出された有意なリスク因子は，年齢，1日平均ステロイド投与量，骨密度，既存椎体骨折であり，BP治療では有意な骨折リスクの減少が認められた（表1）[1]．さらに，骨折リスク因子の連続変数からカテゴリー化をおこない，各リスク因子のHRを求めた．その際のパラメータ推計値をもとにして，骨折リスク因子ごとにスコア付けをおこなった．そのうえで，骨折/非骨折例をもっとも効率よく判別できるスコアをROC解析で求めると，スコア6であった．次いで，RAがほとんど含まれておらず，より年齢が若く，1日ステロイド投与量の平均が44.7 mgの144例のコホートをもちいてROC解析のカットオフ値の検証を実施した．カットオフ値は先のコホートと同じ6であり，スコアの妥当性が示された．しかし，スコア6をカットオフ値とした場合には臨床的に治療が必要と考えられる症例が治療対象とならないことから，カットオフ値をいずれのコホートでも感度が80％以上となる3とすることとした．

薬剤については，骨密度増加効果および骨折予防効果に関して一次予防と二次予防の有効性について検討し，すべての効果が確認されているものを第1選択薬，効果は確認されているもののすべての項目がそろっていないものを代替え治療薬と判定した．

最終的なガイドラインの骨格を図1[1]に示す．今回のガイドラインは骨密度測定なしでもほかのリスク因子から治療対象を選択しやすくなり，基礎疾患にかかわらず，低用量から高

表1 骨折リスク因子の解析（Cox比例ハザードモデル）

リスク因子		HR	95% CI	p 値
年齢	1歳増加	1.024	1.008−1.040	0.025
ステロイド量*	1 mg/日増加	1.038	1.024−1.051	＜0.0001
骨密度（YAM）	1％増加	0.979	0.968−0.991	0.006
既存椎体骨折	あり	3.412	2.409−4.832	＜0.0001
BP治療	あり	0.472	0.302−0.738	0.001

*：プレドニゾロン換算

(Suzuki Y, et al.：Guidelines on the management and treatment of glucocorticoid-induced osteoporosis of the Japanese Society for Bone and Mineral Research：2014 update. *J Bone Miner Metab* 2014；**32**：337-350.)

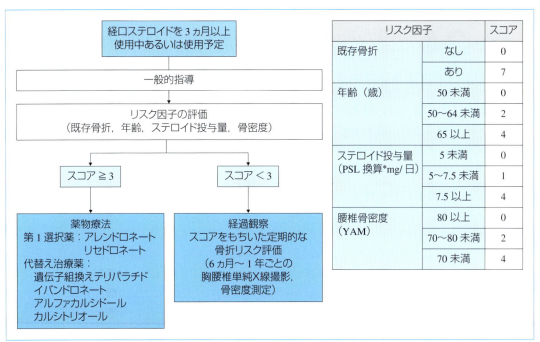

図1 ステロイド性骨粗鬆症の管理と治療のガイドライン(2014年度改訂版)
*：プレドニゾロン換算
(Suzuki Y, et al.：Guidelines on the management and treatment of glucocorticoid-induced osteoporosis of the Japanese Society for Bone and Mineral Research：2014 update. *J Bone Miner Metab* 2014；**32**：337-350.)

用量のステロイド治療のいずれの場合でも対処可能であり，複数の因子から総合的に骨折リスクを推定可能となった点が特徴といえる．

文献

1) Suzuki Y, et al.：Guidelines on the management and treatment of glucocorticoid-induced osteoporosis of the Japanese Society for Bone and Mineral Research：2014 update. *J Bone Miner Metab* 2014；**32**：337-350.

(宗圓　聰)

Q34 乳がんホルモン低下療法にともなう骨折リスクと対応について教えてください．

A 乳がんに対する内分泌療法は有意な骨密度低下をともないます．アロマターゼ阻害薬については有意な骨折の増加をともないます．内分泌療法中の患者にBPおよびデノスマブを投与することにより骨量は増加し，アロマターゼ阻害薬治療中の患者においてBPおよびデノスマブが骨折リスクを減少させます．

●乳がんに対する内分泌療法と骨折リスク

1）タモキシフェン（tamoxifen：TAM）

TAMはSERMであり，エストロゲン受容体に対してアゴニスト効果とアンタゴニスト効果の両方をもち，閉経後女性ではTAMは骨保護効果をもつが，閉経前女性では骨密度を低下させる[1]．骨折増加についてのエビデンスはない．

2）アロマターゼ阻害薬（aromatase inhibitors：AI）

閉経後女性の著明なエストロゲン血中・組織中濃度低下をきたし，骨粗鬆症を進行させる[2]．ほとんどの術後補助療法の比較試験で対照群に比較して骨折が増加していた（図1）．またそれらの比較試験のbone sub-studyにおいて，2年間で腰椎骨密度は3〜5.4%，大腿骨骨密度は2.5〜3.6%低下していた．

3）卵巣機能抑制

両側卵巣摘除術，GnRHアゴニスト（ゴセレリン，リュープロレリン）による卵巣機能抑制がおこなわれている．閉経前乳がん患者の骨密度の経過観察では，2年間で無治療0.3%，TAMのみ1.5%，ゴセレリン＋TAM 1.4%，ゴセレリン単独で5.0%の骨密度低下がみられた．2年間の治療終了後，ゴセレリン群では骨密度は1年間で1.5%回復した[3]．骨折を増加させるとのデータはない．GnRHアゴニストにAI（エキセメスタン）を併用した治療ではGnRHアゴニスト＋TAMに比較して骨粗鬆症（38.6% vs 25.2%），骨折（6.8% vs 5.2%）が増加した[4]．また，化学療法による閉経も骨密度を減少させるが，骨折増加についてのデータはない．

●性ホルモン低下療法にともなう骨量減少と骨折の予防（表1）

化学療法による人工閉経にともなう骨量減少については，クロドロネート[5]，リセドロネート[6]により予防された．またGnRHアゴニストとTAMまたはアナストロゾールの併用による骨密度低下に対して，ゾレドロネートは骨密度の低下を予防した[7]．

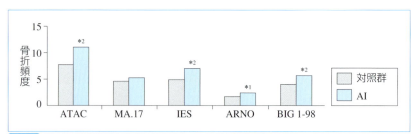

図1 乳がん術後補助療法におけるAIと骨折リスク
[1]：$p < 0.05$，[2]：$p < 0.01$
ATAC・ARNO：アナストロゾール，IES：エキセメスタン，MA.17・BIG1-98：レトロゾール
対照群はMA.17のみ偽薬，ほかはTAM

表1 乳がん患者の骨量減少に対する薬剤の効果

性ホルモン低下療法	治療薬	腰椎(%)	大腿骨(%)	骨折
化学療法による閉経	クロドロネート(1,600 mg/日, 2年)	2.9	3.7	NS
	リセドロネート(30 mg/日×2週/12週, 2年)	2.5	2.6	NS
GnRHアゴニスト+TAMアナストロゾール	ゾレドロネート(4 mg/6ヵ月, 3年)	14.4	8.2	NS
AI	ゾレドロネート(4 mg/6ヵ月, 3年)	6.7	5.2	NS
	リセドロネート(35 mg/週, 2年)	4.0	2.9	NS
	イバンドロネート(150 mg/月, 2年)	6.2	4.5	NS
	デノスマブ(60 mg/6ヵ月, 3年)	10.0	7.9	HR:0.50

無治療群と比較した差(NS:no significant change, HR:hazard ratio)

　AIによる骨量減少については，ゾレドロネート[8]，リセドロネート[9]，イバンドロネート[10]による改善が報告されている．メタ解析でも，ゾレドロネートあるいは経口BPにより骨密度は有意に改善した[11]．また，デノスマブ投与により骨密度が改善した．

　AZURE(Adjuvant Zoledronic Acid to Reduce Recurrence)試験において，術後ゾレドロネートの使用により骨折が減少する(65% vs 110‰)と報告された[12]．さらに，7試験3,984例のメタ解析ではゾレドロネートが骨折を減少させた(OR:0.78，95% CI:0.63－0.96)と報告されている[13]．デノスマブについては，骨折発生率を初めて主要評価項目にしたAI術後補助療法をおこなっている乳がん患者における大規模第3相試験にて，骨折リスクを1/2に減少させることが明らかになった[14]．

文献

1) Powles TJ, et al.:Effect of tamoxifen on bone mineral density measured by dual-energy x-ray absorptiometry in healthy premenopausal and postmenopausal women. *J Clin Oncol* 1996；**14**:78-84.
2) Hadji P:Aromatase inhibitor-associated bone loss in breast cancer patients is distinct from postmenopausal osteoporosis. *Crit Rev Oncol Hematol* 2009；**69**:73-82.
3) Sverrisdottir A, et al.:Bone mineral density among premenopausal women with early breast cancer in a randomized trial of adjuvant endocrine therapy. *J Clin Oncol* 2004；**22**:3694-3699.
4) Pagani O, et al.:Adjuvant exemestane with ovarian suppression in premenopausal breast cancer. *N Engl J Med* 2014；**371**:107-118.
5) Saarto T, et al.:Clodronate improves bone mineral density in post-menopausal breast cancer patients treated with adjuvant antioestrogens. *Br J Cancer* 1997；**75**:602-605.
6) Delmas PD, et al.:Bisphosphonate risedronate prevents bone loss in women with artificial menopause due to chemotherapy of breast cancer:a double-blind, placebo-controlled study. *J Clin Oncol* 1997；**15**:955-962.
7) Gnant M, et al.:Adjuvant endocrine therapy plus zoledronic acid in premenopausal women with early-stage breast cancer:5-year follow-up of the ABCSG-12 bone-mineral density substudy. *Lancet Oncol* 2008；**9**:840-849.
8) Brufsky AM, et al.:Zoledronic acid effectively prevents aromatase inhibitor-associated bone loss in postmenopausal women with early breast cancer receiving adjuvant letrozole:Z-FAST study 36-month follow-up results. *Clin Breast Cancer* 2009；**9**:77-85.
9) Van Poznak C, et al.:Prevention of aromatase inhibitor-induced bone loss using risedronate:the SABRE trial. *J Clin Oncol* 2010；**28**:967-975.
10) Lester JE, et al.:Prevention of anastrozole-induced bone loss with monthly oral ibandronate during adjuvant aromatase inhibitor therapy for breast cancer. *Clin Cancer Res* 2008；**14**:6336-6342.
11) Anagha PP, et al.:The efficacy of bisphosphonates in preventing aromatase inhibitor induced bone loss for postmenopausal women with early breast cancer:a systematic review and meta-analysis. *J Oncol* 2014:625060.
12) Coleman RE, et al.:Breast-cancer adjuvant therapy with zoledronic acid. *N Engl J Med* 2011；**365**:1396-1405.
13) Valachis A, et al.:Adjuvant therapy with zoledronic acid in patients with breast cancer:a systematic review and meta-analysis. *Oncologist* 2013；**18**:353-361.
14) Gnant M, et al.:Adjuvant denosumab in breast cancer(ABCSG-18):a multicentre, randomised, double-blind, placebo-controlled trial. *Lancet* 2015；**386**:433-443.

(髙橋俊二)

 前立腺がんホルモン低下療法にともなう骨折リスクと対応について教えてください.

 前立腺がんに対する内分泌療法(アンドロゲン遮断療法)は有意な骨密度低下をともない,骨折の増加をともなう可能性が高いです.また,アンドロゲン遮断療法中の患者ではBP,デノスマブ,SERM(RLX,トレミフェン)の投与により骨量が増加し,トレミフェンおよびデノスマブが骨折リスクを減少させます.

前立腺がんに対する内分泌療法と骨密度低下

アンドロゲン遮断療法(androgen deprivation therapy:ADT)は前立腺がんの標準治療の1つであるが,著明な骨密度をともなうことが明らかになっている.ADTとしては外科的に精巣摘除がおこなわれていたが,最近はGnRHアゴニストが標準療法となっている.また,これに加えて抗アンドロゲン薬を併用する複合アンドロゲン阻害療法(combined androgen blockade:CAB)あるいは最大アンドロゲン阻害療法(maximal androgen blockade:MAB)がおこなわれることも多い.

ADT中の前立腺がん患者の骨密度は対照群より6〜18%低下していると報告され,経過観察研究では1年間のADTによって腰椎で2〜5%,大腿骨頸部で1.5〜2.5%の骨密度低下が起こるとされる.骨密度低下はADT開始早期に高いが,ADTを10年間おこなうのと2年間に比較して著明に低下する[1].

ADTにともなう骨折の頻度についてはretrospectiveな研究しかない.前立腺がんの診断を受けた50,613例の検討でADTを受けた症例における骨折頻度は19.4%とADTを受けていない症例の12.6%に比較して有意に多かった[2].また,ADT治療期間と骨折リスクは相関していた[3].

性ホルモン低下療法にともなう骨密度低下,骨折の予防(表1)

ADTにともなう骨密度低下について,アレンドロネート[4],パミドロネート[5],ゾレドロネート[6,7]で骨密度を改善することが報告されている.さらにSERMであるRLX[8]やトレミフェン[9]により骨密度が改善する報告もある.また,デノスマブ投与によっても骨密度が改善した[10].

前立腺がんに対するADTにおいて,BPが骨折頻度を減少させることについては単独の

表1 前立腺がん患者の骨量減少に対する薬剤の効果

性ホルモン低下療法	治療薬	腰椎(%)	大腿骨(%)	骨折
ADT	アレンドロネート(70 mg/週,1年)	5.1	2.3	NS
GnRHアゴニスト	パミドロネート(60 mg/12週,48週)	3.8	2.0	NS
ADT	ゾレドロネート(4 mg/3ヵ月,1年)	7.8	—	NS
GnRHアゴニスト	ゾレドロネート(4 mg/年,1年)	7.1	2.6	NS
GnRHアゴニスト	ラロキシフェン(60 mg/日,1年)	2.0	3.7	NS
ADT	トレミフェン(80 mg/日,2年)	2.3	2.0	HR:0.50
ADT	デノスマブ(60 mg/6ヵ月,2年)	6.6	3.9	HR:0.38

無治療群と比較した差(NS:no significant change, HR:hazard ratio)

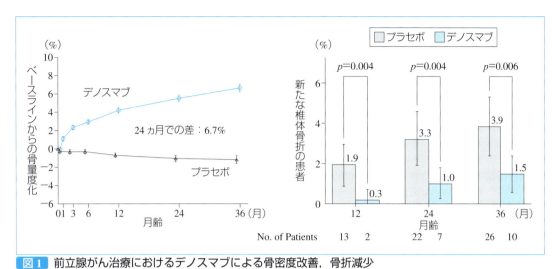

図1 前立腺がん治療におけるデノスマブによる骨密度改善，骨折減少

(Smith MR, *et al.* : Denosumab in men receiving androgen-deprivation therapy for prostate cancer. *N Engl J Med* 2009 ; 361 : 745-755.)

試験では positive な報告はない[4〜7]．15試験2,634例のメタ解析では有意に骨折を減少させると報告があるが，骨転移症例が含まれている[11]．さらにトレミフェンが椎体骨折を減少させること(2年間で4.9% vs 2.5%)[12]，またデノスマブが椎体骨折頻度を有意に減少させること(3年間で1.5% vs 3.9%)が報告されている(図1)[10]．

文献

1) Kiratli BJ, *et al.* : Progressive decrease in bone density over 10 years of androgen deprivation therapy in patients with prostate cancer. *Urology* 2001 ; **57** : 127-132.
2) Shahinian VB, *et al.* : Risk of fracture after androgen deprivation for prostate cancer. *N Engl J Med* 2005 ; **352** : 154-164.
3) Smith MR, *et al.* : Gonadotropin-releasing hormone agonists and fracture risk : a claims-based cohort study of men with nonmetastatic prostate cancer. *J Clin Oncol* 2005 ; **23** : 7897-7903.
4) Greenspan SL, *et al.* : Effect of once-weekly oral alendronate on bone loss in men receiving androgen deprivation therapy for prostate cancer : a randomized trial. *Ann Intern Med* 2007 ; **146** : 416-424.
5) Smith MR, *et al.* : Pamidronate to prevent bone loss during androgen-deprivation therapy for prostate cancer. *N Engl J Med* 2001 ; **345** : 948-955.
6) Smith MR, *et al.* : Randomized controlled trial of zoledronic acid to prevent bone loss in men receiving androgen deprivation therapy for nonmetastatic prostate cancer. *J Urol* 2003 ; **169** : 2008-2012.
7) Michaelson MD, *et al.* : Randomized controlled trial of annual zoledronic acid to prevent gonadotropin-releasing hormone agonist-induced bone loss in men with prostate cancer. *J Clin Oncol* 2007 ; **25** : 1038-1042.
8) Smith MR, *et al.* : Raloxifene to prevent gonadotropin-releasing hormone agonist-induced bone loss in men with prostate cancer : a randomized controlled trial. *J Clin Endocrinol Metab* 2004 ; **89** : 3841-3846.
9) Smith MR, *et al.* : Toremifene increases bone mineral density in men receiving androgen deprivation therapy for prostate cancer : interim analysis of a multicenter phase 3 clinical study. *J Urol* 2008 ; **179** : 152-155.
10) Smith MR, *et al.* : Denosumab in men receiving androgen-deprivation therapy for prostate cancer. *N Engl J Med* 2009 ; **361** : 745-755.
11) Serpa Neto A, *et al.* : Bisphosphonate therapy in patients under androgen deprivation therapy for prostate cancer : a systematic review and meta-analysis. *Prostate Cancer Prostatic Dis* 2012 ; **15** : 36-44.
12) Smith MR, *et al.* : Toremifene to reduce fracture risk in men receiving androgen deprivation therapy for prostate cancer. *J Urol* 2010 ; **184** : 1316-1321.

(髙橋俊二)

e 運動療法と食事療法

Q36 骨粗鬆症における運動療法の意義と注意点について教えてください．

A 骨粗鬆症に関連する骨折を抑制するうえで，栄養指導・薬物治療・運動療法は三位一体で，運動療法はその1つの柱として重要です．その意義は，骨密度維持・増加，筋力強化，転倒防止などにより骨折抑制に寄与することにあります．年齢，活動性，転倒リスクなどを考慮に入れて処方内容を選択する必要があります．

閉経後女性において，有酸素荷重運動，ウォーキング，筋力訓練，複合運動（荷重運動・筋力訓練）により骨密度は0.9〜3.2%増加する[1]．閉経後の骨量減少・骨粗鬆症患者（平均年齢：65歳）において，ウォーキング（8,000歩/日，3日以上/週，1年）は腰椎骨密度を1.7%増加させることが報告されている[1]．閉経後女性（平均年齢：56.6歳）に対し，背筋の最大筋力の30%の負荷を背負っておこなう背筋強化訓練（1日10回，週5回）は（図1）[2]，背筋力と腰椎骨密度の増加と椎体骨折の抑制に効果がある[1]．また，バランス訓練・筋力訓練や太極拳は転倒リスクを減少させる[1]．75歳以上の高齢女性（開眼片脚立ち時間≦15秒）において，片脚起立訓練（フラミンゴ療法1分を3セット/日）は（図2），転倒発生率を減少させることが報告されている（図3）[3]．運動療法の注意点として，転倒リスクの高い高齢者に対しては，速歩は転倒発生率を増加させるので処方しないことがあげられる[4]．骨粗鬆症患

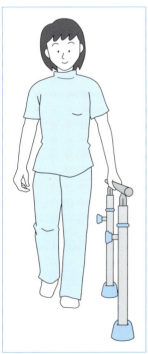

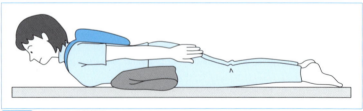

図1 背筋強化訓練
最大背筋力の30%の負荷を背負っておこなう背筋強化訓練は（1日に10回，週に5日），背筋力・腰椎骨密度の維持・増加と椎体骨折抑制に有用である
（Sinaki M, et al.：Stronger back muscles reduce the incidence of vertebral fractures：a prospective 10 year follow-up of postmenopausal women. *Bone* 2002；**30**：836-841.）

図2 フラミンゴ療法（バランス訓練）
フラミンゴ療法（バランス訓練）は，片脚起立訓練を片脚につき1分，1日に3回おこなう
（Sakamoto K, et al.：Why not use your own body weight to prevent falls? A randomized, controlled trial of balance therapy to prevent falls and fractures for elderly people who can stand on one leg for ≦15 s. *J Orthop Sci* 2013；**18**：110-120.）

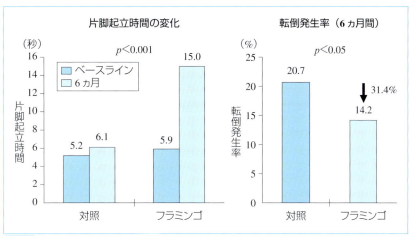

図3 フラミンゴ療法の効果

75歳以上で片脚立ち時間が15秒以下の女性を対象とした6ヵ月の無作為化比較試験により，フラミンゴ療法(片脚起立訓練1分を3セット/日)は片脚起立時間の増加と転倒防止に有用であることが明らかにされている

(Sakamoto K, *et al.* : Why not use your own body weight to prevent falls? A randomized, controlled trial of balance therapy to prevent falls and fractures for elderly people who can stand on one leg for ≤ 15 s. *J Orthop Sci* 2013 ; **18** : 110-120.)

者に対して，年齢，活動性，転倒リスクなどを考慮に入れて処方内容を選択する必要がある．

文献

1) 骨粗鬆症の予防と治療ガイドラン作成委員会：骨粗鬆症の予防と治療ガイドラン2015年版．ライフサイエンス出版 2015．
2) Sinaki M, *et al.* : Stronger back muscles reduce the incidence of vertebral fractures : a prospective 10 year follow-up of postmenopausal women. *Bone* 2002 ; **30** : 836-841.
3) Sakamoto K, *et al.* : Why not use your own body weight to prevent falls? A randomized, controlled trial of balance therapy to prevent falls and fractures for elderly people who can stand on one leg for ≤ 15 s. *J Orthop Sci* 2013 ; **18** : 110-120.
4) Gillespie LD, *et al.* : Interventions for preventing falls in elderly people. *Cochrane Database Syst Rev* 2003 ; CD000340.

(岩本　潤)

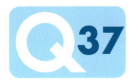骨粗鬆症におけるロコトレの意義と注意点について教えてください．

ロコトレは下肢筋力の強化とバランスの改善を図る運動で，転倒予防効果が期待できます．スクワットはとくに正しい姿勢を意識することが重要です．

　ロコモーショントレーニング（locomotion training：ロコトレ）は，ロコモティブシンドローム（locomotive syndrome：ロコモ）を予防・改善するための運動である[1]．ロコトレとして推奨されている開眼片脚立ちとスクワットは，バランスと下肢筋力を強化することにより，転倒予防効果があると考えられる．また，開眼片脚立ちは転倒予防効果が実証されており，大腿骨近位部にかかる力学的負荷により大腿骨頸部の骨密度を増やす可能性が指摘されている[2]．

　スクワットは下肢全体の筋力を効果的にきたえる運動である．腰を後ろに引きながら前傾姿勢になり，膝が前に出ないように気をつけながら膝を曲げていく．5秒で下がり，5秒で上がるペースである．これを身体の状況に応じて5回から15回を1日2〜3セットおこなう（図1）．開眼片脚立ちは，片方の足を軽く上げて他方の足で立つ．これを左右1分間ずつ1日2セットから3セットおこなう．これらは低強度の運動なので，腰痛や膝痛がある場合でも，歩行や立ち座りで強い痛みがなければおこなってもよい．週2回以上はおこない，毎日続けてもよい．ただし，痛みが増えるようであれば3〜7日間程度休み，痛みが引いたら半分程度の回数から再開し，徐々にもとに戻していく．続けることが重要である．

　スクワットと開眼片脚立ちに加えて，踵の上げ下げで下腿三頭筋をきたえるヒールレイズ，片脚を前方に踏み出して腰を落として再び元に戻す動きで下肢全体の筋力とバランスを高めるフロントランジも推奨されている．

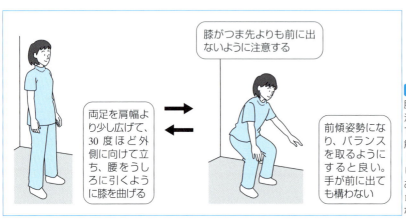

図1　スクワットの方法
膝が前に出ないように姿勢に注意しておこなう．この姿勢でのスクワットは，大腿四頭筋，大殿筋，中殿筋，ハムストリングス，前脛骨筋を強化し，膝の痛みがでにくい．1回あたり10〜12秒かけて，5〜15回を1日2〜3セットおこなう．

文献

1) 日本整形外科学会ロコモパンフレット2015年度版．http://www.joa.or.jp/jp/public/locomo/locomo_pamphlet_2015.pdf
2) Sakamoto K, et al.：Effects of unipedal standing balance exercise on the prevention of falls and hip fracture among clinically defined high-risk elderly individuals：a randomized controlled trial. J Orthop Sci 2006；**11**：467-472.

（石橋英明）

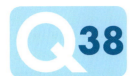

Q38 骨粗鬆症における食事療法の意義と注意点について教えてください．

  骨粗鬆症における食事療法の基本は，まずエネルギーおよび栄養素をバランスよく摂取することで，そのうえでとくに骨の健康に重要な Ca，ビタミン D，ビタミン K の摂取を心がけるようにします．

エネルギー，栄養素の摂取については，日本人の食事摂取基準[1]を参考にし，具体的には食事バランスガイド[2]や，四群点数法[3]などの食事ガイドラインをもちいるとよい．

エネルギーについては適切な体重(BMI)の範囲にとどまること，範囲から外れている場合には，範囲内に近づくようにすることが大切である．適切な BMI の範囲は年齢階級によって異なり，日本人の食事摂取基準 2015 年版では表 1 のように示されている．

たんぱく質の摂取も重要であり，体重 1 kg あたり 1 g の摂取を目指すようにするとよい．

Ca，ビタミン D，ビタミン K については，「骨粗鬆症の予防と治療ガイドライン」[4]に示された値を参考にする(表 2)．

近年，骨質の点から，ビタミン C やビタミン B 群(ビタミン B_6，B_{12}，葉酸)の摂取の重要性も示されてきている．これらは日本人の食事摂取基準[1]を参考にするとよい．

重要なことは，特定の食品にかたよることなく，多様な食品を摂取し，食事全体のバランスを考えることである．

表 1 目標とする BMI の範囲

年齢(歳)	目標とする BMI (kg/m²)
18 ～ 49	18.5 ～ 24.9
50 ～ 69	20.0 ～ 24.9
70 以上	21.5 ～ 24.9

表 2 推奨摂取量

栄養素	摂取量
Ca	食品から 700 ～ 800 mg (サプリメント，Ca 製剤を使用する場合には注意が必要である) (グレード B)
ビタミン D	400 ～ 800 IU (10 ～ 20 μg) (グレード B)
ビタミン K	250 ～ 300 μg (グレード B)

文献

1) 厚生労働省：「日本人の食事摂取基準(2015 年版)策定検討会」報告書．日本人の食事摂取基準 2015 年版．http://www.mhlw.go.jp/stf/shingi/0000041824.html
2) 厚生労働省，農林水産省．食事バランスガイド．http://www.maff.go.jp/j/balance_guide/
3) 女子栄養大学：四群点数法とは？．http://www.eiyo.ac.jp/llsc/subcontents/knudiet.html
4) 骨粗鬆症の予防と治療ガイドライン作成委員会：骨粗鬆症の予防と治療ガイドライン 2015 年版．ライフサイエンス出版 2015．

(上西一弘)

 骨粗鬆症におけるサプリメント利用の意義と注意点について教えてください．

 サプリメントは，不足や欠乏状態にある人が，適量を利用する際には有用と考えられますが，過剰摂取や，CaとビタミンDのサプリメントの併用には注意が必要です．

骨粗鬆症におけるサプリメント利用では，Ca，ビタミンDが対象となることが多い．「日本人の食事摂取基準2015年版」[1]では，Caの推奨量は成人女性の場合には650 mg/日であり，「骨粗鬆症の予防と治療ガイドライン2015年版」[2]では700〜800 mg/日と示されている．必要な場合には，現在の摂取量とこれらの値との差をサプリメントで摂るように心がけるようにする．食事摂取基準では，過剰摂取による健康障害（Caの場合には高カルシウム血症およびそれによる健康障害）を予防するための指標，すなわち耐容上限量として2,500 mg/日という数値が示されている．この値を食品だけで摂取することはほとんどありえないが，サプリメントを利用する場合には注意が必要である．耐容上限量は，この値までは摂取量を増やしてもよいという数値ではないので，Caの場合には食事とサプリメントを合わせて1,000 mg/日程度にとどめておくことが望ましい．

海外の報告[3,4]では，Caサプリメントの使用により，心血管疾患のリスクが高まることが示されている．サプリメントの特徴は，一度に多くの栄養素を摂取してしまうことである．Caの場合にも急激に血中濃度が上昇することにより，血管に対する障害を誘発している可能性も考えられる．Caサプリメントを使用するためには，一度に多くを摂取しないようにする方がよい．

ビタミンDは腸管からのCa吸収を増やすために，骨の健康を考えたサプリメントして広く利用されている．食品からのビタミンDの供給源はおもに魚である．また，紫外線にあたることにより，皮膚でも合成される．しかし，近年の日本人，とくに女性では魚の摂取量が減少していること，過度の紫外線対策により，皮膚でのビタミンDの生成が少なくなっていることなどから，不足者が多いことが指摘されている．また，ビタミンDの筋力の維持作用も報告されてきており，骨粗鬆症の予防や治療には重要な栄養素といえる．しかし，Ca製剤との併用は血清Ca濃度の上昇を引き起こす可能性があり，とくに注意が必要である．

なお，ビタミンD製剤や，Ca製剤が処方されている場合には，サプリメントの使用は控えた方が望ましい．

文献

1) 厚生労働省：「日本人の食事摂取基準（2015年版）策定検討会」報告書．日本人の食事摂取基準2015年版．http://www.mhlw.go.jp/stf/shingi/0000041824.html
2) 骨粗鬆症の予防と治療ガイドライン作成委員会：骨粗鬆症の予防と治療ガイドライン2015年版．ライフサイエンス出版 2015．
3) Bolland MJ, et al.：Vascular events in healthy older women receiving calcium supplementation：randomised controlled trial. BMJ 2008；**336**：262-266.
4) Bolland MJ, et al.：Effect of calcium supplements on risk of myocardial infarction and cardiovascular events：meta-analysis. BMJ 2010；**341**：c3691.

（上西一弘）

Chapter II
骨粗鬆症の薬物療法とエビデンス

a 骨粗鬆症の薬物治療の基本

Q40 薬物治療の開始基準について教えてください．

A 骨粗鬆症の薬物治療は骨折リスクの高さを評価して開始されます．

　骨粗鬆症の薬物治療における最終的な目標は，骨粗鬆症性骨折を予防し，患者の日常生活動作（activities of daily living：ADL）やQOLを維持・向上することである．このため，骨脆弱性が亢進し骨粗鬆症性骨折のリスクが高まっている患者を薬物療法の対象とすべきであり，わが国の「骨粗鬆症の予防と治療ガイドライン」では，骨粗鬆症と診断された者については薬物治療を検討すべきであることはもちろん，診断がくだされるに至ってない場合でも骨折リスクを勘案して薬物治療をおこなうべきであるという考え方に則って薬物治療の開始基準がつくられている．

　骨粗鬆症の診断は既存骨折の有無と種類，骨密度の評価，そして鑑別診断・除外診断でおこなわれる[1]．この診断基準には達しないレベルの骨密度の低下であっても，骨密度の低下以外の骨折リスクを考慮することによって，骨粗鬆症レベルの骨密度低下者と同等か，それ以上の骨折リスクととらえることができる可能性がある．そのことをふまえ，「骨粗鬆症の予防と治療ガイドライン2006年版」[2]から，診断基準とは別に薬物治療開始基準が設けられた．

　低骨量や既存骨折とは独立した骨折リスク因子として，①過度の飲酒〔1日2単位（1単位：エタノール8〜10g）以上を目安として〕，②現在の喫煙，③大腿骨近位部骨折の家族歴（両親のいずれかに既往がある場合），の3つリスク因子のいずれかを有する場合は，骨密度測定値が「骨減少」（YAMの70％以上80％未満）であっても薬物療法を検討することが提唱された（男女とも50歳以上）．しかしながら，過度の飲酒や現在の喫煙は大腿骨近位部骨折のリスクを1.5倍以上に上昇させるものの，日本人に多い脊椎椎体圧迫骨折のリスク上昇はわずかである．一方，大腿骨近位部骨折の家族歴はいずれの骨折についても大きなリスク上昇をもたらすことが再確認された．これらのことから，既存骨折をもたない骨量減少者については，大腿骨近位部骨折の家族歴を有する場合には薬物治療を検討することとし，過度の飲酒や現在の喫煙について検討する場合は，それらおよびほかのリスク因子との重なりあいを踏まえた総合的な評価をFRAX®をもちいておこなうことが2011年版のガイドラインからもりこまれた[3]．

　FRAX®の利点と欠点については国際的にも様々な議論が交わされており，その特徴を十分に把握しアナウンスしたうえで臨床の現場で活用する必要がある．FRAX®では2種類の10年以内の骨折率が得られるが，わが国における椎体骨折の発生頻度の高さを考慮し，この骨折の確率を含む主要骨粗鬆症性骨折率についてカットオフ値を定めることを検討した．その結果，骨量減少者における薬物治療のカットオフ値として主要骨粗鬆症性骨折率15％を採用することが提案された．一方，75歳以上においては，ほとんどすべての女性がこのカットオフ値を上回ることから，カットオフ値の適応は75歳未満とすることが提案された．また，50歳代を中心とする世代においては，より低いカットオフ値をもちいた場合で

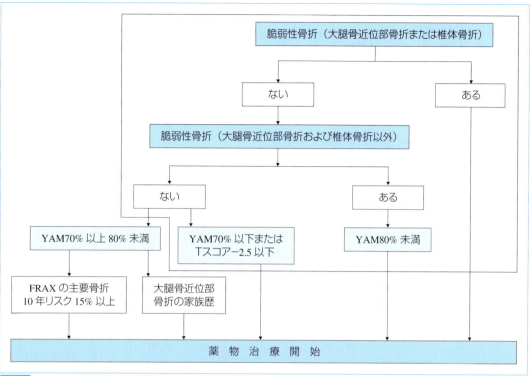

図1 原発性骨粗鬆症の診断規準と薬物療法開始基準
(骨粗鬆症の予防と治療ガイドライン作成委員会:骨粗鬆症の予防と治療ガイドライン2015年版.ライフサイエンス出版2015年.より改変)

も現行の診断基準にもとづいて薬物治療が推奨される集団を部分的にしかカバーしないなどの限界も明らかになっている.

なお,この薬物治療開始基準は原発性骨粗鬆症に関するものであるため,FRAX®の項目のうち関節リウマチ,糖質コルチコイド(ステロイド),続発性骨粗鬆症にあてはまる者には適応されない.

2015年版のガイドラインにおいても薬物治療開始基準の骨子は継承され,原発性骨粗鬆症の診断基準における改訂点のみ変更された(図1)[4].

いわゆる「骨量減少」の場合に合わせて考慮する因子として,両親いずれかの大腿骨近位部骨折とFRAX®の主要骨粗鬆症性骨折10年率15%以上という要件も引き続き採用されたが,この点についての妥当性は今後も検証されていかなければならない.また,この数値は骨粗鬆症の薬物治療をおこなう対象をスクリーニングするものではないことを忘れてはならない.

文献

1) 合同原発性骨粗鬆症診断基準改訂検討委員会:原発性骨粗鬆症の診断基準(2012年版). *Osteoporosis Japan* 2013;**21**:9-21.
2) 骨粗鬆症の予防と治療ガイドライン作成委員会:骨粗鬆症の予防と治療ガイドライン2006年版.ライフサイエンス出版2006年.
3) 骨粗鬆症の予防と治療ガイドライン作成委員会:骨粗鬆症の予防と治療ガイドライン2011年版.ライフサイエンス出版2011年.
4) 骨粗鬆症の予防と治療ガイドライン作成委員会:骨粗鬆症の予防と治療ガイドライン2015年版.ライフサイエンス出版2015年.

(細井孝之)

 薬物療法の第1選択薬の考え方について教えてください．

 骨粗鬆症の原因（閉経や加齢にともなう原発性かステロイドなどにともなう続発性か）や骨密度が低下した部位（椎体骨か大腿骨か），骨代謝状態（骨代謝マーカーで評価）などを考慮して，病態に応じた薬剤を選択します．

●骨粗鬆症治療薬

骨粗鬆症治療薬には，大きく分けて骨吸収抑制薬と骨形成促進薬がある．現在，わが国で使用可能な薬剤のうち，比較的治療効果エビデンスレベルの高い薬剤として，骨吸収抑制薬には活性型ビタミン D_3 製剤（エルデカルシトールなど），選択的エストロゲン受容体モジュレーター（selective estrogen receptor modulator：SERM）〔ラロキシフェン（raloxifene：RLX），バゼドキシフェン（bazedoxifene：BZA）〕，ビスホスホネート（bisphosphonate：BP）製剤（アレンドロネート，リセドロネート，ミノドロン酸，イバンドロネートなど），抗RANKL抗体（デノスマブ）があり，骨形成促進薬には副甲状腺ホルモン（parathyroid hormone：PTH）製剤（テリパラチド連日皮下投与製剤，テリパラチド週1回皮下投与製剤）がある．これら多種多様な薬剤を，患者の病態にあわせ単独，あるいは併用して治療をおこなう．

●骨粗鬆症の原因を考慮した薬物選択

一般的には，早期の閉経後骨粗鬆症にはSERMを，晩期の閉経後骨粗鬆症やステロイド骨粗鬆症にはBP製剤を，慢性腎臓病（chronic kidney disease：CKD）合併などによるビタミンD欠乏例には活性型ビタミン D_3 製剤を選択することが多い．新規あるいは既存骨折をともなう重症骨粗鬆症では抗RANKL抗体やPTH製剤による治療が考慮されるが，PTH製剤は非常に高価で使用期間が限られていることもあり，対象はとくに重症な症例に限られる．

●骨密度が低下した部位を考慮した薬物選択

骨は海綿骨と皮質骨により構成されるが，海綿骨は皮質骨に比べ表面積が広い分，骨代謝を担う骨芽細胞と破骨細胞が数多く存在する．椎体骨はその大部分が海綿骨で構成されているため，皮質骨の多い大腿骨に比べ骨代謝状態の変化による影響を受けやすい．したがって，エストロゲンによる骨吸収の抑制が解除される閉経後骨粗鬆症では大腿骨よりも椎体骨で骨量が減少しやすい．一方で，老人性骨粗鬆症では，腸管からのCa吸収の低下や腎機能低下にともなう二次性副甲状腺機能低下症，あるいは荷重運動量の減少や不動などの影響により皮質骨の菲薄化や多孔化が惹起されるため，椎体骨のみでなく大腿骨の骨量も減少する．このような機序により，大腿骨は椎体骨と比較して薬剤の効果を期待しがたい傾向がある．したがって，大腿骨の骨密度が減少しているような症例では，大腿骨の骨折抑制に対するエビデンスが証明されているアレンドロネート，リセドロネート，エルデカルシトール，デノスマブなどの薬剤を選択することが推奨される．

●骨代謝状態を考慮した薬剤選択

骨量が減少するおもな要因は，骨芽細胞による骨形成と破骨細胞による骨吸収の不均衡（骨のリモデリングのuncoupling）によるものであるため，骨粗鬆症治療をおこなう前に骨代謝マーカーで骨代謝状態を把握することは，治療薬の選択に際し非常に有用である．

現在，骨吸収マーカーとして6種類，骨形成マーカーとして4種類，合計10種類の骨代

表1 保険収載されている骨代謝マーカー

		基準値	単位	MSC(%)	腎機能の影響	保険点数
骨形成マーカー	血清 BAP(CLEIA)	2.9 〜 14.5	μg/L	9.0	(−)	165
	血清 BAP(EIA)	7.9 〜 29.0	U/L	−	(−)	165
	血清 P1NP(RIA)	14.9 〜 68.8	μg/L	12.1	(−)	168
	血清 P1NP(ECLIA)	16.8 〜 70.1	μg/L	27.1	(−)	170
骨吸収マーカー	尿中 DPD	2.8 〜 7.6	nmol/mmol・Cr	23.5	(+)	200
	尿中 NTX	9.3 〜 54.3	nmolBCE/mmol・Cr	27.3	(+)	160
	血清 NTX	7.5 〜 16.5	nmolBCE/L	16.3	(+)	160
	尿中 CTX	40.3 〜 301.4	μg/mmol・Cr	23.5	(+)	170
	血清 CTX	0.100 〜 0.653	ng/mL	23.2	(+)	170
	血清 TRACP-5b	120 〜 420	mU/dL	12.4	(−)	160

BAP:骨型 ALP,P1NP:I型プロコラーゲン -N- プロペプチド,DPD:デオキシピリジノリン,NTX:I型コラーゲン架橋 N- テロペプチド,CTX:I型コラーゲン架橋 C- テロペプチド,TRACP-5b:酒石酸抵抗性ホスファターゼ 5b
(日本骨粗鬆症学会 骨代謝マーカー検討委員会:骨粗鬆症診療における骨代謝マーカー適正使用ガイドライン 2012 年版. *Osteoporosis Japan* 2012;**20**:31-55.)

謝マーカーが骨粗鬆症に対し保険収載されている(表1)[2]. 骨形成は骨吸収の刺激により惹起されるので,骨吸収マーカー,骨形成マーカーのいずれにおいても,その上昇は骨吸収優位な骨代謝回転の亢進を意味する.すなわち,骨代謝マーカーが高値であるほど骨密度の減少速度が速いということを表す[1]. 保険診療上は,骨粗鬆症治療薬を決定する際に 1 回,さらに治療開始 3 〜 6 ヵ月後にその効果を判定するために 1 回,それぞれ 1 種類ずつの骨吸収マーカーと骨形成マーカー測定することができる[2]. ただ,これら骨代謝マーカーのうち,どのようなケースにどの骨代謝マーカーを測定すべきか,という点についての明確な基準は,現在のところ設定されてない.

一般には,単純 X 線や骨密度検査で骨粗鬆症と確定診断したのち,骨代謝マーカーを測定する.基本的には,骨粗鬆症は骨吸収が促進することで惹起される疾患なので,ほとんどの場合,骨吸収マーカー,骨形成マーカーとも正常上限を上回っている.一般的に,骨代謝マーカーの上昇が軽度であれば活性型ビタミン D_3 製剤や SERM を,重度であれば BP 製剤やデノスマブを選択する傾向があるが,現在のところ薬剤選定時においての明確な基準はない.これら骨吸収抑制薬を選択した際は,治療開始 3 〜 6 ヵ月後の骨吸収マーカーが十分に低下していなければ治療を見直す必要があるが,SERM に限っては骨密度の改善に比して骨代謝マーカーの低下がほかの薬剤とくらべ軽度であることが知られており[3],効果判定に際しては慎重に判断する必要がある.

文献

1) 折茂 肇,他:原発性骨粗鬆症の診断基準(2000 年度改訂版).日本骨代謝誌 2001;**18**:76-82.
2) 日本骨粗鬆症学会 骨代謝マーカー検討委員会:骨粗鬆症診療における骨代謝マーカーの適正使用ガイドライン 2012 年版. *Osteoporosis Japan* 2012;**20**:31-55.
3) Johnell O, et al.:Additive effects of raloxifene and alendronate on bone density and biochemical markers of bone remodeling in postmenopausal women with osteoporosis. *J Clin Endocrinol Metab* 2002;**87**:985-992.

(山田真介・稲葉雅章)

 骨粗鬆症薬物治療における骨質の重要性について教えてください．

 骨密度の増加のみでは，骨折防止効果は十分ではありません．骨質を改善する適切な環境を整えることが重要です．

●骨強度低下の機序からみた骨粗鬆症治療の基本

　骨粗鬆症は，骨密度の低下と骨質の劣化により骨強度が低下する疾患であるが，患者集団は多様性があり，個々の症例における骨密度の低下や骨質の劣化は一様ではない(**Q5 図1** 参照)．骨吸収の亢進にともなう骨微細構造(骨質のうち構造特性)の破綻や骨石灰化度の低下の総和が骨密度低下をもたらす．骨質のうち，骨の微細構造や骨石灰化度は骨吸収抑制薬により改善が可能である．これに対して，骨の材質特性を規定するコラーゲンの量的，質的劣化は，骨吸収の亢進とは独立した機序で異常が生じる(**Q5**参照)．隣接するコラーゲンをつなぎ止める構造体(分子間架橋)は骨の材質強度を規定する因子であり，ヒドロキシアパタイトの質にも影響をおよぼし，骨強度に直接影響をおよぼす．コラーゲンの分子間架橋には，骨強度を高める善玉の酵素依存性架橋と，骨強度を低下させる悪玉架橋に分類される．悪玉架橋とは，老化や酸化，糖化の亢進により誘導される終末糖化産物(advanced glycation end products：AGEs)である[1,2]．すなわちコラーゲンにより規定される材質特性は，糖化や酸化の程度によって変化するといえる．閉経，生活習慣病因子(動脈硬化因子のホモシステイン高値，糖尿病，CKD)は，酸化ストレスを高めて骨コラーゲンの架橋異常を誘導し，骨密度が保たれていても骨折リスクを高めることがわかっている[1,2]．分子間架橋異常により劣化したコラーゲンは骨リモデリングの過程で新陳代謝される．すなわち骨の材質を改善するためには骨リモデリングを適正に制御したうえで，コラーゲンの合成を低下させることなく，酸化や糖化のレベルを抑制することが必要になる[1,2]．

●骨質劣化型骨粗鬆症の概念

　骨質のうちコラーゲンの架橋異常をともなう骨質劣化型骨粗鬆症では，骨密度の増加のみでは骨折防止効果が十分ではないことが示されている[3]．骨粗鬆症の治療開始時に低骨密度で骨質劣化を反映するマーカーとされる血中ホモシステインや尿中の劣化コラーゲン架橋であるペントシジンが高値の「低骨密度＋骨質劣化型」骨粗鬆症例では，骨吸収抑制薬で骨密度を高めても新規骨折の発生リスクが，骨マトリックス関連マーカー低値例に比べて有意に高いことが多施設前向き研究から示された[3]．こうした事実は，骨質劣化型骨粗鬆症例に対しては骨吸収の抑制に加えて，骨の材質特性を同時に改善する薬剤の使用や，併用を考慮する必要がある．骨質劣化の指標として，骨粗鬆症の病名での保険適用はないものの血中ホモシステイン，血中もしくは尿中ペントシジン，血中カルボキシメチルリジン，血中 HbA1c ＞ 7.5％，CKD ステージ3以上(eGFR ＜ 60 mL/分)などが報告されている．少なくとも骨質劣化を強く誘導する糖尿病や腎機能の低下，動脈硬化性疾患を有する症例は骨質劣化型骨粗鬆症例と考えて対応する必要がある[1,2]．

●骨粗鬆症治療薬が骨質におよぼす影響[2]

　種々の骨粗鬆症治療薬が骨コラーゲンからみた骨質におよぼす影響を，ヒトと同じく骨リモデリングをいとなむサルや家兎の骨粗鬆症モデルで検討した[2]．骨質を規定するコラーゲ

```
①適正な骨リモデングを維持すること
②酵素性架橋（善玉）を最大限に誘導する
  [酵素リジルオキシダーゼを活性化する薬剤]
    ・活性型ビタミン $D_3$
    ・SERM
    ・テリパラチド
    ・ビタミン $K_2$：間接的作用，ビタミン $B_6$（ピリドキサール）
③AGEs架橋（悪玉）の形成を抑制する
  [酸化ストレスの低下（抗酸化作用）]
    ・SERM
    ・ビタミン $K_2$，ビタミン $B_6$（ピリドキサール）
  [コラーゲンの合成を促進→若いコラーゲンの増加]
    ・活性型ビタミン $D_3$
    ・テリパラチド
```

図1 骨質（材質：コラーゲン架橋）を改善するためには？

（Saito M, et al.：Effects of collagen crosslinking on bone material properties in health and disease. *Calcif Tissue Int* 2015；**97**：242-261.）

ンは骨の新陳代謝機構である骨リモデリングによりつねに入れかわる．海綿骨では約40%/年，皮質骨では約4～7%/年が代謝で入れかわる．このため骨質を改善する環境を整えれば，つねに骨質を改善のチャンスがあるといえる．骨リモデリングを適正に制御したうえで，善玉である酵素性架橋を最大限誘導し，同時にAGEs架橋の形成を抑制すれば，コラーゲンの状態を改善できる（図1）[2]．骨リモデリングを抑制するBP製剤は，二次石灰化度を高め，骨の微細構造の劣化を防止することから骨の構造面からの骨質は改善する．これに対し，SERMのRLX，BZAは，マイルドな骨リモデリング抑制に加えて，エストロゲン様作用，ホモシステイン低下作用，抗酸化作用によりコラーゲンの酵素依存性架橋の形成を誘導し，AGEsの形成を抑制する．テリパラチドや活性型ビタミンD_3製剤（エルデカルシトール，アルファカルシドールなど）は，骨芽細胞への直接作用による酵素性架橋の誘導と，新生骨基質を誘導によりコラーゲンの架橋パターンを改善する．ビタミンK_2製剤（メナテトレノン）も骨芽細胞機能を高めてコラーゲン架橋パターンを改善し骨強度を高める．SERMや，活性型ビタミンD_3，ビタミンK_2は骨吸収の抑制や骨密度の増加効果は，BPに比べてマイルドであるが，椎体骨折の防止効果はBPと同等であることや，糖尿病例に対するRLX投与は非糖尿病例に比べて骨折防止効果が有意に優れるといった事実を併せて考えると，骨粗鬆症治療における骨質評価と骨質治療の重要性がわかる．

文献

1) Saito M, et al.：Collagen cross-links as a determinant of bone quality：a possible explanation for bone fragility in aging, osteoporosis, and diabetes mellitus. *Osteoporos Int* 2010；**21**：195-214.
2) Saito M, et al.：Effects of collagen crosslinking on bone material properties in health and disease. *Calcif Tissue Int* 2015；**97**：242-261.
3) Shiraki M, et al.：Urinary pentosidine and plasma homocysteine levels at baseline predict future fractures in osteoporosis patients under bisphosphonate treatment. *J Bone Miner Metab* 2011；**29**：62-70.

（斎藤　充）

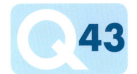 薬物治療開始後の経過における注意点と治療の評価について教えてください．

骨量，骨代謝マーカー，椎体変形，骨折リスク，QOLを中心した定期的なモニタリング，フォローアップにもとづき，本人の治療意欲，ライフスタイル，服薬アドヒアランスなども考慮した治療法を選択します．

●治療評価の方法

　骨粗鬆症治療経過の観察時には，骨量測定，骨代謝マーカー，脊椎X線などによる定期的評価に加えてQOLや骨折リスクに関する評価をおこなうことが有用である．治療後の骨量増加は治療開始後一定の期間を経て初めて判定されるのに対して，治療後比較的早期に認められる骨代謝マーカーの改善に関しては，その後の骨量増加の予測因子となる点もあわせ，治療効果の早期判定に有用とされている．また，骨代謝効果の強い薬物をもちいて治療をおこなっている患者に対しては，治療開始前に同時測定した骨吸収マーカー，骨形成マーカーについて，治療開始から6ヵ月以内（治療開始後約3～6ヵ月）に2回目の測定を実施する．実地診療に際しては，骨型アルカリホスファターゼ（bone alkaline phosphatase：BAP），I型プロコラーゲン-N-プロペプチド（type I procollagen-N-propeptide：P1NP），酒石酸抵抗性酸ホスファターゼ 5b（tartrate-resistant acid phosphatase 5b：TRACP-5b）をはじめとする比較的日内変動が小さい骨代謝マーカーが使いやすく，腎機能の影響も受けにくいため腎機能低下のある場合や高齢者でももちいやすい[1]．骨粗鬆症治療の経過観察に際しては，骨折の有無や疼痛などの自覚症状，運動機能の評価，身長低下などの身体所見，さらに副作用出現の確認や観察が重要である．肝機能，腎機能などの生化学検査についても薬剤効果や副作用発現の評価にもちいる．実地診療においてDXA（dual-energy X-ray absorptiometry）法が利用できない場合には，脊椎X線と骨代謝マーカーとを組み合わせて治療効果の判定を実施することもある．

●治療効果の評価

　骨粗鬆症治療開始後における骨量測定のタイミングに関しては，最小有意変化を参考にして決めることが原則であるが，保険診療上は4ヵ月ごとに1度おこなうことが可能となっており，実地診療のなかで定期的に実施して治療効果の評価をおこなう．骨代謝マーカーの測定については，保険診療の観点からも骨粗鬆症の薬剤治療方針の選択時に1回，その後の6ヵ月以内の薬剤効果判定時または薬剤治療方針を変更後6ヵ月以内に1回測定して治療効果の評価にもちいる．骨吸収抑制薬をもちいる場合，治療開始後約3ヵ月で骨吸収マーカー低下が認められ，骨形成マーカー低下については骨吸収抑制にともなうカップリングによってさらに3ヵ月ほど遅れる形で認められるとされる．したがって治療開始3～6ヵ月後に骨吸収マーカーの再測定を実施し，6ヵ月から1年程度の間隔で骨形成マーカーを再測定することが望ましい．なかでも，テリパラチド（連日投与）をもちいる場合には治療開始1～3ヵ月後のP1NP上昇が有効と報告されている[2]．また，治療効果および副作用発現の有無を評価するため，3～6ヵ月に1度程度の血液検査や尿検査による評価や確認が推奨される．

●治療継続の判断

　骨粗鬆症治療薬については，単剤投与にて開発が進められてきた流れや保険診療上も単剤

投与を前提としている経緯がある一方で，多剤併用による治療や薬効に関する臨床試験成績やエビデンスについても集まりつつある．こうした背景をふまえ，骨粗鬆症の薬物治療に際して，原則単剤投与から開始し，その後の経過観察で効果が不十分な場合や頭打ちになった場合，重症例や骨折リスクの高い場合においては，より効力の強い薬剤か作用機序の異なる薬剤の併用を考慮することになる．骨粗鬆症における医師主導型臨床研究である骨粗鬆症至適療法（Adequate Treatment of Osteoporosis：A-TOP）研究会のJOINT-02では，アレンドロネートと活性型ビタミンD_3製剤との併用によって治療開始早期から新規椎体骨折抑制効果が認められること，既存椎体骨折を2つ以上有する場合や半定量的評価（semiquantitative：SQ）グレード3の椎体骨折を有する場合において，より併用効果が高いことなどが明らかになっており，実地診療で併用療法をおこなう際の指標になると考えられる[3]．

　また，薬物治療をいつまで実施するかという点に関するコンセンサスはないが，基本的に効果と安全性が確認されている間（3～5年間程度）は治療継続が可能と考えられる．長期治療を継続する場合はベネフィットとリスクを勘案する．多くの治療薬の効果については可逆的とされ，投薬中止によってもとの骨代謝状態に戻ると考えられる．薬剤を中止する場合，中止にともなって急速な骨量減少が起こりうるので，注意深く経過観察をおこなうことが重要である．さらにまた，治療経過中は，骨折の有無，疼痛などの自覚症状，運動機能の評価，身長低下などの身体所見，副作用出現の有無などの観察を定期的におこなう必要がある．

　薬物治療を継続する場合においても，経過観察中に有意な骨量減少が認められた場合には治療内容の確認をおこなうことが望ましい．また，治療中にかかわらず椎体変形や骨折が生じてしまった場合や，胃腸障害などの副作用によって治療継続が困難な場合などにおいても治療内容の確認や変更をおこなう．骨吸収抑制薬の治療評価に際しては，治療開始3～6ヵ月後の骨吸収マーカーが最小有意変化を超えて変化している，または閉経前女性の基準値内に維持されている場合には治療継続とする．また，骨吸収抑制薬による治療開始6ヵ月～1年後の骨形成マーカーが基準値内に収まらない場合には，治療内容の変更を考慮し，長期投与によって骨代謝マーカーの基準範囲下限以下に過剰抑制されている場合には休薬や中止などの薬物調節を考慮する．PTH製剤テリパラチドの使用については，生涯にわたって2年以内（連日投与製剤），あるいは18ヵ月以内（週1回投与製剤）でのみ投与が認められており，治療期間後には他剤への切り換えをおこなう．

　高齢者に対して骨粗鬆症薬物治療を実施・継続する場合には，漫然と投薬を継続することなく，状況に応じて減量や中止も視野に入れた処方内容の変更，定期的な評価や見直し，薬歴の一元管理，非薬物療法の併用や導入も大切である．その際，処方内容や用法についてできるだけ簡便化を目指すとともに，一包化調剤，お薬手帳，服薬カレンダーなどの活用や導入も重要である．近年，BPによる治療継続をおこなう際に定期的再評価の必要性が示されるなど，実地診療における薬剤投与期間や休薬・減薬に関する考え方は，エビデンスや治療指針の確立とともに今後一層整備が進むと期待される．

文献

1) 日本骨粗鬆症学会　骨代謝マーカー検討委員会：骨粗鬆症診療における骨代謝マーカーの適正使用ガイドライン．*Osteoporos Japan* 2012；**20**：31-55.
2) Tsujimoto M, *et al.*：P1NP as an aid for monitoring patients treated with teriparatide. *Bone* 2011；**48**：798-803.
3) Orimo H, *et al.*：Effects of alendronate plus alfacalcidol in osteoporosis patients with a high risk of fracture：the Japanese Osteoporosis Intervention Trial（JOINT）-02. *Curr Med Res Opin* 2011；**27**：1273-1284.

〔小川純人〕

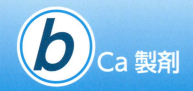

Ca 製剤

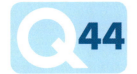 骨粗鬆症への効果発現のメカニズムについて教えてください．

　Caは骨の構成成分であり，骨にとっては必要不可欠な栄養素である．毎日一定量のCaが尿中に排泄されているため，食事からしっかり摂取する必要がある．しかし，日本人の平均Ca摂取量は20歳以降で490 mg/日[1]で，厚生労働省の推奨量である650〜700 mg/日[2]（男性20〜29歳は800 mg/日）を大きく下回っている．食事からのCa摂取量が不足すると血清Ca値が軽度低下し副甲状腺ホルモン（parathyroid hormone：PTH）の分泌が亢進するため，骨代謝回転が亢進し骨吸収が増加することにより骨量が減少する．骨量減少にともなう骨折発生率とCa摂取量との関連を検討したわが国の疫学研究では，摂取量が少ないと骨折発生率が高くなることが報告されている[3]．高齢になると腸管からのCa吸収能も低下し，尿中への排泄も増加するため，よりCa不足をきたしやすくなる．このCa不足に対しCa製剤を投与すると，Caが充足することによりPTHの分泌が抑制され，骨の代謝回転が低下し骨吸収も減少する．したがって，明らかにCa摂取不足が骨粗鬆症の病態に影響を与えている場合（胃腸管切除，乳糖不耐症，極度の少食，神経性食欲不振症など）や，二次性副甲状腺機能亢進症をともなっている場合には，Ca製剤投与の効果が期待できる．一般的には食事からのCa摂取量が少ないほどCa製剤の効果は現れやすいため，Ca摂取量の少ないわが国においては本剤の効果が期待できるかもしれない．

文献
1) 厚生労働省：平成26年 国民健康・栄養調査結果の概要．http://www.mhlw.go.jp/file/04-Houdouhappyou-10904750-Kenkoukyoku-Gantaisakukenkouzoushinka/0000117311.pdf
2) 厚生労働省：「日本人の食事摂取基準（2015年版）策定検討会」報告書．http://www.mhlw.go.jp/file/05-Shingikai-10901000-Kenkoukyoku-Soumuka/0000114400.pdf
3) Nakamura K, *et al*：Calcium intake and 10-year incidence of self-reported vertebral fractures in women and men：The Japan Public Health Centre-based Prospective Study. *Br J Nutr* 2009；**101**：285-294.

〔岸本英彰〕

 骨密度改善や骨折抑制，QOL に対する効果について教えてください．

●骨密度に対する効果

　Ca 製剤の骨密度増加効果については，有効とするものと，有意な効果がみられなかったとする報告にわかれるが，Shea らはこれらの文献のメタ解析により，わずかではあるが有意に骨密度を上昇させる効果があることを報告している[1]．また，Reid らの報告[2]，Tang らのメタ解析の結果[3]でも同様にプラセボ群に比して骨密度の増加を認めており，Ca 製剤は骨密度に対してわずかではあるが上昇効果があるといえる（図1）[2]．また最近のメタ解析でも，Ca 製剤投与によりわずかではあるが骨密度の上昇が報告されている[4]．

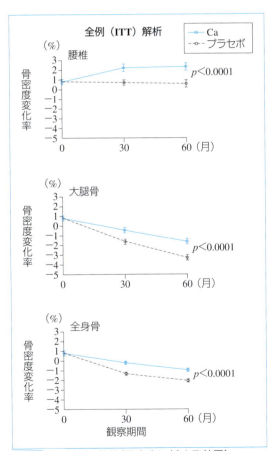

図1 Ca 製剤の効果（骨密度に対する効果）
5 年間で腰椎：1.8% 増加，大腿骨：1.6% 増加，全身骨：1.2% 増加（vs プラセボ）
（Reid IR, *et al*.：Randomized controlled trial of calcium in healthy older women. *Am J Med* 2006；**119**：777-785.）

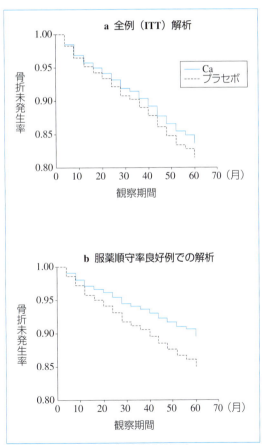

図2 Ca 製剤の効果（骨折抑制効果）
有意差なし〔a. ITT 解析 b. 服薬順守率 80% 以上では全骨折：34% 減少（RR 0.66〈95% CI：0.45－0.97〉）vs プラセボ〕
（Prince RL, *et al*.：Effects of calcium supplementation on clinical fracture and bone structure：results of a 5-year, double-blind, placebo-controlled trial in elderly women. *Arch Intern Med* 2006；**166**：869-875.）

●骨折抑制効果

　Sheaらのメタ解析の結果からは，椎体骨折についてはCa製剤投与により減少傾向（$p=0.14$）が認められるが，大腿骨近位部を含むほかの骨折についての骨折抑制効果は認められていない[1]．Reckerら[5]は，4年間にわたり1,200 mg/日のCa補充療法をおこなったところ，すでに椎体骨折を有する群では有意に橈骨の骨密度を上昇させるとともに，椎体骨折発生率を有意に低下させたと報告している．しかし，椎体，大腿骨，そのほかの骨折に対する抑制効果はないとの報告もある．Tangらはメタ解析の結果[3]から，プラセボ群に比して12%の骨折抑制効果があり，服薬順守率80%以上では24%の抑制効果となり，また1,200 mg/日以上のCa投与でより有効であったと報告している．Princeらも同様に，服薬順守率80%以上では34%の骨折抑制効果を認めている（図2）[6]．しかし，Bischoff-Ferrariら[7]の大腿骨近位部骨折についてのメタ解析からは抑制効果がないことが報告され，Reidらの報告[2]も前腕骨のみで抑制効果がみられているにすぎない．また最近のシステマティックレビューでは食事性Caの摂取と骨折との関連性は認められず，Ca投与は椎体骨折のリスクをわずかに低減する〔相対リスク（relative risk：RR）：0.86，95%信頼区間（95% confidence interval：95% CI）：0.74－1.00〕が，大腿骨近位部骨折，前腕骨折のリスクは低減しないことが報告されている[8]．これらの知見から，Ca製剤の骨折抑制効果は，服薬順守率が高いものに限って期待できるかもしれない．

●QOLに対する効果

　Ca製剤のQOLに対する効果をSF-12®をもちいて評価した報告では，QOLに対する効果は認められていない[2,3]．

文献

1) Shea B, et al.：Meta-analysis of calcium supplementation for the prevention of postmenopausal osteoporosis. *Endocr Rev* 2002；**23**：552-559.
2) Reid IR, et al.：Randomized controlled trial of calcium in healthy older women. *Am J Med* 2006；**119**：777-785.
3) Tang BM, et al.：Use of calcium or calcium in combination with vitamin D supplementation to prevent fractures and bone loss in people aged 50 years and older：a meta-analysis. *Lancet* 2007；**370**：657-666.
4) Tai V, et al.：Calcium intake and bone mineral density：systematic review and meta-analysis. *BMJ* 2015；**351**：h4183.
5) Recker RR, et al.：Correcting calcium nutritional deficiency prevents spine fractures in elderly women. *J Bone Miner Res* 1996；**11**：1961-1966.
6) Prince RL, et al.：Effects of calcium supplementation on clinical fracture and bone structure：results of a 5-year, double-blind, placebo-controlled trialin elderly women. *Arch Intern Med* 2006；**166**：869-875.
7) Bischoff-Ferrari HA, et al.：Calcium intake and hip fracture risk in men and women：a meta-analysis of prospective cohort studies and randomized controlled trials. *Am J Clin Nutr* 2007；**86**：1780-1790.
8) Bolland MJ, et al.：Calcium intake and risk of fracture：systematic review. *BMJ* 2015；**351**：h4580.

（岸本英彰）

基本投与法と場合別投与について教えてください．

　Ca製剤の骨粗鬆症主治療薬としての効果は低いが，日本人のCa摂取量が少ないことを考慮すると，ほかの治療薬の効果を十分に発揮させるためにも基礎治療薬としての投与が推奨されている．それゆえ，Ca製剤は単剤でもちいられることは少なく，骨吸収抑制薬と併用されることが多い．本剤はその吸収を高めるために食後に投与されるが，ビスホスホネート（bisphosphonate：BP）製剤との併用では，BPとCaとの結合によりBP製剤の吸収が阻害されないように，両薬剤の服用間隔を十分にあける必要がある．

　吸収率のよい乳酸Caなどはすでに広く臨床使用されているが，現在骨粗鬆症に保険適用を有するのは，L-アスパラギン酸Caとリン酸水素Caのみである．また，Ca製剤を処方する場合には，製剤によってCaの含有量が異なるので注意が必要である（表1）．投与量に関するこれまでの報告では，Caとして1日500〜2,000 mgの補充療法がおこなわれている．一般的には食事からのCa摂取量が少ないほどCa製剤の効果は現れやすく，食事からのCa摂取量が多い症例ではCa製剤の効果は低い．すなわち，Ca製剤の効果が食事からのCa摂取量によりかわってくるため，その投与量は正確には食事からのCa摂取量との総和で決定されなければならない[1]．食事，サプリメントからのCa摂取量とCa製剤投与の総量で，Caとして1日に1,000 mg程度がよいといわれている[2]（図1）．またCaとして1日に500 mg以上のCa製剤投与が必要な場合には，急激な血清Ca値の上昇を避けるため，2回以上に分けて内服することが望ましい[3]．

　以下に，Ca製剤の投与法について要約する．

1）適応

　Ca製剤投与の一般適応は，明らかなCa摂取不足が考えられる場合（胃腸管切除，乳糖不耐症，極度の小食，神経性食欲不振症など）や，ほかの骨粗鬆症治療薬（とくに，女性ホルモン製剤やビスホスホネート（bisphosphonate：BP）製剤，デノスマブなどの骨吸収抑制薬）との併用でもちいられることが多い．活性型ビタミンD_3製剤と併用する場合には，高カルシ

表1　Ca製剤

一般名	商品名	製剤	投与量，投与方法[*2]
L-アスパラギン酸Ca	アスパラ-CA	錠剤1錠200 mg中Caとして26 mg	6錠/日，分2〜3，食後
リン酸水素Ca	リン酸水素カルシウム	散剤1 g中Ca 330 mg	3 g/日，分3，食後
乳酸Ca[*1]	乳酸カルシウム	散剤1 g中Ca 130 mg	2〜5 g/日，分2〜3，食後
グルコン酸Ca[*1]	グルコン酸カルシウム	散剤1 g中Ca 92 mg	1〜5 g/日，分3，食後

[*1]：現在，国内では骨粗鬆症での保険適用無し
[*2]：投与量・回数は適宜増減する
吸収率の良い乳酸Caなどはすでに広く臨床使用されているが，骨粗鬆症に保険適応を有するのは，L-アスパラギン酸Caとリン酸水素Caのみである．Ca製剤は，製剤によってCaの含有量が異なるので注意が必要である．

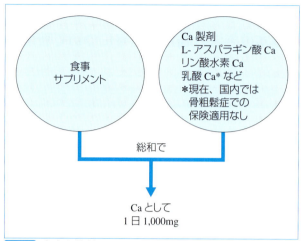

図1 食事と薬剤からのCa摂取

骨粗鬆症の患者には，Caとして1日500〜2,000 mgの投与がおこなわれているが，正確には食事からのCa摂取量との総和で決められるべきである．

ウム血症に対する注意が必要である．

2) 投与量，投与方法

保険適用量を表1に示すが，Ca製剤を処方する場合には，製剤によってCaを含有する量が異なるので注意が必要である．また，その投与量，回数は患者の状態より適宜増減するが，Caとして1日に500mg以上の投与が必要な場合には，2回以上に分割して投与する．

3) 投与期間

副作用がなく，Ca投与が禁忌となる病態がない限り，長期間投与してよい．

文献

1) Michaelsson K, et al.：Long term calcium intake and rates of all cause and cardiovascular mortality：community based prospective longitudinal cohort study. *BMJ* 2013；**346**：f228.
2) Lips P, et al.：Reducing fracture risk with calcium and vitamin D. *Clin Endocrinol* 2010；**73**：277-285.
3) Bauer DC：Calcium supplements and fracture prevention. *N Engl J Med* 2013；**369**：1537-1543.

（岸本英彰）

 投与期間中の留意点について教えてください．

●おもな副作用

　Ca製剤のもっとも頻度の高い副作用は胃腸障害である．個人のCa吸収能を超えてCa製剤が投与された場合には便秘を起こすことが多く，便秘の発生は投与量を減ずる目安となる．またCa製剤のみの投与により高カルシウム血症を起こすことはまれであるが，高吸収性高カルシウム尿症例や副甲状腺機能亢進症例，一部の腎不全例などでは高カルシウム血症がおこる場合がある．これらの多くは無症状であることが多いので，Ca製剤投与中は，適宜，血清Ca値の確認が必要である．とりわけ活性型ビタミンD_3薬と併用されている場合には高カルシウム血症を発症する可能性があるため，血清Ca値や尿中Ca/Cr比（0.3〜0.4以上が高カルシウム尿症の目安となる）に対する注意が必要である．異なった医療機関で治療が重複する場合や，市販のCa製剤を服用している場合には，より注意が必要である．また高カルシウム尿症にともなう尿路結石の形成も危惧されるが，多数例の高Ca摂取症例を検討した結果からは，尿路結石発生との関係はないことが明らかとされ，アメリカ国立衛生研究所（National Institutes of Health：NIH）の勧告でも1日2,000 mgまでのCa摂取は安全だとされている．しかし，すでにCa結石を有する尿路結石患者にはCaの投与は避けるべきである．

　また，心血管合併症などの副作用発生については，リスクを上昇させるとの報告[1-3]がある一方，リスクを上昇させないとの報告[4]もあり，一定の見解は得られていない[5]．

文献

1) Bolland MJ, *et al.*：Effect of calcium supplements on risk of myocardial infarction and cardiovascular events：meta-analysis. *BMJ* 2010；**341**：c3691.
2) Bolland MJ, *et al.*：Calcium supplements with or without vitamin D and risk of cardiovascular events：reanalysis of the Women's Health Initiative limited access dataset and meta-analysis. *BMJ* 2011；**342**：d2040.
3) Li K, *et al.*：Associations of dietary calcium intake and calcium supplementation with myocardial infarction and stroke risk and overall cardiovascular mortality in the Heidelberg cohort of the European Prospective Investigation into Cancer and Nutrition study（EPIC-Heidelberg）. *Heart* 2012；**98**：920-925.
4) Lewis JR, *et al.*：Calcium supplementation and the risks of atherosclerotic vascular disease in older women：results of a 5-year RCT and a 4.5-year follow-up. *J Bone Miner Res* 2011；**26**：35-41.
5) Bauer DC：Calcium supplements and fracture prevention. *N Engl J Med* 2013；**369**：1537-1543.

〔岸本英彰〕

C エストロゲン製剤
―エストラジオール，エストリオール―

Q48 骨粗鬆症への効果発現のメカニズムについて教えてください．

A

　閉経と骨・Ca 代謝との関連を最初に明らかにしたのは，内分泌学の巨星 Fuller Albright である．Albright は 1940 年に「予想される自然閉経よりも早期に卵巣摘出された女性に椎体骨折が多い」ことを[1]，ついで 1947 年に「骨折を有する女性は Ca バランスが負になっており，そのインバランスはエストロゲンの使用によって補正される」，すなわち「閉経によってエストロゲンが欠乏すると骨から Ca が失われ，脆弱性骨折の原因となる」ことを報告した[2]．この報告は，「閉経後骨粗鬆症」という疾患概念を確立しその病態を明らかにしただけでなく，この時点でエストロゲンによる治療が有効であることも示している点で，瞠目すべきものである．現在では，閉経後には破骨細胞による骨吸収が異常に亢進し，骨芽細胞による骨形成も亢進するものの骨吸収には追いつかないという，"uncoupled high turnover"（カップリングが失われた高骨代謝回転）の状態になることや，閉経後の骨は量が減少するだけでなく微細構造も劣化するために強度が低下し，微小な外力による破損＝脆弱性骨折を起こしやすくなることがわかっている．

　エストロゲン欠乏が骨吸収亢進をもたらす詳細な機構はいまだに明らかにされていない．というよりもむしろ，この点に関する研究が無数にあるためにその機構を一義的に決定できない，というのが実情である．近年注目されたいくつかの報告を例としてあげると，①エストロゲンの低下よりもむしろ卵胞刺激ホルモン（follicle-stimulating hormone：FSH）の上昇が直接的に破骨細胞分化を刺激する[3]，②破骨細胞上に発現したエストロゲン受容体αにエストロゲンが作用することにより破骨細胞からの Fas リガンドの発現が亢進し，自己分泌的に破骨細胞自身の Fas 受容体に作用してアポトーシスを起こす[4]，③エストロゲンが骨芽細胞の Fas リガンド発現を亢進させ，それが破骨細胞上の Fas 受容体に作用してアポトーシスを起こさせる[5]，④エストロゲンの低下が前破骨細胞の CCR2 発現亢進を介して RANK 発現を亢進させる[6]，⑤破骨細胞に作用したエストラジオールが HIF1αを不安定化させ，破骨細胞を不活化する[7]，などである．またこれらとは別に，閉経後の骨吸収亢進にはエストロゲン低下によって産生が亢進したインターロイキン（interleukin：IL）-1，IL-6，腫瘍壊死因子（tumor necrosis factor：TNF）-αなどの炎症性サイトカインが関与するという考え方が存在する．エストロゲン欠乏によって起こる IL-7 発現の亢進，形質転換成長因子（transforming growth factor：TGF）-β発現の抑制，インターフェロン（interferon：IFN）-γ発現の亢進，活性酸素産生の亢進などが T 細胞の TNF-α産生を刺激し，それが骨芽細胞の発現するマクロファージコロニー刺激因子（macrophage-colony stimulating factor：M-CSF）や RANKL（receptor activator of NF-κB ligand）と強調して破骨細胞分化を促進するという仮説もその 1 つである（図 1）[8]．現時点では閉経から骨吸収亢進に至る道筋，もしくはエストロゲン製剤が骨粗鬆症に対して効果を発現するメカニズムは単純ではなく，多様な経路が複合的に関与すると考

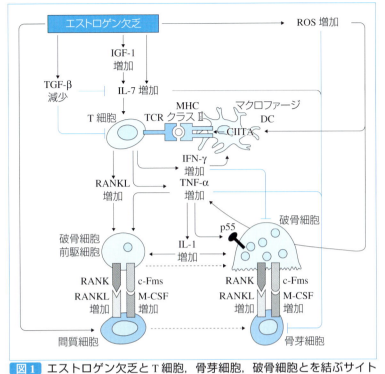

図1 エストロゲン欠乏とT細胞，骨芽細胞，破骨細胞とを結ぶサイトカイン・ネットワーク

（Weitzmann MN, et al.：Estrogen deficiency and bone loss：an inflammatory tale. *The Journal of Clinical Investigation* 2006；**116**：1186-1194.）

えるのが妥当であると思われる．

文献

1) Albright F, et al.：Postmenopausal osteoporosis. *Trans Assoc Am Physicians* 1940；**55**：298-305.
2) Reifenstein EC Jr, et al.：The metabolic effects of steroid hormones in osteoporosis. *J Clin Invest* 1947；**26**：24-56.
3) Sun L, et al.：FSH directly regulates bone mass. *Cell* 2006；**125**：247-260.
4) Nakamura T, et al.：Estrogen prevents bone loss via estrogen receptor alpha and induction of Fas ligand in osteoclasts. *Cell* 2007；**130**：811-823.
5) Krum SA, et al.：Estrogen protects bone by inducing Fas ligand in osteoblasts to regulate osteoclast survival. *EMBO J* 2008；**27**：535-545.
6) Binder NB, et al.：Estrogen-dependent and C-C chemokine receptor-2-dependent pathways determine osteoclast behavior in osteoporosis. *Nat Med* 2009；**15**：417-424.
7) Miyauchi Y, et al.：HIF1α is required for osteoclast activation by estrogen deficiency in postmenopausal osteoporosis. *Proc Natl Acad Sci U S A* 2013；**110**：16568-16573.
8) Weitzmann MN, et al.：Estrogen deficiency and bone loss：an inflammatory tale. *The Journal of Clinical Investigation* 2006；**116**：1186-1194.

〔寺内公一〕

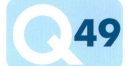 骨密度改善や骨折抑制，QOL に対する効果について教えてください．

　エストロゲン製剤に閉経後女性の骨密度を増加させる効果があることに関しては，これまでに数多くの報告がある．一例をあげれば，45 〜 64 歳の健康な閉経後女性 875 人に対する様々な閉経期ホルモン療法（menopausal hormone therapy：MHT）レジメンの効果をみた PEPI（Postmenopausal Estrogen/Progestin Interventions）試験において，結合型エストロゲン（conjugated equine estrogen：CEE）0.625 mg を含む MHT を 36 ヵ月間おこなうと，閉経後女性の腰椎骨密度はプラセボ群の平均 2.7% 減少に対して平均 4.2 〜 5.1% 増加，また大腿骨近位部骨密度はプラセボ群の 2.0% 減少に対して 1.5 〜 2.6% 増加した[1]．

　一方で，エストロゲン製剤の骨折抑制効果を主要アウトカムとしたランダム化比較試験（randomized controlled trial：RCT）はほとんど存在しない．心血管疾患や乳がんの増加が大きく報道されて MHT 退潮のきっかけとなった WHI（Women's Health Initiative）研究が，副次アウトカムとして骨折抑制効果を証明したほぼ唯一の研究であることは皮肉といえるかもしれない．すなわち，50 〜 79 歳の健康な閉経後女性 16,608 人に対する CEE 0.625 mg ＋メドロキシプロゲステロン酢酸エステル（MPA）2.5 mg もしくはプラセボの平均 5.6 年間投与の効果を比較した場合に，MHT 群の骨折のハザード比（hazard ratio：HR）〔95% 信頼区間（95% confidence interval：95% CI）〕は大腿骨近位部骨折で HR：0.67（95% CI：0.47 − 0.96），橈骨骨折で HR：0.71（95% CI：0.59 − 0.85），臨床的椎体骨折で HR：0.65（95% CI：0.46 − 0.92），全骨折で HR：0.76（95% CI：0.69 − 0.83）と，すべての部位で有意に抑制されていた（図1）[2]．子宮のない女性に対して投与された CEE 0.625 mg 単剤も同様の効果を有することが示されている[3]．骨粗鬆症治療薬の骨折抑制効果を臨床試験で検証するにあたっては，厳密な骨粗鬆症の診断基準を満たす女性を動員することが通例であることを考えると，エストロゲン製剤の骨折抑制効果が基本的に健康な閉経後女性において示されたことは非常に大きな意味をもつと考えられる．

　エストロゲンあるいは MHT の QOL に対する効果についての論文は無数にあり，例えば 2013 年に発表された世界的コンセンサスにおいても，「MHT は閉経に関連する血管運動神経症状に対してもっとも有効な治療法である」と明確に述べられている[4]．一方で，上記 WHI 研究では CEE ＋ MPA 群だけでなく CEE 群においても「臨床的に意味のある QOL の改善は得られなかった」[5,6]とされていることからもわかるように，無症状の閉経後女性にエストロゲンを投与して QOL の改善を得ることは期待できず，このことは骨粗鬆症治療にエストロゲンをもちいる際も同様である．

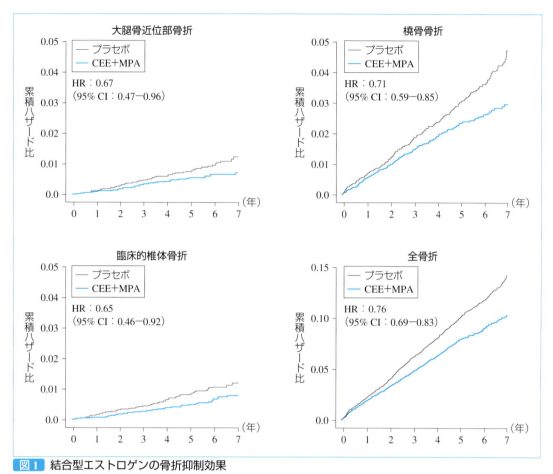

図1 結合型エストロゲンの骨折抑制効果

(Cauley JA, et al.：Effects of estrogen plus progestin on risk of fracture and bone mineral density：the Women's Health Initiative randomized trial. JAMA 2003；**290**：1729-1738.)

文献

1) Effects of hormone therapy on bone mineral density：results from the postmenopausal estrogen/progestin interventions (PEPI) trial. The Writing Group for the PEPI. JAMA 1996；**276**：1389-1396.
2) Cauley JA, et al.：Effects of estrogen plus progestin on risk of fracture and bone mineral density：the Women's Health Initiative randomized trial. JAMA 2003；**290**：1729-1738.
3) Jackson RD, et al.：Effects of conjugated equine estrogen on risk of fractures and BMD in postmenopausal women with hysterectomy：results from the women's health initiative randomized trial. J Bone Miner Res 2006；**21**：817-828.
4) de Villiers TJ, et al.：Global consensus statement on menopausal hormone therapy. Climacteric 2013；**16**：203-204.
5) Hays J, et al.：Effects of estrogen plus progestin on health-related quality of life. N Engl J Med 2003；**348**：1839-1854.
6) Brunner RL, et al.：Effects of conjugated equine estrogen on health-related quality of life in postmenopausal women with hysterectomy：results from the Women's Health Initiative randomized clinical trial. Arch Intern Med 2005；**165**：1976-1986.

(寺内公一)

 基本投与法と場合別投与について教えてください．

　MHT，あるいはホルモン補充療法（hormone replacement therapy：HRT）は，エストロゲン欠乏にともなう諸症状や疾患の予防ないし治療を目的に考案された療法で，エストロゲン製剤を投与する治療の総称である[1]．血管運動神経症状に対する有効性のエビデンスレベルは非常に高い[2]．2002 年に報告された WHI 研究の乳がんリスク上昇による試験の中止[3]などの影響により MHT の利用者は世界的に減少したが[4]，その後日本産科婦人科学会/日本女性医学学会によって，より安全な MHT をおこなうためのガイドラインが作成された[1]．

　わが国で MHT に通常使用されるエストロゲン製剤を**表1**，黄体ホルモン製剤を**表2**，エストロゲン＋黄体ホルモン製剤を**表3**に，投与方法を**表4**に示す[1]．子宮のない女性に対してはエストロゲン単独投与をおこなう．子宮を有する女性に対しては黄体ホルモン併用は子宮内膜増殖症発症予防のために必須である[5]．

表1 エストロゲン製剤

	投与経路	薬剤名	保険適用	用量	特徴	これまでに報告されている効果および作用
結合型エストロゲン	経口	プレマリン	更年期障害，卵巣欠落症状，腟炎	0.625 mg	妊馬尿から抽出したエストロゲン様物質の合剤であり，17β-エストラジオール以外にもエストロゲン様物質が含有されている	血管運動神経症状に効果がある / 抑うつ症状に効果がある / 骨密度増加効果がある / 椎体および大腿骨頸部骨折抑制効果がある / 萎縮性腟炎に効果がある / 総コレステロールやLDL-C低下作用がある / HDL-C増加効果がある / 血管内皮依存性の血管拡張作用がみられる / 認知機能に改善効果がある
17β-エストラジオール	経口	ジュリナ	更年期障害・卵巣欠落症状にともなう血管運動神経症状および腟萎縮症状	0.5 mg	純粋な17β-エストラジオール	経口のエストラジオール製剤であり，血管運動神経症状や萎縮性腟炎に効果がある
17β-エストラジオール	経口	ジュリナ	更年期障害・卵巣欠落症状にともなう血管運動神経症状，腟萎縮症状，閉経後骨粗鬆症	1.0 mg	純粋な17β-エストラジオール	閉経後骨粗鬆症に対して骨密度増加効果がある
17β-エストラジオール	経皮	エストラーナ	更年期障害および卵巣欠落症状にともなう血管運動神経症状，泌尿生殖器の萎縮症状，閉経後骨粗鬆症	含有量 0.72 mg/9 cm² 2日ごとに貼布	純粋な17β-エストラジオール	肝臓での初回通過効果がなく，肝臓に対する負担が少ない / 血管運動神経症状に効果がある / 抑うつ症状に効果がある / 骨密度増加効果がある / 中性脂肪増加作用がない / 血管炎症マーカーを上昇させない / 凝固線溶系因子への影響が少ない / 血管内皮依存性の血管拡張作用がみられる
17β-エストラジオール	経皮	ル・エストロジェル	更年期障害および卵巣欠落症状にともなう血管運動神経症状	1プッシュ (0.54 mg) 2プッシュ (1.08 mg)	純粋な17β-エストラジオール	肝臓での初回通過効果がなく，肝臓に対する負担が少ない / 中性脂肪増加作用が少ない / ゲル状なので皮膚刺激性が少ない / 骨密度増加効果がある
17β-エストラジオール	経皮	ディビゲル (0.1% gel/1.0 g)	更年期障害および卵巣欠落症状にともなう血管運動神経症状	1.0 mg	純粋な17β-エストラジオール	
エストリオール	経口	エストリール	更年期障害，腟炎	1.0 mg を1日1～2回		骨粗鬆症に対して骨密度増加効果がある / 血管運動神経症状にはエビデンスがない
エストリオール	経口	ホーリン	老人性骨粗鬆症	1.0 mg を1日1～2回		骨粗鬆症に対して骨密度増加効果がある / 血管運動神経症状にはエビデンスがない
エストリオール	経腟	エストリール	萎縮性腟炎	0.5 mg を1～2錠/日		萎縮性腟炎などの局所療法として用いられる
エストリオール	経腟	ホーリンV	腟炎（老人性）	1 mg を0.5～1錠/日		萎縮性腟炎などの局所療法として用いられる

（2012年6月現在）

（日本産科婦人科学会／日本女性医学学会（編集・監修）：ホルモン補充療法ガイドライン2012．より改変）

表2 黄体ホルモン製剤

	投与経路	薬剤名	用量	投与方法
メドロキシプロゲステロン酢酸エステル	経口	プロベラ プロゲストン メドキロン	2.5 mg	周期投与の場合，子宮内膜増殖症の発生を予防するためには 5〜10 mg を 10 日以上投与することが必要である 持続投与の場合，子宮内膜を保護できる量は 2.5 mg である
		ヒスロン	5 mg	
ジドロゲステロン	経口	デュファストン	5 mg 10 mg	周期投与では，エストラジオール 1 mg に対して 10 mg を 14 日間併用，持続投与ではエストラジオール 1 mg に対して 5 mg を併用することが報告されている 周期投与の場合，子宮内膜に対する保護効果はメドロキシプロゲステロン酢酸エステルと変わらない 持続投与の場合，子宮内膜に対する保護効果はエストラジオール 0.5 mg に対してジドロゲステロン 2.5 mg でみられる

（日本産科婦人科学会/日本女性医学学会（編集・監修）：ホルモン補充療法ガイドライン 2012. より改変）

表3 エストロゲン＋黄体ホルモン製剤

エストロゲン製剤	黄体ホルモン製剤	投与経路	薬剤名	保険適用	用量	特徴	これまでに報告されている効果および作用
17β-エストラジオール	レボノルゲストレル	経口	ウェールナラ	閉経後骨粗鬆症	エストラジオール 1.0 mg	エストロゲンと黄体ホルモンが配合された経口製剤である	骨代謝マーカーを抑制し，腰椎骨密度増加効果がある 黄体ホルモンであるレボノルゲストレルは，ほかの黄体ホルモンと同様に子宮内膜増殖症や子宮内膜がんの発現を抑制する効果がある
					レボノルゲストレル 0.04 mg		
17β-エストラジオール	酢酸ノルエチステロン	経皮	メノエイドコンビパッチ	更年期障害および卵巣欠落症状にともなう血管運動神経症状	エストラジオール 0.62 mg	エストロゲンと黄体ホルモンが配合された経皮製剤である	肝臓での初回通過効果がなく，肝臓に対する負担が少ない 黄体ホルモンである酢酸ノルエチステロンは，他の黄体ホルモンと同様に子宮内膜増殖症や子宮内膜がんの発現を抑制する効果がある
					酢酸ノルエチステロン 2.70 mg		

（日本産科婦人科学会/日本女性医学学会（編集・監修）：ホルモン補充療法ガイドライン 2012. より改変）

表4 MHT の実施方法

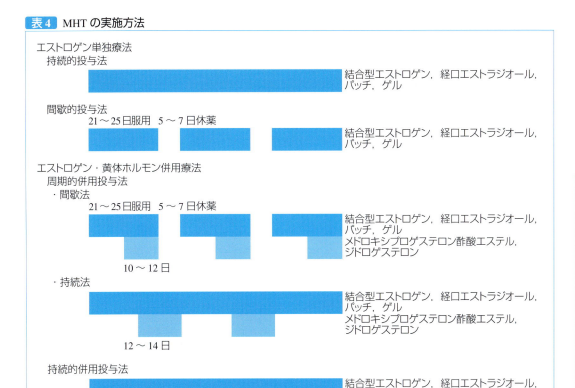

(日本産科婦人科学会 / 日本女性医学学会(編集・監修):ホルモン補充療法ガイドライン 2012. より改変)

文献

1) 日本産科婦人科学会 / 日本女性医学学会(編集・監修):ホルモン補充療法ガイドライン 2012.
2) Maclennan AH, et al.: Oral oestrogen and combined oestrogen/progestogen therapy versus placebo for hot flushes. *Cochrane Database Syst Rev* 2004:CD002978.
3) Rossouw JE, et al.: Risks and benefits of estrogen plus progestin in healthy postmenopausal women: principal results From the Women's Health Initiative randomized controlled trial. *JAMA* 2002;**288**:321-333.
4) Vegter S, et al.: Replacing hormone therapy-is the decline in prescribing sustained, and are nonhormonal drugs substituted?. *Menopause* 2009;**16**:329-335.
5) Effects of hormone replacement therapy on endometrial histology in postmenopausal women. The Postmenopausal Estrogen/Progestin Interventions(PEPI) Trial. The Writing Group for the PEPI Trial. *JAMA* 1996;**275**:370-375.

(寺内公一)

Q51 投与期間中の留意点について教えてください．

　日本産科婦人科学会/日本女性医学学会（編集・監修）の「ホルモン補充療法ガイドライン（2012年版）」[1]に記載された禁忌症例と慎重投与症例を**表1**に，MHTをおこなうにあたっての投与前・中・後の管理法を**表2**に示す．

表1　MHT禁忌症例と慎重投与症例

[禁忌症例]
- 重度の活動性肝疾患
- 現在の乳癌とその既往
- 現在の子宮内膜癌，低悪性度子宮内膜間質肉腫
- 原因不明の不正性器出血
- 妊娠が疑われる場合
- 急性血栓性静脈炎または静脈血栓塞栓症とその既往
- 心筋梗塞および冠動脈に動脈硬化性病変の既往
- 脳卒中の既往
- 60歳以上または閉経後10年以上の新規投与
- 血栓症のリスクを有する場合
- 冠攣縮および微小血管狭心症の既往
- 慢性肝疾患
- 胆嚢炎および胆石症の既往
- 重症の高トリグリセリド血症
- コントロール不良な糖尿病
- コントロール不良な高血圧
- 子宮筋腫，子宮内膜症，子宮腺筋症の既往

[慎重投与ないしは条件付きで投与が可能な症例]
- 子宮内膜癌の既往
- 卵巣癌の既往
- 肥満
- 片頭痛
- てんかん
- 急性ポルフィリン血症
- 全身性エリテマトーデス（SLE）

（日本産科婦人科学会/日本女性医学学会（編集・監修）：ホルモン補充療法ガイドライン2012．より改変）

表2　MHT投与前・中・後の管理法

投与前	HRTの目的の確認（治療か，予防か？） 問診にて禁忌や慎重投与症例でないことを確認 HRT投与法の選択 投与前検査 ＜必須項目＞・血圧，身長，体重 ・血算，生化学検査（肝機能，脂質）[*1]，血糖 ・内診および経腟超音波診断，子宮頸部細胞診（1年以内），子宮内膜癌検診[*2] ・乳房検査[*3] ＜選択項目＞以下の項目はオプション検査として考慮してもよい ・骨量測定，・心電図，・腹囲，・甲状腺機能検査，・凝固系検査[*4]，・生化学検査（追加），・心理テスト インフォームド・コンセント
投与中（毎回）	問診：症状の変化やマイナートラブル（出血，乳房腫脹，血栓症の有無など）を含めた症状の聴取
（年に1～2回）	HRT継続について検討 投与中検査・血圧，身長，体重 ・血算，生化学検査（肝機能，脂質）[*1]，血糖
（1年ごと）	投与中検査・内診および経腟超音波診断，子宮頸部細胞診，子宮内膜癌検診[*2] ・乳房検査[*3]
投与終了後	投与終了後検査（HRT中止後5年までは婦人科癌検診および乳房検査を勧める） ・内診および経腟超音波診断，子宮頸部細胞診，子宮内膜癌検診 ・乳房検査[*3]

[*1]：ALT，AST，LDH，T-ChlまたはLDL-C，TG，HDL-C（Ca，P，ALP，CPK，Crはオプションとする）血算，生化学検査，血糖については，約6ヵ月以内に特定健康診査やドックにて検査済みの場合には代用可

[*2]：原則的には子宮内膜細胞診（組織診）をおこなう．病理学的検索が不可能な場合には経腟超音波診断法で子宮内膜厚を測定する

[*3]：触診および画像検査（マンモグラフィーまたは超音波診断）をおこなう

[*4]：検査することが望ましいが，血栓症を予測できる特異的なマーカーは現在のところない

（日本産科婦人科学会/日本女性医学学会（編集・監修）：ホルモン補充療法ガイドライン2012．より改変）

文献
1) 日本産科婦人科学会/日本女性医学学会（編集・監修）：ホルモン補充療法ガイドライン2012．

（寺内公一）

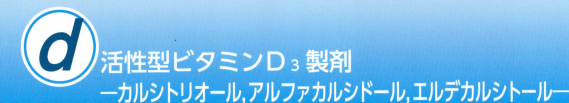

d 活性型ビタミン D_3 製剤
―カルシトリオール,アルファカルシドール,エルデカルシトール―

 骨粗鬆症への効果発現のメカニズムについて教えてください.

●体内動態と骨Ca代謝への作用

本来,ビタミンDは骨の健康に必要な栄養素であり,食品から摂取されるとともに皮膚でも合成される.また,ビタミンDには植物由来のD_2と動物由来のD_3が存在する.骨粗鬆症に対して,海外では天然型ビタミンDが多くもちいられてきたが,わが国では,おもに活性型ビタミンD_3製剤が使用されてきた.

ビタミンD_3は,肝臓で25位が水酸化され$25(OH)D_3$となり,続いて腎臓で1α位が水酸化されることによって,活性型であるカルシトリオール〔$1\alpha,25(OH)_2D_3$〕となる.カルシトリオールは,各種の標的細胞の核内に存在するビタミンD受容体と結合し,様々な作用を発揮する.骨粗鬆症への効果発現のメカニズムには,ビタミンDのもつ骨Ca代謝への作用が関与するが,それはすなわち,腸管からのCa吸収を増加させることにより血中Ca値を上昇させることや,血中副甲状腺ホルモンを低下させることなどにより骨吸収を抑制すること,骨芽細胞に直接作用して骨形成を促すことなどである[1].

●活性型ビタミンD_3製剤の種類と特徴

わが国では,長い間,活性型ビタミンD_3製剤として,アルファカルシドール〔$1\alpha(OH)D_3$〕とカルシトリオールが使用されてきたが,アルファカルシドールは,服用後,肝臓で25位が水酸化されカルシトリオールとなるため,いわゆるプロドラッグである(**Q90 図1**参照).さらに,わが国では,これらの2剤に加えて,2011年からエルデカルシトール〔2β-(3-hydroxypropyloxy)-calcitriol〕の使用が可能となっている.エルデカルシトールは,カルシトリオールの2β位にヒドロキシプロピルオキシ基が導入された製剤であるが,カルシトリオールに比べてビタミンD受容体への結合能が低く,ビタミンD結合蛋白への結合能が高いため,血中の消失半減期が長いとされている[1].また,エルデカルシトールには,従来の活性型ビタミンD_3製剤よりも,より強い破骨細胞機能抑制による骨吸収抑制効果があると考えられる[2].

文献
1) 太田博明, 他(編).:ファーマナビゲーター 活性型ビタミンD_3製剤編. メディカルレビュー社 2012.
2) 骨粗鬆症の予防と治療ガイドライン作成委員会:骨粗鬆症の予防と治療ガイドライン 2015年版. ライフサイエンス出版 2015.

(宮腰尚久)

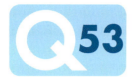 骨密度改善や骨折抑制，QOL に対する効果について教えてください．

●骨密度に対する効果

　アルファカルシドールとカルシトリオールの骨密度増加効果は弱く，効果が現れやすい腰椎の骨密度であっても 1〜2% 程度の増加にとどまる[1,2]．一方，エルデカルシトールは，これらの活性型ビタミン D_3 製剤よりも骨密度を増加させる効果が強く，腰椎で 3% 以上，大腿骨近位部でも 1% 以上増加させる[3]．アルファカルシドールとエルデカルシトールを比較した 3 年間のランダム化比較試験（randomized controlled trial：RCT）では，エルデカルシトール群はアルファカルシドール群よりも，腰椎と大腿骨近位部の骨密度が有意に高値であった（$p < 0.001$）（図 1）[3]．

●骨折抑制効果

　活性型ビタミン D_3 製剤が，椎体骨折ならびに非椎体骨折を有意に抑制することは，おもに海外での RCT やメタ解析によって明らかにされてきた．活性型ビタミン D_3 製剤は，Papadimitropoulos ら[4]によるメタ解析によれば，椎体骨折のリスクを 36% 低下させ〔相対リスク（relative risk：RR）：0.64，95% 信頼区間（95% confidence interval：95% CI）：0.44-92〕，Bischoff-Ferrari ら[5]によるメタ解析によれば，非椎体骨折のリスクを 42% 低下させていた（RR：0.58，95% CI：0.37-0.92）．しかし，現在までのところ，大腿骨近位部骨折のみに限定した場合の骨折抑制効果は明らかとなっていない．そのおもな理由は，ほかの多くの骨粗鬆症治療薬と同様に，大腿骨近位部骨折を対象とした研究が十分におこなわれてこなかったためである．

　エルデカルシトールには，従来の活性型ビタミン D_3 製剤よりも優れた骨折抑制効果があると考えられる．3 年間の RCT では，エルデカルシトール群ではアルファカルシドール群に比べて，新規椎体骨折発生の相対リスクが 26% 低下していた〔ハザード比（hazard ratio：HR）：0.74，95% CI：0.56-0.97）[3]．また，エルデカルシトールには，前腕骨折に対する優れた抑制効果があるという特徴がある．同じく 3 年間の RCT では，エルデカルシトール群では，アルファカルシドール群よりも，前腕骨折発生の相対リスクが 71% も低下していた（HR：0.29，95% CI：0.11-0.77）[3]．

● QOL と転倒予防に対する効果

　活性型ビタミン D_3 製剤による QOL の改善効果をみた研究は少ないが，アルファカルシドールとエルデカルシトールによる治療開始後に QOL が改善したという報告は存在する[6]．

　また，骨粗鬆症患者の QOL の維持には骨折の抑制が重要であるが，活性型ビタミン D_3 製剤がもつ骨折抑制効果には，骨 Ca 代謝に対する作用のほかに，転倒予防効果が関連している可能性も高いと考えられている．ビタミン D 受容体は骨格筋などにも広く存在するため，筋力やバランス機能にも働くことにより，転倒を予防している可能性がある．

　これまで，天然型ビタミン D による転倒予防効果の研究は多数報告されているが，活性型ビタミン D_3 製剤のみを対象とした研究は少ない．ただし，アルファカルシドールとカルシトリオールに対する 2 つの RCT を統合したメタ解析は存在し，転倒が 22% と有意に抑制

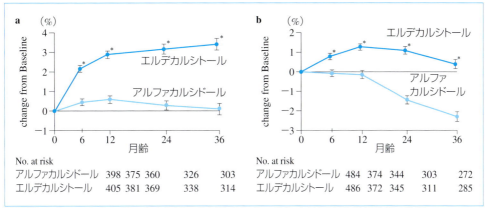

図1 アルファカルシドールまたはエルデカルシトールによる骨密度増加効果の比較
a. 腰椎骨密度とb. 大腿骨近位部骨密度の両方において，エルデカルシトール群はアルファカルシドール群よりも有意に高値であった（*：$p < 0.05$）
(Matsumoto T, et al.：A new active vitamin D3 analog, eldecalcitol, prevents the risk of osteoporotic fractures--a randomized, active comparator, double-blind study. *Bone* 2011；**49**：605-612.)

されたとの結果が得られている（RR：0.78, 95% CI：0.64-0.94）[7]．

一方，エルデカルシトールによる転倒予防効果は，今のところ不明である．しかし，近年，エルデカルシトールによって身体運動機能が改善したという報告がみられるようになってきたことから[8,9]，今後の転倒予防効果に対する検討が期待される．

文献

1) Gallagher JC, et al.：Combination treatment with estrogen and calcitriol in the prevention of age-related bone loss. *J Clin Endocrinol Metab* 2001；**86**：3618-3628.
2) Shiraki M, et al.：A double-masked multicenter comparative study between alendronate and alfacalcidol in Japanese patients with osteoporosis. The Alendronate Phase III Osteoporosis Treatment Research Group. *Osteoporos Int* 1999；**10**：183-192.
3) Matsumoto T, et al.：A new active vitamin D3 analog, eldecalcitol, prevents the risk of osteoporotic fractures--a randomized, active comparator, double-blind study. *Bone* 2011；**49**：605-612.
4) Papadimitropoulos E, et al.：Meta-analyses of therapies for postmenopausal osteoporosis. VIII：Meta-analysis of the efficacy of vitamin D treatment in preventing osteoporosis in postmenopausal women. *Endocr Rev* 2002；**23**：560-569.
5) Bischoff-Ferrari HA, et al.：Prevention of nonvertebral fractures with oral vitamin D and dose dependency：a meta-analysis of randomized controlled trials. *Arch Intern Med* 2009；**169**：551-561.
6) Hagino H, et al.：Eldecalcitol reduces the risk of severe vertebral fractures and improves the health-related quality of life in patients with osteoporosis. *J Bone Miner Metab* 2013；**31**：183-189.
7) Bischoff-Ferrari HA, et al.：Fall prevention with supplemental and active forms of vitamin D：a meta-analysis of randomised controlled trials. *BMJ* 2009；**339**：b3692.
8) Iwamoto J, et al.：Eldecalcitol improves chair-rising time in postmenopausal osteoporotic women treated with bisphosphonates. *Ther Clin Risk Manag* 2014；**10**：51-59.
9) Saito K, et al.：Eldecalcitol improves muscle strength and dynamic balance in postmenopausal women with osteoporosis：an open-label randomized controlled study. *J Bone Miner Metab* 2015. in press. ［Epub ahead of print］

〈宮腰尚久〉

 **基本投与法と場合別投与について教えてください．**

●対象患者
　すべての活性型ビタミン D_3 製剤は，患者の年齢や閉経の有無，性別などにかかわりなく使用でき，重篤な副作用も少ない．したがって，比較的制限が少ないため，すべての骨粗鬆症患者に対して使用しやすい薬剤である．

●ガイドラインにおける位置づけ
　「骨粗鬆症の予防と治療ガイドライン 2015 年版」による薬剤の有効性の評価では，骨密度上昇効果において，アルファカルシドールとカルシトリオールは B 評価（上昇するとの報告がある）であるが，エルデカルシトールは A 評価（上昇効果がある）を得ている[1]．椎体骨折の抑制効果においても同様に，アルファカルシドールとカルシトリオールは B 評価（抑制するとの報告がある）であるが，エルデカルシトールは A 評価（抑制する）を得ている[1]．一方，非椎体骨折の抑制効果に対する評価では，3 剤ともに B 評価であり，大腿骨近位部骨折の抑制効果に対する評価では，3 剤ともに十分な効果のエビデンスがないため，C 評価（抑制するとの報告はない）となっている[1]．
　ほかの骨粗鬆症治療薬と比較した場合，アルファカルシドールとカルシトリオールの有効性の評価は，メナテトレノン（ビタミン K_2 製剤）と全く同じであり，エルデカルシトールの有効性の評価は，SERM と全く同じである．したがって，アルファカルシドールとカルシトリオールはメナテトレノンと同等の効果やエビデンスをもつ薬剤であり，エルデカルシトールは SERM と同等の効果やエビデンスを有する薬剤であると認識しておくことは，薬剤の選択に際して参考になる．

●併用薬剤としての役割
　薬剤の選択に際し，活性型ビタミン D_3 製剤は，ほかの骨粗鬆症治療薬と併用して処方されることも多い．多くの骨粗鬆症治療薬は，上市前の臨床試験において，ビタミン D を補充した状態でその効果が検討されている．骨粗鬆症治療薬の効果が十分に発揮されるためには，まずはビタミン D で骨 Ca 代謝を是正しておくことが重要である．とくにビスホスホネート（bisphosphonate：BP）製剤では，単独で使用するよりも，ビタミン D を併用した方が骨密度増加や骨折抑制に有効であったという報告が多い．
　わが国においても，骨粗鬆症至適療法（Adequate Treatment of Osteoporosis：A-TOP）研究会による JOINT-02 において，アレンドロネート単独群とアレンドロネートとアルファカルシドール併用群の骨折抑制効果が比較されているが，治療開始後 6 ヵ月間の新規椎体骨折の発生は，単独群よりも併用群で有意に低下していた（HR：0.53，95％ CI：0.28 − 0.99）[2]．また，重症例〔既存椎体骨折が 2 個以上，あるいは半定量的評価（semiquantitative：SQ）グレードが 3 であるもの〕を対象としたサブ解析でも，併用群の方が新規椎体骨折を有意に抑制していた[2]．したがって，アレンドロネートにアルファカルシドールを併用することは，少なくとも骨折リスクが高い患者に対しては推奨できる．一方，エルデカルシトールは，アルファカルシドールよりも骨密度増加や骨折抑制に対する効果が強いため[3]，単独でも十分

な効果を発揮できる可能性が高い．

●副次効果への期待

　薬剤の選択には，適応症の広さや骨以外への副次的な効果への期待も考慮される．アルファカルシドールとカルシトリオールは，骨粗鬆症のほか，慢性腎不全，副甲状腺機能低下症，くる病・骨軟化症におけるビタミンD代謝異常にともなう諸症状（低カルシウム血症，テタニー，骨痛など）にも適応があるため，これらの患者の骨Ca代謝の是正にも使用できる．一方，エルデカルシトールの適応疾患は骨粗鬆症のみである．

　また，近年，注目されてきた転倒予防効果を期待して，転倒しやすい高齢の骨粗鬆症患者に対して活性型ビタミンD_3製剤を使用するという選択もある．現在，多くの高齢者がビタミンD不足の状態にあると推定されているが，ビタミンD不足は心血管イベントの発生や糖尿病，生命予後などにも関連することから[4]，これらに対する副次的な効果も期待して活性型ビタミンD_3製剤を選択するという考えもある．

文献

1) 骨粗鬆症の予防と治療ガイドライン作成委員会：骨粗鬆症の予防と治療ガイドライン2015年版．ライフサイエンス出版 2015.
2) Orimo H, *et al*.：Effects of alendronate plus alfacalcidol in osteoporosis patients with a high risk of fracture：the Japanese Osteoporosis Intervention Trial（JOINT）- 02. *Curr Med Res Opin* 2011；**27**：1273-1284.
3) Matsumoto T, *et al*.：A new active vitamin D3 analog, eldecalcitol, prevents the risk of osteoporotic fractures--a randomized, active comparator, double-blind study. *Bone* 2011；**49**：605-612.
4) Vacek JL, *et al*.：Vitamin D deficiency and supplementation and relation to cardiovascular health. *Am J Cardiol* 2012；**109**：359-363.

（宮腰尚久）

 投与期間中の留意点について教えてください．

● 投与量と注意すべき副作用

　活性型ビタミン D_3 製剤は，高カルシウム血症にさえ注意をすれば，比較的安全に使用できる薬剤である．通常，成人において，アルファカルシドールは，1日1回 0.5～1.0 μg を経口投与し，カルシトリオールは，1日 0.5 μg を 2 回に分けて経口投与する．ただし，年齢や症状により適宜増減する必要がある．また，エルデカルシトールは，1日1回 0.75 μg を経口投与するが，症状により 1日1回 0.5 μg に減量する．

　これらの活性型ビタミン D_3 製剤は，単独使用でも高カルシウム血症をきたす可能性があるが，とくに血中 Ca 値を上昇させる可能性がある Ca 製剤やほかのビタミン D（天然型および活性型）との併用，ならびにテリパラチドとの併用には注意が必要である．

　また，腎機能障害，悪性腫瘍，原発性副甲状腺機能亢進症など，背景に高カルシウム血症を生じる疾患をもつ患者に対する投与も慎重であるべきである．さらに，ジギタリス製剤を使用中の患者に高カルシウム血症が生じた場合には，薬理作用が増強され，不整脈があらわれるおそれがあるといわれている．臨床試験における高カルシウム血症の頻度は，エルデカルシトールの方がアルファカルシドールよりも高いとの報告もある[1]．

● 投与期間中の留意点

　活性型ビタミン D_3 製剤を投与する場合には，過量投与を防ぐため，血清 Ca 値を定期的に測定し，血清 Ca 値が正常値を超えないように投与量を調整する．高カルシウム血症が生じてしまった場合には，ただちに休薬する．また，重大な副作用として，血清 Ca 値の上昇をともなう急性腎不全が生じることがあるため，腎機能が低下している例では，とくに血清 Ca 値と腎機能に注意し，通常よりもさらに定期的な観察が必要である．

文献

1) Matsumoto T, *et al*.：A new active vitamin D3 analog, eldecalcitol, prevents the risk of osteoporotic fractures--a randomized, active comparator, double-blind study. *Bone* 2011；**49**：605-612.

（宮腰尚久）

e ビタミンK₂製剤
―メナテトレノン―

Q56 骨粗鬆症への効果発現のメカニズムについて教えてください．

A

　天然のビタミンKには，ビタミンK₁（フィロキノン）とビタミンK₂（メナキノン）の2つの型がある．すべての型のビタミンKには構造の一部に2-メチル-1,4-ナフトキノン環が含まれ，3位には様々な脂肪族側鎖が結合し，その長さと飽和度は型によって異なる（図1）．基本的にビタミンK₁が緑色野菜などの食品から摂取されるのに対し，ビタミンK₂は腸内細菌によって合成されるか，あるいは納豆などの食品から摂取される．摂取されたビタミンKは，側鎖が置換されてメナキノン-4となって骨組織に作用する[1]．メナテトレノンはビタミンK₂製剤（メナキノン-4）である．

　ビタミンKは骨芽細胞により生成される蛋白であるオステオカルシン（osteocalcin：OC）の3つの側鎖をγ-カルボキシル化（Gla化）する．γ-カルボキシル化されたOC（カルボキシル化OC）はヒドロキシアパタイトと結合する（**Q59 図1** 参照）．カルボキシル化OCは骨の石灰化に影響を与えると想定される．閉経後骨粗鬆症患者において，メナテトレノンは低カルボキシル化オステオカルシン（undercarboxylated osteocalcin：ucOC）値を減少させ，OC値を増加させる[2]．

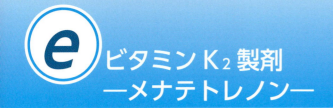

図1 ビタミンK₁（フィロキノン）とビタミンK₂（メナキノン）の構造

天然のビタミンKには，ビタミンK₁（フィロキノン）とビタミンK₂（メナキノン）の2つの型がある．すべての型のビタミンKには構造の一部に2-メチル-1，4-ナフトキノン環が含まれ，3位にはさまざまな脂肪族側鎖が結合し，その長さと飽和度は型によって異なる．メナテトレノンはメナキノン-4（MK-4）である．

文献

1) Okano T, *et al.*：Conversion of phylloquinone（Vitamin K₁）into menaquinone-4（Vitamin K₂）in mice：two possible routes for menaquinone-4 accumulation in cerebra of mice. *J Biol Chem* 2008；**283**：11270-11279.
2) Shiraki M, *et al.*：Short-term menatetrenone therapy increases gamma-carboxylation of osteocalcin with a moderate increase of bone turnover in postmenopausal osteoporosis：a randomized prospective study. *J Bone Miner Metab* 2009；**27**：333-340.

（岩本　潤）

Q57 骨密度改善や骨折抑制，QOLに対する効果について教えてください．

　メナテトレノンはビタミンK_2製剤（メナキノン-4）であり，その至適用量は45 mg/日と，ビタミンK推奨摂取量の250～300 μg/日よりはるかに大きい．閉経後骨粗鬆症患者において，メナテトレノンはOC値やALP値を増加させることが報告されていることから（後者は一過性の増加），マイルドな骨形成促進作用があるととらえられる[1,2]．閉経後骨量減少・骨粗鬆症患者を対象とした無作為化比較試験では，メナテトレノンは対照群に比べて腰椎骨密度を有意に上昇させるものの，投与前からの変化率は−0.5～1.74%とわずかである（表1）[3]．閉経後骨粗鬆症患者およびステロイド服用中患者を対象とした無作為化比較試験のメタ解析によると[3]，メナテトレノンの椎体〔オッズ比（odds ratio：OR）：0.40〕および非椎体骨折（OR：0.24）の抑制効果は確認されているが，大腿骨近位部骨折の抑制効果は認められていない．メナテトレノンのQOLに対する効果の報告は見当たらない．

表1 メナテトレノンの骨密度改善効果

報告者（年）	治療群	試験デザイン（試験方法，場所，用量，期間）	成績
折茂（1992）	メナテトレノン vs アルファカルシドール	無作為化比較試験，国内 45 mg，1年間	中手骨骨密度（Σ GS/D）有意な変化なし
Orimo（1998）	メナテトレノン vs プラセボ	無作為化比較試験，国内 90 mg，6ヵ月間	中手骨骨密度（Σ GS/D）有意な変化なし
Shiraki（2000）	メナテトレノン vs 無治療	無作為化比較試験，国内 45 mg，2年間	腰椎骨密度低下抑制（0.5%低下）
Ushiroyama（2002）	メナテトレノン vs アルファカルシドール，併用，無治療	無作為化比較試験，国内 45 mg，2年間	腰椎骨密度　1.37%上昇
Purwosune（2006）	メナテトレノン vs プラセボ	無作為化比較試験，海外 45 mg，1年間	腰椎骨密度　1.74%上昇
Jiang（2014）	メナテトレノン vs アルファカルシドール	無作為化比較試験，海外 45 mg，1年間	腰椎骨密度　1.2%上昇 大腿骨転子部骨密度　2.7%上昇

無作為化比較試験の結果から，メナテトレノンには，腰椎骨密度をわずかではあるが上昇させるとの報告がある
（骨粗鬆症の予防と治療ガイドライン作成委員会：骨粗鬆症の予防と治療のガイドライン2015度版．ライフサイエンス出版社 2015. より抜粋）

文献

1) Shiraki M, et al.：Short-term menatetrenone therapy increases gamma-carboxylation of osteocalcin with a moderate increase of bone turnover in postmenopausal osteoporosis：a randomized prospective study. J Bone Miner Metab 2009；**27**：333-340.
2) 折茂　肇，他．：骨粗鬆症に対するEa-0167（Menatetrenone）の臨床評価 - アルファカルシドールを対照とした臨床第III相多施設二重盲検比較試験 -. 臨床評価 1992；**20**：45-100.
3) 骨粗鬆症の予防と治療ガイドライン作成委員会：骨粗鬆症の予防と治療のガイドライン2015度版．ライフサイエンス出版社 2015.

（岩本　潤）

Q58 基本投与法と場合別投与について教えてください．

　ビタミンK摂取不足の高齢者では大腿骨近位部骨折の発生率が高いこと，骨粗鬆症性骨折の既往のある患者や椎体骨折のある女性では血中ビタミンK_1濃度が低いこと，高齢女性においてビタミンK欠乏の指標である血清ucOC高値は骨密度とは独立した大腿骨近位部骨折のリスク因子であること，ビスホスホネート（bisphosphonate：BP）服用中の閉経後骨粗鬆症患者において血清ucOC高値は骨折のリスク因子であることなどから[1]，ビタミンKは骨の健康維持に重要な役割を果たしていることに異論はない．

　メナテトレノンは，1日45 mgを15 mgずつ3回に分けて，食後に経口投与するのが基本投与法である．わが国で閉経後骨粗鬆症患者を対象として実施された最大の大規模無作為化比較試験（骨折抑制試験）であるOF studyでは[2]，被験者全体（4,015例）に対するメナテトレノンの有意な椎体骨折（対照群：5.74/100人/年，メナテトレノン群：5.87/100人/年）および臨床骨折（対照群：2.5%，メナテトレノン群：2.1%）の抑制効果は認められなかった．しかし，サブ解析により，メナテトレノンは，骨折リスクの高い患者（5個以上の椎体骨折を有する患者）に限ると椎体骨折のリスクを39%減少させ，75歳以上の患者に限ると身長低下を抑制し（図1）[2]，日常生活動作（activities of daily living：ADL）を改善することが明らかにされた．血清ucOC値が年齢と相関を有することや，高齢女性では，若年女性に比べて血清ucOC値を減少させるにはより多くのビタミンKを必要とすることなどから，ビタミンK欠乏を有する患者すなわち多発性椎体骨折を有する75歳以上の患者に対して，メナテトレノンが効果的であった可能性があると考察されている．

　閉経後骨粗鬆症患者を対象とした無作為化比較試験を解析したStevensonらのシステマティックレビューによると[1]，メナテトレノンの椎体・非椎体および大腿骨近位部骨折の抑制効果は認められなかった（表1）．しかし，OF studyを除いて解析すると，メナテトレノンの椎体骨折抑制効果が認められた〔相対リスク（relative risk：RR）：0.48，95%信頼区間（95% confidence interval：95% CI）：0.31 − 0.74〕[1]．閉経後骨粗鬆症患者およびステロイド服用中の慢性糸球体腎炎患者を対象とした無作為化比較試験を解析したCockayneらのメタ解析に

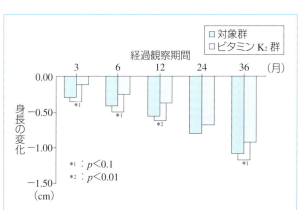

図1　メナテトレノンの身長低下抑制効果（OF study）―75歳以上の患者において―
閉経後骨粗鬆症患者（75歳以上）において，メナテトレノンは身長低下を抑制する
（Inoue T, et al.：Randomized controlled study on the prevention of osteoporotic fractures（OF Study）: A phase IV clinical study of 15-mg menatetrenone capsules. J Bone Miner Metab 2009；27：66-75.）

表1 メナテトレノンの骨折抑制効果

骨折部位	報告者(年)	試験デザイン (試験方法，場所，用量，期間)	成績
椎体	Shiraki(2000)	無作為化比較試験，国内 45 mg, 2年間	臨床骨折(主として椎体)リスク 64%低下
	Inoue(2009)	無作為化比較試験，国内(OF study) 45 mg, 3年間	椎体骨折リスク 有意な低下なし
	Cockayne(2009)	メタ解析，国内データ使用 15〜45 mg, 1〜2年間	椎体骨折リスク 60%低下
	Stevenson(2009)	システマティックレビュー，国内データ使用 45 mg, 2〜3年間	椎体骨折リスク 有意な低下なし
非椎体	Cocyayne(2009)	メタ解析，国内データ使用 45 mg, 2年間	非椎体骨折リスク 76%低下
	Stevenson(2009)	システマティックレビュー，国内データ使用 45 mg, 2年間	非椎体骨折リスク 有意な低下なし
大腿骨 近位部	Cocyayne(2009)	メタ解析，国内データ使用 45 mg, 2年間	大腿骨近位部骨折リスク 有意な低下なし
	Stevenson(2009)	システマティックレビュー，国内データ使用 45 mg, 2年間	大腿骨近位部骨折リスク 有意な低下なし

メナテトレノンには，椎体・非椎体骨折を抑制するとの報告はあるが，大腿骨近位部骨折抑制効果は認められていない
(骨粗鬆症の予防と治療ガイドラン作成委員会：骨粗鬆症の予防と治療ガイドラン 2015年版．ライフサイエンス出版 2015．より抜粋)

よると(OF study は含まれていない)[1]，メナテトレノンの椎体(OR：0.40, 95% CI：0.25 − 0.65)および非椎体骨折(OR：0.24, 95% CI：0.07 − 0.84)の抑制効果は確認されているが，大腿骨近位部骨折の抑制効果は認められなかった(表1)[1]．このように，メナテトレノンには椎体および非椎体骨折を抑制するとの報告はあるものの，OF study の結果にもとづいて，場合別投与について考えると，骨折リスクの高い患者(5個以上の椎体骨折を有する患者)や75歳以上の患者で椎体骨折抑制および身長低下抑制効果を発揮すると結論づけられる．しかしながら，日常診療では ucOC 値がカットオフ値[3]以上の患者や骨吸収抑制薬による治療が困難な患者に対して使用されることが多い．

文献

1) 骨粗鬆症の予防と治療ガイドラン作成委員会：骨粗鬆症の予防と治療ガイドラン 2015年版．ライフサイエンス出版 2015．
2) Inoue T, *et al.*：Randomized controlled study on the prevention of osteoporotic fractures(OF Study)：A phase IV clinical study of 15-mg menatetrenone capsules. *J Bone Miner Metab* 2009：**27**：66-75.
3) 白木正孝，他．：電気化学発光免疫法による血清中低カルボキシル化オステオカルシン(ucOC)測定キットの臨床的有用性の検討．カットオフ値の設定と骨粗鬆症患者におけるビタミン K_2 剤選択時の有用性の検討．医学と薬学 2007：**57**：537-546.

(岩本　潤)

投与期間中の留意点について教えてください．

　メナテトレノンの効能・効果は「骨粗鬆症における骨量・疼痛の改善」である．使用上の注意は「骨粗鬆症との診断が確立し，骨量減少・疼痛がみられる患者を対象とすること」である（添付文書）．

　ビタミン K は OC の 3 つの側鎖をγ-カルボキシル化（Gla 化）することが知られている[1]．カルボキシル化 OC はヒドロキシアパタイトと結合する．しかし，ビタミン K 欠乏あるいはワルファリンの存在によりこの変換がおこなわれない場合，低カルボキシル化オステオカルシン（ucOC）はヒドロキシアパタイトと結合することができず，血中に放出される（図1）[2]．したがって，ワルファリンはビタミン K の作用（γ-カルボキシル化）を阻害する．逆に，メナテトレノンはビタミン K_2 製剤であるため，ワルファリン（肝細胞内のビタミン K 代謝サイクルを阻害する作用がある）と併用するとその作用を減弱するため，ワルファリンとの併用は禁忌である．メナテトレノンの副作用として，過敏症（発疹，発赤，瘙痒など）に加えて，脂溶性ビタミンであるため消化器症状（胃部不快感や下痢など）にも留意する必要がある（添付文書によると，発生率はいずれも 0.1 ～ 0.5% 未満）．

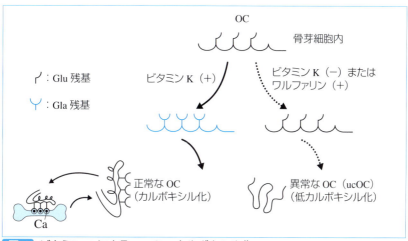

図1 ビタミン K による OC のγ-カルボキシル化

OC は骨芽細胞により生成されるビタミン K 依存性蛋白である．ビタミン K は OC の 3 つの Glu 残基を Gla 残基に変換する（γ-カルボキシル化）．γ-カルボキシル化された OC はヒドロキシアパタイトと結合する．ビタミン K の欠乏あるいはワルファリンの存在によりこの変換が行われない場合，低カルボキシル化オステオカルシン（ucOC）はヒドロキシアパタイトと結合することができず血中に放出される．したがって，ビタミン K 欠乏と血清 ucOC 高値とは有意な関連がある．

文献

1) Shearer MJ：Vitamin K. *Lancet* 1995；**345**：229-234.
2) Iwamoto J, *et al.*：High-dose vitamin K supplementation reduces fracture incidence in postmenopausal women：a review of the literature. *Nutr Res* 2009；**29**：221-228.

（岩本　潤）

f BP 製剤
―アレンドロネート, リセドロネート, ミノドロン酸, エチドロネート―

Q60 骨粗鬆症への効果発現のメカニズムについて教えてください.

　骨に取り込まれたビスホスホネート(bisphosphonate：BP)は破骨細胞による骨吸収の際,酸性環境下で波状縁から特異的に破骨細胞に取り込まれる(図1).窒素含有 BP はコレステロール合成のメバロン酸経路の中間産物であるファルネシル 2 リン酸(FPP)やゲラニルゲラニル 2 リン酸(GGPP)の合成を阻害する[1].FPP や GGPP は Rho, Rac, Rab などの低分子 G 蛋白のプレニル化に必要であるため, これらの蛋白の細胞膜への結合が阻害され, 破骨細胞機能が抑制される.

　わが国では現在, 第一世代のエチドロネート, 第二世代のアレンドロネート, イバンドロネート, 第三世代のリセドロネート, ミノドロン酸が骨粗鬆症治療薬として臨床応用されている. 基礎的検討結果では世代が進んだ BP ほど破骨細胞の骨吸収抑制が大きい[1](Q62 表 1 参照). 第一世代のエチドロネートは石灰化の抑制が強いため, 間欠投与が必要であるが, 窒素含有 BP は連日投与が可能である.

　骨との親和性も BP によって違いがある. 酸性・塩基性度の条件下でのヒドロキシアパタイトとの結合時間を検討した結果では, 骨粗鬆症治療薬のなかではアレンドロネートがもっとも相対的骨親和性が強く, リセドロネート, ミノドロン酸, イバンドロネートは弱い[2].

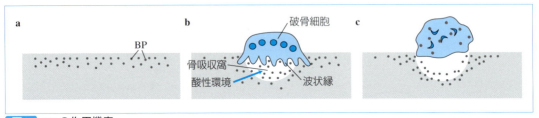

図1 BP の作用機序
a. BP は体内に吸収されると速やかに骨表面に沈着する. b. 破骨細胞の骨吸収の際に破骨細胞に取り込まれる. c. 破骨細胞の波状縁を消失させ, 不活性化させる
(Fleisch H：actions. Bisphosphonates in bone disease, 4th ed. Academic Press 2000：34-55. より改変)

文献
1) Fleisch H：actions. Bisphosphonates in bone disease, 4th ed. Academic Press 2000：34-55.
2) Ebetino FH, et al.：The relationship between the chemistry and biological activity of the bisphosphonates. *Bone* 2011；**49**：20-33.

(萩野　浩)

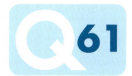

骨密度改善や骨折抑制，QOLに対する効果について教えてください．

●骨密度上昇効果

BPは破骨細胞の骨吸収を抑制して骨密度を上昇させる．その後，骨芽細胞による骨形成が完了した後にも，窒素含有BP製剤ではさらなる石灰化（二次石灰化）によって骨密度増加が得られる．窒素含有BPによる3年間の治療で腰椎骨密度は5～10%増加する（表1）．これに対して，前腕骨骨密度は大規模臨床試験の結果で平均0.2～0.3%程度の増加であり，臨床現場で治療効果を評価する際には注意が必要である．

BPによる骨密度の上昇は5年程度で頭打ちになる傾向が認められている．10年間のアレンドロネート治療による骨密度の推移では，5年目以降に腰椎骨密度は5.26%上昇したが，大腿骨トータルの骨密度は1.02%の減少が観察された[1]．

●骨折抑制効果

BPによる骨密度上昇は2～5%程度であるが，窒素含有BP製剤は骨密度上昇以上に，いずれも椎体骨折発生を50%程度抑制する（表2）．これはBPによる骨吸収抑制が海綿骨の骨梁断裂を防ぎ，骨微細構造の劣化によって引き起こされる骨強度の低下を改善した結果，大きな骨折抑制効果が得られると考えられている．

椎体以外の骨折（非椎体骨折）の抑制効果も窒素含有BPのうちアレンドロネートとリセドロネート，イバンドロネートで報告されている．またアレンドロネート，リセドロネートでは大腿骨近位部骨折の有意な抑制効果も示されている（表2）．

●疼痛・ADL・QOL改善効果

BPは骨強度の改善により，骨折を予防し日常生活動作（activities of daily living：ADL）低下を防止する．これに加えてBPには鎮痛作用があることも報告されていて，疼痛を有する骨粗鬆症患者の疼痛改善をもたらす．これらの結果から，BPは骨粗鬆症患者のQOLを改

表1 窒素含有BPによる骨密度増加率

治療薬	投与量（期間）	腰椎（%）	大腿骨頸部（%）	前腕（%）	報告者（年）	掲載雑誌	巻（頁数）
アレンドロネート[*1]	10 mg/日（3年間）	9.59	4.66	0.32	Tucci JR, et al. (1996)	Am J Med	101（488-501）
	5 mg/日（3年間）	9.2	—	—	Kushida K, et al. (2004)	J Bone Miner Metab	22（462-468）
リセドロネート[*1]	5 mg/日（3年間）	5.4	1.6	0.2	Harris ST, et al. (1999)	JAMA	282（1344-1352）
	2.5 mg/日（48週）	5.69	—	—	Hagino H, et al. (2013)	Bone	59C（44-52）
ミノドロン酸[*1]	1 mg/日（3年間）	10.4	—	—	Hagino H, et al. (2012)	Bone	30（439-446）
イバンドロネート[*2]	1 mg/月（3年間）	9.20	3.09	—	Nakamura, et al. (2013)	Calcif Tissue Int	93（137-146）

[*1]：経口投与　　[*2]：静脈内投与

表2 窒素含有BP製剤の骨折抑制効果

	治療薬	相対リスク (95%信頼区間)	臨床試験例数	報告者(年)	掲載雑誌	巻(頁数)
椎体骨折予防	アレンドロネート	0.55 (0.43-0.69)	2,785例 (4試験)	Wells GA, et al. (2008)	Cochrane Database Syst Rev	CD001155
	リセドロネート	0.61 (0.5-0.76)	2,812例 (3試験)	Wells GA, et al. (2008)	Cochrane Database Syst Rev	CD004523.
	ミノドロン酸	0.41 (0.27-0.63)	674例 (1試験)	Matsumoto T, et al. (2009)	Osteoporos Int	20 (1429-1437)
	イバンドロネート	0.38 (0.25-0.59)	1,952例 (1試験)	Chesnut CH 3rd, et al. (2004)	J Bone Miner Res	19 (1241-1249)
大腿骨近位部骨折予防	アレンドロネート	0.47 (0.26-0.85)	5,376例 (5試験)	Wells GA, et al. (2008)	Cochrane Database Syst Rev	CD001155
	リセドロネート	0.74 (0.59-0.94)	11,786例 (3試験)	Wells GA, et al. (2008)	Cochrane Database Syst Rev	CD004523.

善することが知られている[2,3]．

●生命予後改善の効果

近年,臨床疫学調査結果から,BP投与による生命予後の改善効果が報告されている．大腿骨近位部骨折例2,127例を対象とした海外の臨床試験では,ゾレドロネートによって生命予後が改善されることが示された[4]．また,デンマークで大腿骨近位部骨折例のうちBP治療例と非治療例を比較しBPと死亡率との関連性が検討された結果では,BP服用例で死亡率が低下することが明らかとなった[5]．

非骨折例を含めた検討でも,BP投与例での有意な生命予後の改善効果が報告されている[6]．BPが生命予後を改善する作用機序は十分に明らかではないが,BPが脆弱性骨折発生率の低減をもたらすのみでなく,炎症性サイトカインの産生を制御して,肺炎などの感染性疾患や心血管イベントによる死亡率を引き下げる可能性が考えられている．

文献

1) Black DM, et al.：Effects of continuing or stopping alendronate after 5 years of treatment：the Fracture Intervention Trial Long-term Extension (FLEX)：a randomized trial. *Jama* 2006；**296**：2927-2938.
2) Kawate H, et al.：Alendronate improves QOL of postmenopausal women with osteoporosis. *Clin Interv Aging* 2010；**5**：123-131.
3) Iwamoto J, et al.：Alendronate is more effective than elcatonin in improving pain and quality of life in postmenopausal women with osteoporosis. *Osteoporos Int* 2011；**22**：2735-2742.
4) Lyles KW, et al.：Zoledronic acid and clinical fractures and mortality after hip fracture. *N Engl J Med* 2007；**357**：1799-1809.
5) Bondo L, et al.：Analysis of the association between bisphosphonate treatment survival in Danish hip fracture patients-a nationwide register-based open cohort study. *Osteoporos Int* 2013；**24**：245-252.
6) Center JR, et al.：Osteoporosis medication and reduced mortality risk in elderly women and men. *J Clin Endocrinol Metab* 2011；**96**：1006-1014.

〔萩野　浩〕

基本投与法と場合別投与について教えてください．

●**基本的な投与法**

まず，わが国のBP製剤の世代ごとの投与方法を示す（表1）．

経口BPの生体利用率は低く，空腹時に服用しても1%以下で，食後に服薬するとほとんど吸収されない．したがって，経口BPは起床時に空腹で，かつ，水のみで服薬する必要があり，服薬後30分以上（イバンドロネートでは1時間以上）は，水以外の飲食を避ける必要がある．

BPの臨床試験の多くは，ビタミンDを補充したうえでの臨床効果を確認している．わが国で実施された試験では，アレンドロネートと活性型ビタミンDの併用が層別解析で有意に骨折発生を抑制していた．このような点から，ビタミンDの併用は考慮されるべきである．

●**治療対象**

BPは骨粗鬆症治療薬のなかでもっとも治療対象が広く，第1選択薬に位置する薬剤である．既存骨折の有無にかかわらず，骨折抑制効果があることが示されていることから，骨折を有する例，骨折を有さない例のいずれも治療の対象となる．

閉経前女性および妊娠可能な女性への投与は，「有益性が上回る時のみ」に限られる．膠原病などでステロイドを服用している続発性骨粗鬆症の女性では，症例を選んで使用が可能である[1]．

●**剤形による使い分け**

1）連日から月1回へ

一度吸収されたBPは服薬が一定期間おこなわれないで血中濃度が低下しても，骨に沈着してその有効性を発揮する．したがって投与間隔を長くすることが可能で，連日製剤に代わって，週1回製剤が臨床応用された．さらに月1回（4週間に1回）製剤が使用されるに至っている（表1）．これらの薬剤間（連日，週1回，月1回）で骨密度増加を比較した結果で

表1 骨粗鬆症治療に使用されるBPの種類と投与方法・頻度

分類	一般名	骨吸収抑制作用の比較[*1]	経口投与（投与量）	静脈内投与（投与量）
第一世代	エチドロネート	1	間歇投与	なし
第二世代 （窒素を含有する）	アレンドロネート	100〜1,000	連日（5 mg）， 週1回（35 mg）[*2]	4週に1回（900μg）
	イバンドロネート	1,000〜10,000	月1回（100 mg）	月に1回（1 mg）
第三世代 （側鎖に窒素を含む複素環構造を有す）	リセドロネート	1,000〜10,000	連日（2.5 mg）， 週1回（17.5 mg）， 月1回（75 mg）	なし
	ミノドロン酸	>10,000	連日（1 mg）， 4週に1回（50 mg）	なし

[*1]：エチドロネートを1とした場合の実験モデルでの比較[1]
[*2]：錠剤のほか，ゼリー製剤の使用が可能

表2 BPの静脈内投与が勧められる例

上部消化管障害を有する症例	認知症のため経口での服薬が不確実な症例
嚥下・摂食が困難な症例	経口製剤での骨密度や骨代謝マーカーの改善が得られない症例
吸収不良例(胃切除後など)	服薬する薬剤数の多い症例
座位保持が困難な症例	

(萩野 浩．新規ビスホスホネート点滴静注型骨粗鬆症治療薬に対する医師処方意向調査．*Prog Med* 2012；**32**：1361-1368．より作成)

は，その臨床効果は投与間隔にかかわらず同等であることが臨床試験で確認されている．

BP製剤は起床時に，空腹で，水のみで服薬する煩わしさから，服薬回数が少ないのが好まれ，連日製剤よりも週1回製剤や月1回製剤の使用頻度が高い．

2) 静脈内投与へ

経口BPの生体利用率が低いことから，アレンドロネート点滴製剤とイバンドロネートのボーラス製剤が開発された(表1)．静脈内投与製剤は経口投与が困難である例，服薬後に座位を保てない例，服薬数の多い例などによい適応となる(表2)[2]．また，経口製剤では十分に治療効果が得られなかった例では，静脈内投与製剤に切り換えることで，BPの治療効果が得られることが期待される．

海外ではゾレドロネートの年1回静脈内投与製剤が骨粗鬆症治療にもちいられており，良好な臨床成績が報告されている．わが国でもゾレドロネートの開発がおこなわれている．

3) ゼリー剤

高齢者では嚥下機能が低下することが知られていて，錠剤の服用継続が困難となる場合がある．そこでアレンドロネートのゼリー剤の開発がおこなわれ，骨粗鬆症の治療に広くもちいられている．ゼリー剤は高齢骨粗鬆症患者にとって飲みやすい製剤である．

文献

1) Suzuki Y, *et al*.：Guidelines on the management and treatment of glucocorticoid-induced osteoporosis of the Japanese Society for Bone and Mineral Research：2014 update. *J Bone Miner Metab* 2014；**32**：337-350.
2) 萩野 浩．新規ビスホスホネート点滴静注型骨粗鬆症治療薬に対する医師処方意向調査．*Prog Med* 2012；**32**：1361-1368．

(萩野　浩)

 投与期間中の留意点について教えてください．

●頻度の高い副作用

1）上部消化管障害

　上部消化管障害は BP の副作用のなかでもっとも頻度が高い．連日投与製剤よりも週1回投与製剤での発生率が低いと報告されている．予防には十分な服薬指導が大切で，上部消化管障害出現時には BP 製剤は休薬や中止を考慮するか，静脈内投与製剤へ切り換える．

2）急性期反応（acute phase response：APR）

　APR は BP 投与後に発熱，筋痛，疲労，骨痛といった症状を認めるもので，比較的頻度が高い．BP のなかでも注射剤での発生率が高く，経口剤では連日服用する製剤に比べて，月1回あるいは4週に1回服用する製剤のように服薬用量の多い製剤での発生頻度が高い．高齢者や過去に BP を投与された例では発生リスクが低い[1]．症状は初回投与時に多く発生し，軽度の症状がほとんどで，短期間に改善してその後の再発は少ない．

　そこで，BP を初めて投与する例で，静脈内製剤や月1回製剤を投与する際には，APR が起こる可能性や2回目の投与からは起こりにくいことを，患者にあらかじめ説明しておく．

●頻度の低い副作用

1）顎骨壊死（osteonecrosis of the jaw：ONJ）

　BP 長期使用例での ONJ の発生が報告されている．最近のシステマティックレビュー[2]では骨粗鬆症治療例での ONJ 発生率/年は経口 BP で 1.04〜69/10万人，静注製剤で 0〜90/10万人とその頻度は極めて低い．しかしながら BP 使用に際しては十分な注意が必要で，その対応のため，わが国では骨代謝学会を代表する5学会連盟でのポジションペーパーが作成されている[3]．それによれば，経口 BP 製剤を服用する予定の患者で歯科治療が適切におこなわれており，口腔衛生状態が良好に保たれている場合はとくに投与を延期する必要はなく定期観察をおこなうだけでよい．しかし，投与中の抜歯や外科的処置を回避するために，禁煙，アルコール摂取制限，ならびに口腔衛生状態を良好に維持することなどが重要であることを患者に指導する．

　BP 服薬中の骨粗鬆症例で侵襲的な歯科治療が必要となった際には，休薬が勧められていた．しかしながら，BP の休薬による ONJ 発生の予防効果は報告されておらず，休薬にともなって骨折リスクが上昇することが知られている．

2）非定型大腿骨骨折（atypical femoral fracture：AFF）

　AFF は大腿骨転子下または骨幹部に転倒などの軽微な外力によって横骨折（または短斜骨折）をきたすものであり，厚い皮質骨部分に軽微な外力で横骨折を生じることから，通常の（定型的な）骨幹部骨折とは異なり"非定型骨折"と呼ばれる[4]．

　BP の使用期間と AFF 発生リスクが相関することが知られている．AFF の発生率は極めて低く，AFF 患者数は日本整形外科学会の調査では大腿骨近位部骨折患者数の 1/250，大腿骨骨折の 0.63% であった[5]．完全骨折を生じる以前には，大腿部や鼠径部に疼痛を生じることが，臨床症状に乏しい．また骨代謝マーカーなどの血液尿検査での特徴的な異常は報告され

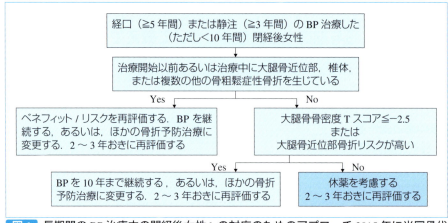

図1 長期間のBP治療中の閉経後女性への対応のためのアプローチ 2015年に米国骨代謝学会タスクフォースにより発表されたアルゴリズム

(Adler RA, et al.: Managing Osteoporosis in Patients on Long-Term Bisphosphonate Treatment: Report of a Task Force of the American Society for Bone and Mineral Research. *J Bone Miner Res* 2016;31:16-35.)

ていない.したがって,完全骨折を生じる以前にAFFを診断することは極めて困難で,予防方法も限定的である[5].不完全骨折例の診断ではX線撮影のほか,MR(T2強調像で低信号を呈する),骨シンチグラフィー(不完全骨折部へ集積する)が有用である.

●ドラッグホリデー

BPの長期間投与によってONJやAFF発生リスクが上昇することが知られていることから,一定期間治療を実施した後のBPの休薬について議論がなされてきた.BPの休薬は同時に骨折リスクの上昇をもたらすことも知られていることから,アレンドロネートの長期臨床試験結果を踏まえて,2015年に米国骨代謝学会タスクフォースが「長期間のビスホスホネート治療中の閉経後女性への対応のためのアプローチ」を発表した(図1)[6].再開に関する基準は示されていないが,骨吸収マーカーの上昇や骨密度の減少がBP再開の指標となる.

文献

1) Reid IR, et al.: Characterization of and risk factors for the acute-phase response after zoledronic acid. *J Clin Endocrinol Metab* 2010;95:4380-4387.
2) Khan AA, et al.: Diagnosis and management of osteonecrosis of the jaw: a systematic review and international consensus. *J Bone Miner Res* 2015;30:3-23.
3) ビスフォスフォネート関連顎骨壊死検討委員会:ビスフォスフォネート関連顎骨壊死に対するポジションペーパー(改訂追補2012年版).
4) Shane E, et al.: Atypical subtrochanteric and diaphyseal femoral fractures: Second report of a task force of the American Society for Bone and Mineral Research. *J Bone Miner Res* 2014;29:1-23.
5) 日本整形外科学会骨粗鬆症委員会.非定型大腿骨骨折診療マニュアル.日本整形外科学会雑誌 2015;89:959-973.
6) Adler RA, et al.: Managing Osteoporosis in Patients on Long-Term Bisphosphonate Treatment: Report of a Task Force of the American Society for Bone and Mineral Research. *J Bone Miner Res* 2016;31:16-35.

〈萩野　浩〉

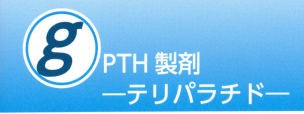

 骨粗鬆症への効果発現のメカニズムについて教えてください．

　副甲状腺ホルモン（parathyroid hormone：PTH）は，84個のアミノ酸からなるホルモンである．PTHの受容体への結合には，そのN端側アミノ酸が重要である．テリパラチドは，PTHのN端側34個のアミノ酸に相当するペプチドである．

　PTHは，骨芽細胞系細胞のRANKL（receptor activator of NF-κB ligand）発現亢進などによる骨吸収の促進，腎遠位尿細管Ca再吸収の亢進，腎近位尿細管での1,25-水酸化ビタミンD〔1,25(OH)$_2$D〕産生刺激を介した腸管Ca吸収の促進などにより，血中Ca濃度を上昇させる．このためPTH作用の持続的過剰状態である原発性副甲状腺機能亢進症では，高カルシウム血症とともに，とくに皮質骨の骨量低下が問題となることがある．一方，PTH製剤は，間歇的に投与された場合には，骨形成の促進によりおもに海綿骨量の増加を惹起する[1]．PTHは骨芽細胞系細胞において，Runx2（runt-related transcription factor 2）やオステリックス発現上昇を介した骨芽細胞分化の促進，Wnt作用を阻害するスクレロスチン発現の抑制など，多様な効果を発揮する．

　現在わが国では，テリパラチド20μgの連日皮下投与と，56.5μg週1回皮下投与が使用されている．通常の骨リモデリングでは，破骨細胞による骨吸収の後，骨吸収がおこった部位にほぼ同量の骨が骨芽細胞により形成される．一方，テリパラチドの連日皮下投与では，開始後まず骨形成マーカーが上昇し，その後骨吸収マーカーが増加する．したがって，PTH製剤の連日皮下投与開始後には，骨吸収を介さずに骨形成が惹起されるものと考えられる[2]．この骨形成が骨吸収を上回っている時期を，anabolic windowとよぶことがある．一方，テリパラチドの週1回投与では，オステオカルシン（osteocalcin：OC）やI型プロコラーゲン-N-プロペプチド（type I procollagen-N-propeptide：P1NP）は投与開始1ヵ月後には上昇するものの，その後次第に低下する．またI型コラーゲン架橋N-テロペプチド（type I collagen cross-linked N-telopeptide：NTX）は，テリパラチド週1回投与群では開始48週以降，プラセボ群よりむしろ低値である[3]．したがって，テリパラチドの連日皮下投与と週1回皮下投与の作用機序には，差異があるものと考えられる．

文献

1) Hodsman AB, *et al*.：Parathyroid hormone and teriparatide for the treatment of osteoporosis：a review of the evidence and suggested guidelines for its use. *Endocr Rev* 2005；**26**：688-703.
2) Black DM, *et al*.：The effects of parathyroid hormone and alendronate alone or in combination in postmenopausal osteoporosis. *N Engl J Med* 2003；**349**：1207-1215.
3) Nakamura T, *et al*.：Randomized Teriparatide〔human parathyroid hormone（PTH）1-34〕Once-Weekly Efficacy Research（TOWER）trial for examining the reduction in new vertebral fractures in subjects with primary osteoporosis and high fracture risk. *J Clin Endocrinol Metab* 2012；**97**：3097-3106.

〈福本誠二〉

骨密度改善や骨折抑制，QOLに対する効果について教えてください．

テリパラチドは，骨密度増加作用，骨折防止作用を有することが示されている．骨密度に関しては，テリパラチドの連日皮下投与により，海綿骨量は増加するのに対し，皮質骨量はほとんど変化しないか，あるいはわずかに低下する[1]．既存脊椎椎体骨折を有する閉経後女性1,637人を対象としたランダム化比較試験では，中央値19ヵ月のテリパラチド20μgの投与により，腰椎では9.7%，大腿骨頸部では2.8%，全身骨では0.6%の骨密度の増加が認められた[2]．同様に，腰椎や大腿骨頸部の骨密度が若年成人の平均より2SD以上低い男性437人を対象とした平均11ヵ月の成績でも，テリパラチド20μgの投与は腰椎では5.9%，大腿骨頸部では1.5%，全身骨では0.4%の骨密度の増加を惹起した[3]．一方，テリパラチドの週1回投与に関しては，わが国の578人の骨粗鬆症患者を対象とした検討で，72週投与群の腰椎，大腿骨近位部骨密度は，プラセボ群に比較しそれぞれ6.4%，および3.0%高かったと報告されている[4]．

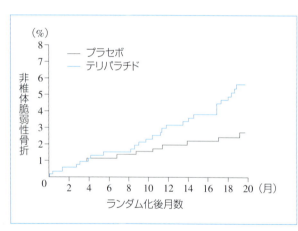

図1 テリパラチド20μg連日皮下投与の非椎体骨折におよぼす効果

テリパラチド投与群（投与開始時の$n = 541$）では，プラセボ群（$n = 544$）に比較し50%以上の骨折リスクの減少が認められた

(Neer RM, et al.：Effect of parathyroid hormone(1-34) on fractures and bone mineral density in postmenopausal women with osteoporosis. N Engl J Med 2001；344：1434-1441. より改変)

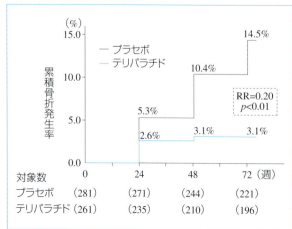

図2 テリパラチド56.5μg週1回投与の椎体骨折におよぼす効果

テリパラチドは新規椎体骨折を80%抑制した
相対リスク(relative risk：RR)

(Nakamura T, et al.：Randomized Teriparatide [human parathyroid hormone(PTH) 1-34] Once-Weekly Efficacy Research (TOWER) trial for examining the reduction in new vertebral fractures in subjects with primary osteoporosis and high fracture risk. J Clin Endocrinol Metab 2012；97：3097-3106. より改変)

骨折に関しては，テリパラチド 20 μg の連日皮下投与は新規椎体骨折を 65%，非椎体骨折を 53% 減少させることが報告された（図 1）[2]．またテリパラチドの週 1 回皮下投与も，新規椎体骨折を 80% 減少させることが示された（図 2）[4]．ただし，テリパラチドの使用により大腿骨近位部骨折が抑制されるとのエビデンスは確立していない．またテリパラチドは，質問票により評価した日常生活や家事などの面での QOL を改善することが報告されている[5]．さらにテリパラチドは，ビスホスホネート（bisphosphonate：BP）などによる顎骨壊死や骨折治癒にも有効であるとの報告がある[6,7]．ただしこれらの病態におけるテリパラチドの効果は，確立されたものではない．

文献

1) Hodsman AB, et al.：Parathyroid hormone and teriparatide for the treatment of osteoporosis：a review of the evidence and suggested guidelines for its use. *Endocr Rev* 2005；**26**：688-703.
2) Neer RM, et al.：Effect of parathyroid hormone(1-34) on fractures and bone mineral density in postmenopausal women with osteoporosis. *N Engl J Med* 2001；**344**：1434-1441.
3) Orwoll ES, et al.：The effect of teriparatide ［human parathyroid hormone(1-34)］ therapy on bone density in men with osteoporosis. *J Bone Miner Res* 2003；**18**：9-17.
4) Nakamura T, et al.：Randomized Teriparatide ［human parathyroid hormone(PTH) 1-34］ Once-Weekly Efficacy Research(TOWER) trial for examining the reduction in new vertebral fractures in subjects with primary osteoporosis and high fracture risk. *J Clin Endocrinol Metab* 2012；**97**：3097-3106.
5) Panico A, et al.：Teriparatide vs. alendronate as a treatment for osteoporosis：changes in biochemical markers of bone turnover, BMD and quality of life. *Med Sci Monit* 2011；**17**：CR442-CR448.
6) Cheung A, et al.：Teriparatide therapy for alendronate-associated osteonecrosis of the jaw. *N Engl J Med* 2010；**363**：2473-2474.
7) Campbell EJ, et al.：The effect of parathyroid hormone and teriparatide on fracture healing. *Expert Opin Biol Ther* 2015；**15**：119-129.

〈福本誠二〉

基本投与法と場合別投与について教えてください．

　テリパラチドの連日皮下投与製剤は自己注射で投与されるのに対し，週1回皮下投与製剤は医療機関で投与される．テリパラチドは，骨折の危険性の高い骨粗鬆症に対し保険適用となっている．添付文書には，低骨密度，既存骨折，加齢，大腿骨頸部骨折の家族歴などの骨折のリスク因子を有する患者を対象とすることが記載されている．また，テリパラチド連日皮下投与製剤の使用は24ヵ月まで，週1回皮下投与製剤の投与は72週までに限定されている．骨粗鬆症患者は，長期にわたる治療を要する場合が多い．このため，生涯にわたる骨粗鬆症治療のどの時期に，テリパラチドを使用するかを考慮する必要がある．

　アレンドロネートかラロキシフェン（raloxifene：RLX）の使用をテリパラチドの連日皮下投与製剤に変更した場合，腰椎骨密度はいずれの群でも増加するものの，増加量はRLX既使用者の方が大きい[1]．またデノスマブ投与をテリパラチド連日皮下投与製剤に変更した場合には，とくに大腿骨近位部や橈骨遠位部の骨密度は変更後1年間は低下する[2]．したがって強力な骨吸収抑制薬の使用後には，テリパラチド連日皮下投与製剤による骨密度増加効果は減弱する可能性がある．一方，テリパラチド使用終了後には，BPやデノスマブが骨密度維持，増加に有用であることが示されている[2]．

文献

1) Ettinger B, *et al*.：Differential effects of teriparatide on BMD after treatment with raloxifene or alendronate. *J Bone Miner Res* 2004；**19**：745-751.
2) Leder BZ, *et al*.：Denosumab and teriparatide transitions in postmenopausal osteoporosis（the DATA-Switch study）：extension of a randomised controlled trial. *Lancet* 2015；**386**：1147-1155.

（福本誠二）

 投与期間中の留意点について教えてください．

　PTHは血中Ca濃度を上昇させるホルモンであることから，テリパラチドの使用にあたっても高カルシウム血症や高カルシウム尿症が問題となる場合がある．テリパラチド投与後4〜6時間で，血中Ca濃度はピークに達する．テリパラチド20μgの連日皮下投与の検討では，11％の症例で少なくとも1回は，投与後4〜6時間後の血清Caが基準値上限を超えたと報告されている[1]．一方，わが国での検討では，テリパラチドの週1回皮下投与群とプラセボ群で，テリパラチド投与1週間後のアルブミン補正Ca値に差異は認められなかった[2]．ただしテリパラチドの使用中には，定期的な血中Ca濃度や腎機能をフォローすることが望ましい．また，サプリメントなどによるCaやビタミンD製剤の併用の有無の確認も重要である．

　前臨床試験において，テリパラチドの使用によりラットで骨肉腫の発生が増加することが問題となった．このことが，テリパラチドの使用が一定期間に限定される要因となった．このため，骨Paget病や原因不明のALP高値患者，骨への放射線治療を受けた患者など，骨肉腫発生のリスクが高いと考えられる対象に対しては，テリパラチドは禁忌となっている．ただしヒトにおいては，テリパラチド使用と骨肉腫発生との関連は確認されていない[3]．また，テリパラチドは高カルシウム血症患者や原発性，転移性骨腫瘍患者などに対しても禁忌である．さらにPTHは尿中Caを増加させることから，テリパラチドは尿路結石やその既往のある患者には慎重投与となっている．これに加え，テリパラチドの使用により悪心，嘔吐，頭痛，低血圧などが惹起される場合があることが知られている．とくにテリパラチドの週1回皮下投与製剤では，投与後数時間以内に一過性の血圧低下，意識消失，転倒などがおこりうる．したがってテリパラチドの週1回皮下投与製剤は，低血圧症患者には慎重投与となっている．また，投与後30分程度はできる限り患者の状態を観察し，とくに外来患者に投与した場合には，安全を確認して帰宅させることが望ましいと，添付文書に記載されている．

文献

1) Neer RM, *et al*.：Effect of parathyroid hormone（1-34）on fractures and bone mineral density in postmenopausal women with osteoporosis. *N Engl J Med* 2001；**344**：1434-1441.

2) Nakamura T, *et al*.：Randomized Teriparatide［human parathyroid hormone（PTH）1-34］Once-Weekly Efficacy Research（TOWER）trial for examining the reduction in new vertebral fractures in subjects with primary osteoporosis and high fracture risk. *J Clin Endocrinol Metab* 2012；**97**：3097-3106.

3) Andrews EB, *et al*.：The US postmarketing surveillance study of adult osteosarcoma and teriparatide：study design and findings from the first 7 years. *J Bone Miner Res* 2012；**27**：2429-2437.

（福本誠二）

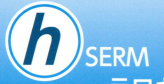

SERM
—ラロキシフェン，バゼドキシフェン—

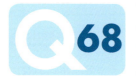
骨粗鬆症への効果発現のメカニズムについて教えてください．

● エストロゲン受容体との結合

　選択的エストロゲン受容体モジュレーター（selective estrogen receptor modulator：SERM）は，エストロゲン製剤やホルモン製剤ではないが，エストロゲン受容体と結合して組織選択的な作用を発揮する（図1）．SERM の1つであるラロキシフェン（raloxifene：RLX）は，エストロゲンとほぼ同等の親和性でエストロゲン受容体の同じリガンド結合領域に結合する[1]．

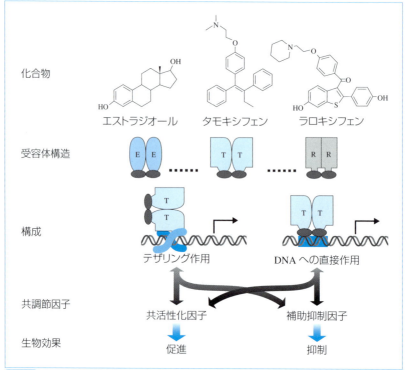

図1　SERM の作用機序

SERM の組織選択的な作用はいくつかの因子の組み合わせによる協調の結果である．SERM はすべてエストロゲン受容体に結合し，明確に異なった受容体構造になる．これらの異なった受容体構造は異なった方法で標的遺伝子の制御配列と相互作用を示す（例えば，DNA への直接作用あるいは他の転写因子へのテザリング作用）．相互作用のタイプと共調節タンパク（共活性化因子あるいは補助抑制因子）の細胞レベルによってリガンド-受容体-遺伝子の分子集合に対する共調節因子動員の明確なパターンが決定する．このようにして，促進か抑制かの特異的な生物効果が引き起こされる．

（Katzenellenbogen BS, et al.：Defining the"S"in SERMs. Science 2002；295：2380-2381. より改変）

表1 SERMの組織選択的な作用

	エストロゲン	SERM
骨	○	○
脂質代謝	○	○
乳房	○	×
子宮	○	×

○：エストロゲンアゴニスト活性
×：エストロゲンアンタゴニスト活性

RLXが結合したエストロゲン受容体はC端側のヘリックス12に特有の構造変化が生じることで，組織選択的な薬理作用を発揮すると考えられている[2]．

●組織選択的な作用

SERMは骨と脂質代謝にはエストロゲンアゴニスト活性(骨密度の増加，椎体骨折リスクの減少，脂質代謝改善)を示し，乳房と子宮にはエストロゲンアンタゴニスト活性を示す(表1)．乳房組織と子宮内膜組織に対するエストロゲンの好ましくない作用を示さないことを特徴としている[3]．エストロゲンの潜在的な不利益を生じることなく有効性を発揮するエストロゲン受容体アゴニスト/アンタゴニスト(estrogen receptor agonist/antagonist：ERAA)である．実際に，エストロゲン受容体陽性乳がんの発生を抑制する[4]．

●骨への作用

閉経後はエストロゲンの減少により骨芽細胞からのサイトカイン分泌が亢進し，破骨細胞の活性化および破骨細胞前駆細胞から破骨細胞への分化誘導により骨吸収が促進する．SERMは骨芽細胞と破骨細胞へ作用し，破骨細胞の活性抑制，破骨細胞前駆細胞から破骨細胞への分化抑制，破骨細胞のアポトーシス誘導などにより，破骨細胞による骨吸収を抑制する．SERMはRANKL(receptor activator of NF-κB ligand)に対するdecoy受容体であるオステオプロテジェリン(osteoprotegerin：OPG)の産生を促進することにより破骨細胞分化を阻害し，骨吸収を抑制する機序が報告されている[5]．骨芽細胞と骨細胞の機能を維持する．SERMは亢進した骨代謝回転を閉経前女性のレベルまで抑制する．その抑制の程度はビスホスホネート(bisphosphonate：BP)や抗RANKL抗体と比べてマイルドである．

文献

1) Katzenellenbogen BS, *et al.*：Defining the "S" in SERMs. *Science* 2002；**295**：2380-2381.
2) 骨粗鬆症の予防と治療ガイドライン作成委員会：ラロキシフェン．骨粗鬆症の予防と治療ガイドライン2015年版．ライフサイエンス出版 2015：108-109.
3) Komm BS, *et al.*：Bazedoxifene acetate：a selective estrogen receptor modulator with improved selectivity. *Endocrinology* 2005；**146**：3999-4008.
4) Lippman ME, *et al.*：Effect of raloxifene on the incidence of invasive breast cancer in postmenopausal women with osteoporosis categorized by breast cancer risk. *Clin Cancer Res* 2006；**12**：5242-5247.
5) Canalis E, *et al.*：Mechanisms of anabolic therapies for osteoporosis. *N Engl J Med* 2007；**357**：905-916.

(酒井昭典)

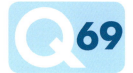 骨密度改善や骨折抑制，QOLに対する効果について教えてください．

●骨密度上昇効果

1）RLX

閉経後骨粗鬆症女性を対象にしたMORE（Multiple Outcomes of Raloxifene Evaluation）試験の結果では，RLX 60 mgを3年間投与することにより椎体骨密度は2.6％，大腿骨頸部骨密度は2.1％有意に上昇した[1]．MORE試験からさらに4年間継続したCORE（Continuing Outcomes Relevant to Evista）試験の結果では，RLX 60 mgを7年間投与することにより椎体骨密度は4.3％，大腿骨頸部骨密度は1.9％有意に上昇した[2]．国内の3年間の特定使用成績調査（製造販売後調査）の結果では，椎体骨密度は3.5％有意に上昇した[3]．

2）バゼドキシフェン（bazedoxifene：BZA）

閉経後骨粗鬆症女性を対象にした海外第III相臨床試験の結果では，BZA 20 mgを3年間投与することにより椎体骨密度は2.2％，大腿骨近位部骨密度は0.27％有意に上昇した[4]．国内第II相臨床試験の結果では，2年間の投与により椎体骨密度は2.4％，大腿骨近位部骨密度は1.1％，大腿骨頸部骨密度は1.7％有意に上昇した[5]．

●骨折抑制効果

1）RLX

MORE試験の結果では，3年間の新規椎体骨折発生率がプラセボ群10.1％に対してRLX 60 mg群6.6％であり，相対リスク（relative risk：RR）は0.7〔95％信頼区間（confidence interval：95％ CI）：0.5－0.8〕であった．既存椎体骨折の有無にかかわらず新規椎体骨折の抑制効果が認められた（図1）[1]．骨量減少（既存椎体骨折がなく，大腿骨骨密度Tスコアが－1.0～－2.5と定義）においても，新規椎体骨折の発生をRR：0.53（95％ CI：0.32－0.88）で有意に抑制した[6]．

2）BZA

海外第III相臨床試験の結果では，3年間の新規椎体骨折発生率が，プラセボ群4.1％に対してBZA 20 mg群2.3％，RLX 60 mg群2.3％であり，プラセボ群に対する新規椎体骨折の相対リスク減少率（relative risk reduction：RRR）は，BZA 20 mg群42％，RLX 60 mg群42％であった．新規椎体骨折の累積発生率およびRRRについて，BZA 20 mg群とRLX 60 mg群の間に有意差は認めなかった（図2）[4]．さらに2年延長した投与5年時点の新規椎体骨折の累積発生率は，BZA 20 mg群4.5％であり，プラセボ群6.8％より有意に低く，プラセボ群に対するBZA 20 mg群の新規椎体骨折のRRRは35％であった[7]．

●QOLに対する効果

1）RLX

閉経後骨粗鬆症女性を対象にしたわが国の観察研究の結果では，JOQOLスコアは娯楽・社会活動，姿勢・体形を除くすべてのドメインおよび総合点で有意な改善がみられた．特に，「痛み」にもっとも大きな改善がみられた[8]．EQ-5D（Euro QOL-5D）効用値は8週時，24週時ともに投与開始時と比べて有意に改善した．転倒防止効果は認められていない．

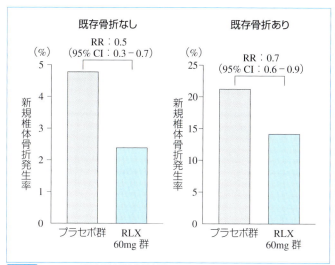

図1 RLXの椎体骨折抑制効果

閉経後骨粗鬆症女性に対する3年間の投与試験結果を示す．RLXは新規椎体骨折の発生を既存椎体骨折の有無にかかわらずプラセボと比べて有意に抑制した．
(Ettinger B, et al.：Reduction of vertebral fracture risk in postmenopausal women with osteoporosis treated with raloxifene：results from a 3-year randomized clinical trial. Multiple Outcomes of Raloxifene Evaluation(MORE) Investigators. *JAMA* 1999；**282**：637-645．より改変)

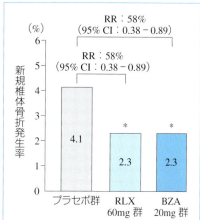

図2 RLXとBZAの椎体骨折抑制効果

閉経後骨粗鬆症女性に対する3年間の投与試験結果を示す．RLXとBZAはともに新規椎体骨折の発生を有意に抑制した．RLX群とBZA群の間には有意差はなかった．

＊：$p < 0.05$ vs プラセボ群(log-rank 検定)
(Silverman SL, et al.：Efficacy of bazedoxifene in reducing new vertebral fracture risk in postmenopausal women with osteoporosis：results from a 3-year, randomized, placebo-, and active-controlled clinical trial. *J Bone Miner Res* 2008；**23**：1923-1934．より改変)

2) BZA

市販後の国内臨床試験の結果では，投与6ヵ月後に「痛み」およびEQ-5D効用値は有意に改善した[9]．EQ-5Dにおける質問項目では，「身の回りの管理」および「疼痛／不快感」でそれぞれ有意な改善が認められた．転倒防止効果は認められていない．

文献

1) Ettinger B, et al.：Reduction of vertebral fracture risk in postmenopausal women with osteoporosis treated with raloxifene：results from a 3-year randomized clinical trial. Multiple Outcomes of Raloxifene Evaluation(MORE) Investigators. *JAMA* 1999；**282**：637-645.
2) Siris ES, et al.：Skeletal effects of raloxifene after 8 years：results from the continuing outcomes relevant to Evista(CORE) study. *J Bone Miner Res* 2005；**20**：1514-1524.
3) Iikuni N, et al.：Safety and effectiveness profile of raloxifene in long-term, prospective, postmarketing surveillance. *J Bone Miner Metab* 2012；**30**：674-682.
4) Silverman SL, et al.：Efficacy of bazedoxifene in reducing new vertebral fracture risk in postmenopausal women with osteoporosis：results from a 3-year, randomized, placebo-, and active-controlled clinical trial. *J Bone Miner Res* 2008；**23**：1923-1934.
5) Itabashi A, et al.：Effects of bazedoxifene on bone mineral density, bone turnover, and safety in postmenopausal Japanese women with osteoporosis. *J Bone Miner Res* 2011；**26**：519-529.
6) Kanis JA, et al.：Effect of raloxifene on the risk of new vertebral fracture in postmenopausal women with osteopenia or osteoporosis：a reanalysis of the Multiple Outcomes of Raloxifene Evaluation trial. *Bone* 2003；**33**：293-300.
7) Silverman SL, et al.：Sustained efficacy and safety of bazedoxifene in preventing fractures in postmenopausal women with osteoporosis：results of a 5-year, randomized, placebo-controlled study. *Osteoporos Int* 2012；**23**：351-363.
8) Yoh K, et al.：Quality of life in raloxifene-treated Japanese women with postmenopausal osteoporosis：a prospective, postmarketing observational study. *Curr Med Res Opin* 2012；**28**：1757-1766.
9) 楊　鴻生，他．：バゼドキシフェンのTRACP-5bによる治療効果判定および疼痛とQOL向上に対する効果の検討．*Osteoporosis Japan* 2015；**23**：199-206.

(酒井昭典)

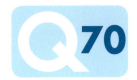 **基本投与法と場合別投与について教えてください．**

●基本投与法

　RLXとBZAの適応疾患は「閉経後骨粗鬆症」である．RLXは1日1回60 mg錠を経口投与する．BZAは1日1回20 mg錠を経口投与する．剤形は錠剤のみである．1日1回いつ服薬してもよい．RLXとBZAの使い分けに関する明確な根拠はない．

　「骨粗鬆症の予防と治療ガイドライン2015年版」[1]によれば，RLXとBZAはともに閉経後骨粗鬆症で骨密度上昇効果，椎体骨折抑制効果のエビデンスを有する（グレードA）が，非椎体骨折の抑制効果に関する報告はあるもののエビデンスが不十分（グレードB）である．また，大腿骨近位部骨折の抑制効果については抑制するとの報告がない（グレードC）．骨代謝マーカーの抑制と骨密度の上昇で治療効果を判定する．SERMによる骨密度の上昇はBPほどではないが，椎体骨折抑制効果はほぼ同等であることから，SERMによる骨強度増加の説明要因として骨質の改善効果が示唆されている．

●重症度別の骨折抑制効果

1）RLX

　MORE試験の追加解析の結果では，骨粗鬆症だけでなく骨量減少（既存椎体骨折がなく，大腿骨骨密度Tスコアが－1.0～－2.5を骨量減少と定義）においても，3年間の新規椎体骨折の発生をRR：0.53（95% CI：0.32－0.88）で有意に抑制した．形態椎体骨折の発生はRR：0.53（95% CI：0.32－0.88）で，臨床椎体骨折の発生をRR：0.25（95% CI：0.04－0.63）と有意に抑制した（図1）[2]．RLX投与群において，椎体骨折発生率は骨粗鬆症女性が2%，骨量減少女性が1.9%で同程度であった．したがって，骨量減少の病期であっても骨粗鬆症と同じようにRLXによる椎体骨折抑制効果が期待できる．

　非椎体骨折については有意な骨折抑制効果を認めなかったが，高度の既存椎体骨折〔半定量的評価（semiquantitative：SQ）グレード3の椎体骨折：40%以上の椎体高の減少〕を有する患者を対象にしたMORE試験の追加解析で，椎体骨折の発生をRR：0.74（95% CI：0.54－0.99），非椎体骨折の発生をRR：0.53（95% CI：0.29－0.99）でそれぞれ有意に抑制した（図2）[3]．このような条件を満たす重症例では，RLXは非椎体骨折に対する抑制効果を認める．

2）BZA

　海外第III相臨床試験の結果では，投与3年時点の全患者集団における非椎体骨折の累積発生率はプラセボ群6.26%，BZA 20 mg群5.68%，RLX 60 mg群5.87%で，投与群間に有意差は認められなかった．しかし，高リスク群（大腿骨頸部骨密度Tスコアが－3.0以下，または投与前に1個以上の中等度か高度の椎体骨折もしくは軽度の複数椎体骨折を認める患者を高リスク群と定義）を対象にした海外第III相臨床試験の追加解析で，非椎体骨折の累積発生率を算出した結果，BZA 20 mg群は4.9%で，プラセボ群9.1%に比べて有意に低く，RRはプラセボ群に対して50%低下した（図3）[4]．このような条件を満たす高リスク群では，BZAは非椎体骨折に対する抑制効果を認める．

　FRAX®モデルにより算出された将来の骨折確率の高い患者において，BZAの治療効果がより高い傾向が示された[5]．向こう10年間の骨折確率が6.9%を超える患者では，BZA投

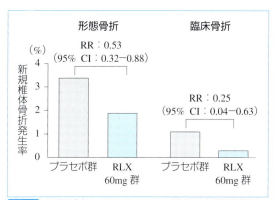

図1 骨量減少におけるRLXの椎体骨折抑制効果

閉経後骨量減少女性に対する3年間の投与試験結果を示す．既存椎体骨折がなく，大腿骨骨密度Tスコアが－1.0～－2.5の症例を骨量減少と定義した．RLXは新規椎体骨折の発生を形態骨折および臨床骨折ともにプラセボと比べて有意に抑制した．

(Kanis JA, et al.：Effect of raloxifene on the risk of new vertebral fracture in postmenopausal women with osteopenia or osteoporosis：a reanalysis of the Multiple Outcomes of Raloxifene Evaluation trial. Bone 2003；**33**：293-300. より改変)

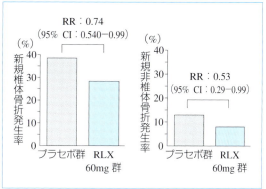

図2 骨粗鬆症重症例におけるRLXの椎体および非椎体骨折抑制効果

閉経後骨粗鬆症女性のなかの重症例に対する3年間の投与試験結果を示す．高度の既存椎体骨折(SQグレード3)を有する症例を重症例と定義した．RLXは新規椎体骨折および非椎体骨折の発生をプラセボと比べて有意に抑制した．

(Delmas PD, et al.：Severity of prevalent vertebral fractures and the risk of subsequent vertebral and nonvertebral fractures：results from the MORE trial. Bone 2003；**33**：522-532. より改変)

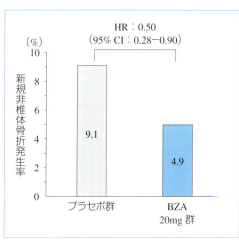

図3 骨粗鬆症高リスク群におけるBZAの非椎体骨折抑制効果

閉経後骨粗鬆症女性のなかの高リスク群に対する3年間の投与試験結果を示す．大腿骨頸部骨密度Tスコアが－3.0以下，または投与前に1個以上の中等度か高度の椎体骨折もしくは軽度の複数椎体骨折を認める患者を高リスク群と定義した．BZAは新規非椎体骨折の発生をプラセボと比べて有意に抑制した．

(Silverman SL, et al.：Efficacy of bazedoxifene in reducing new vertebral fracture risk in postmenopausal women with osteoporosis：results from a 3-year, randomized, placebo-, and active-controlled clinical trial. J Bone Miner Res 2008；**23**：1923-1934. より改変)

与により形態椎体骨折の有意な減少が示された．骨折確率が16％を超える患者では，BZA投与によりすべての臨床骨折(臨床椎体骨折と全ての非椎体骨折)の有意な減少が示された．

文献

1) 骨粗鬆症の予防と治療ガイドライン作成委員会：ラロキシフェン バゼドキシフェン SERM．骨粗鬆症の予防と治療ガイドライン2015年版．ライフサイエンス出版 2015：108-111.
2) Kanis JA, et al.：Effect of raloxifene on the risk of new vertebral fracture in postmenopausal women with osteopenia or osteoporosis：a reanalysis of the Multiple Outcomes of Raloxifene Evaluation trial. Bone 2003；**33**：293-300.
3) Delmas PD, et al.：Severity of prevalent vertebral fractures and the risk of subsequent vertebral and nonvertebral fractures：results from the MORE trial. Bone 2003；**33**：522-532.
4) Silverman SL, et al.：Efficacy of bazedoxifene in reducing new vertebral fracture risk in postmenopausal women with osteoporosis：results from a 3-year, randomized, placebo-, and active-controlled clinical trial. J Bone Miner Res 2008；**23**：1923-1934.
5) Kanis JA, et al.：Bazedoxifene reduces vertebral and clinical fractures in postmenopausal women at high risk assessed with FRAX. Bone 2009；**44**：1049-1054.

(酒井昭典)

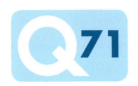 投与期間中の留意点について教えてください．

● 副作用

とくに注意すべき副作用として静脈血栓塞栓症がある．深部静脈血栓症を示唆するおもな症状としては，下肢の疼痛，浮腫がある．肺塞栓症を示唆するおもな症状としては，突然の呼吸困難，息切れ，胸痛がある．網膜静脈血栓症を示唆するおもな症状としては，急性視力障害がある．これらの症状が現れた場合には注意が必要である．投与を中止するか否かを検討する．手術後や長期安静期など長期間寝たきり，またはそれに近い状態になると，静脈血栓塞栓症のリスクが上昇するため，長期不動状態に入る3日前には本剤の投与を中止し，完全に歩行可能となってから再開する．

ほかの副作用としては，肝機能障害や，いずれも1％以下の発現率（長期使用に関する特定使用成績調査終了時）であるが，末梢性浮腫，ほてり，皮膚炎，瘙痒症，悪心がある．

上記のような副作用があるので，①深部静脈血栓症，肺塞栓症，網膜静脈血栓症などの静脈血栓塞栓症のある患者またはその既往歴のある患者，②長期不動状態（術後回復期，長期安静期など）にある患者，③抗リン脂質抗体症候群の患者，④妊婦または妊娠している可能性のある婦人および授乳婦，⑤本剤の成分に対し過敏症の既往歴のある患者には投与禁忌となっている．

● 副作用の発現頻度

1）海外試験

MORE試験における静脈血栓塞栓症の発現率は，プラセボ群0.3％に対してRLX 60 mg群1.0％と報告されている[1]．平均追跡期間3.3年で，RLX投与は静脈血栓塞栓症のRRが2.1（95％ CI：1.2－3.8）と有意に増加した[2]．RLX群の静脈血栓塞栓症発現は，プラセボ群よりも1,000人/年当たり1.8人の増加であった．RLXでRR：170（95％ CI：100－582）例を3.3年間治療すると，1件の静脈血栓塞栓症を生じる計算になる．RLX投与による静脈血栓塞栓症の発現リスクは投与初期の2年で高くなり，その後はプラセボと同様に減少した．RLX投与は，白内障，胆嚢疾患，子宮内膜過形成，子宮内膜がんの発現リスクをいずれも増加させなかった．

3年間投与の結果，BZA群における静脈血栓塞栓症のハザード比（hazard ratio：HR）は1.6（95％ CI：0.68－3.94）で，RLX群はHR：1.1（95％ CI：0.44－2.96）と同程度であった（表1）[3]．脳卒中や一過性脳虚血発作の発現率はプラセボ群と比べて有意な上昇はなかった．

2）長期投与の海外試験

RLX長期投与での静脈血栓塞栓症発現頻度に関して，MORE試験（4年間）およびその継続試験であるCORE試験（4年間）をあわせた8年間の結果，RLX群における静脈血栓塞栓症の発現頻度はプラセボ群に対して1.7（95％ CI：0.93－3.14）倍であったが有意差はなかった[4]．心筋梗塞，脳卒中，子宮がん，子宮内膜過形成，卵巣がん，閉経後出血の発現頻度は両群で差がなかった．

BZA長期投与での有害事象の発現に関して，7年間投与の結果，子宮内膜過形成の発現頻

表1 脳血管と静脈血栓塞栓症に関する有害事象の発現率

	RLX	BZA
脳卒中	0.9(0.40－1.88)	0.9(0.40－1.86)
一過性脳虚血発作	0.8(0.17－3.41)	1.3(0.34－4.68)
静脈血栓塞栓症	1.1(0.44－2.96)	1.6(0.68－3.94)
深部静脈血栓症	7.1(0.88－57.95)	8.0(1.01－64.25)
肺塞栓症	1.0(0.25－4.08)	0.8(0.17－3.36)
網膜静脈血栓症	0	0.7(0.11－4.00)

数値はプラセボ群に対するHR(95% CI)を示す
(Christiansen C, et al.: Safety of bazedoxifene in a randomized, double-blind, placebo- and active-controlled phase 3 study of postmenopausal women with osteoporosis. *BMC Musculoskeletal Disord* 2010；**11**：130. より改変)

度はプラセボ群とともに低かった(両群とも0.1%)．BZA群は，プラセボ群と比べて子宮内膜がんの発現頻度が有意に低く(0.1% vs 0.4%, $p = 0.020$)，腟炎の発現頻度も有意に低かった(6.1% vs 7.6%, $p = 0.035$)[5]．

3) 国内試験

3年間のRLXの特定使用成績調査(製造販売後調査)の結果で，もっとも多かった有害事象は末梢性浮腫の0.65%(45/6,967人)であり，静脈血栓塞栓症は0.16%(11/6,967人)であった[6]．284人が参加したRLXの国内臨床試験において，どの群においても静脈血栓塞栓症の発現を認めなかった[7]．

BZAは，日本人閉経後女性429人を対象にした2年間の第II相試験においてプラセボ群と比較して重篤な有害事象がなかったこと[8]，アジアの閉経後女性487人を対象にした6ヵ月間の試験において静脈血栓塞栓症の発現を認めなかったことが報告されている[9]．わが国を含めたアジアでは，SERMによる静脈血栓塞栓症の発現率は海外と比べて低い．

文献

1) Cummings SR, et al.: The effect of raloxifene on risk of breast cancer in postmenopausal women: results from the MORE randomized trial. Multiple Outcomes of Raloxifene Evaluation. *JAMA* 1999；**281**：2189-2197.
2) Grady D, et al.: Safety and adverse effects associated with raloxifene: multiple outcomes of raloxifene evaluation. *Obstet Gynecol* 2004；**104**：837-844.
3) Christiansen C, et al.: Safety of bazedoxifene in a randomized, double-blind, placebo- and active-controlled phase 3 study of postmenopausal women with osteoporosis. *BMC Musculoskeletal Disord* 2010；**11**：130.
4) Martino S, et al.: Safety assessment of raloxifene over eight years in a clinical trial setting. *Curr Med Res Opin* 2005；**21**：1441-1452.
5) Palacios S, et al.: Assessment of the safety of long-term bazedoxifene treatment on the reproductive tract in postmenopausal women with osteoporosis: results of a 7-year, randomized, placebo-controlled, phase 3 study. *Maturitas* 2013；**76**：81-87.
6) Iikuni N, et al.: Safety and effectiveness profile of raloxifene in long-term, prospective, postmarketing surveillance. *J Bone Miner Metab* 2012；**30**：674-682.
7) Morii H, et al.: Effect of raloxifene on bone mineral density and biochemical markers of bone turnover in Japanese postmenopausal women with osteoporosis: results from a randomized placebo-controlled trial. *Osteoporosis Int* 2003；**14**：793-800.
8) Itabashi A, et al.: Bridging analysis of the efficacy and safety of bazedoxifene in Japanese and global populations of postmenopausal women with osteoporosis. *J Bone Miner Metab* 2015；**33**：61-72.
9) Xu L, et al.: Efficacy and safety of bazedoxifene in postmenopausal Asian women. *Osteoporosis Int* 2011；**22**：559-565.

(酒井昭典)

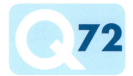 カルシトニン製剤
―エルカトニン，カルシトニン―

Q72 骨粗鬆症への効果発現のメカニズムについて教えてください．

　カルシトニンは哺乳類ではおもに甲状腺C細胞から分泌されるペプチドホルモンである．カルシトニンの活性値は哺乳類よりもウナギやサケなどの魚類において高いため，合成ウナギカルシトニン誘導体（エルカトニン：エルシトニン®）や合成サケカルシトニン誘導体（サケカルシトニン：カルシトラン®）が開発され，とくに骨粗鬆症性疼痛における第1選択薬として推奨されている．

　カルシトニンは，破骨細胞前駆細胞の膜表面にあるカルシトニン受容体[1]に直接作用し，破骨細胞の波状縁形成を阻害することで骨吸収を抑制し骨密度を増加させる．また，神経ペプチドとして中枢のセロトニン作動性神経系（下行性疼痛抑制系）に作用し（図1)[2]，痛覚閾値の低下と痛覚過敏を改善することで著明な鎮痛作用を発揮する[3]．

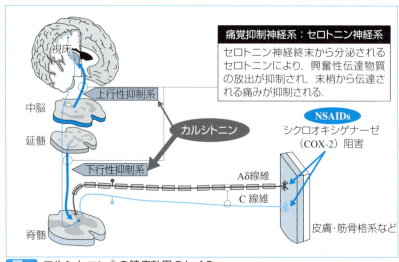

図1 エルシトニン®の鎮痛効果のしくみ
（旭化成ファーマ：エルシトニン®注20S，エルシトニン®注Sディスポパンフレット．より抜粋）

文献

1) Ikegami M, *et al.*：Histochemical and autoradiographic studies on elcatonin internalization and intracellular movement in osteoclast. *J Bone Miner Res* 1994；**9**：25-37.
2) 旭化成ファーマ：エルシトニン®注20S，エルシトニン®注20Sディスポパンフレット．
3) Ito A, *et al.*：Mechanisms for ovariectomy-induced hyperalgesia and its relief by calcitonin：participation of 5-HT1A-like receptor on C-afferent terminals in substantia gelatinosa of the rat spinal cord. *J Neurosci* 2000；**20**：6302-6308.

（山田真介・稲葉雅章）

 骨密度改善や骨折抑制，QOL に対する効果について教えてください．

　カルシトニン製剤は，1981 年に骨 Paget 病患者の骨吸収抑制薬として認可され，1982 年に骨粗鬆症における疼痛に対し適応拡大された薬剤である．

　わが国におけるカルシトニン製剤の効能・効果は「骨粗鬆症における疼痛」の改善である．『骨粗鬆症の予防と治療ガイドライン 2015 年版』でも「鎮痛作用を有し疼痛を改善する」という点ではグレード A（おこなうよう強く勧められる）であるが，「骨密度」・「椎体骨折」に対してはグレード B（おこなうように勧められる）であり，「非椎体骨折」・「大腿骨近位部骨折」に対してはグレード C（おこなうように勧めるだけの根拠が明確でない）とされている．

　エルカトニン[1]，カルシトニン[2] のいずれにおいても，単独投与で腰椎骨密度を上昇させるとのデータは存在するが，ビタミン D 製剤[2] や SERM[3] の併用でその効果はより増大するとの報告がある．また，エルカトニン[4]，カルシトニン[5] のいずれにおいても，椎体骨折の抑制を証明したデータは散見されるが，大腿骨の骨折リスクの抑制効果を証明したデータはない．

　骨粗鬆症にともなう腰背部痛は患者の QOL を低下させる要因となりうるが，カルシトニン製剤の投与により優れた QOL の改善効果を認めたとの報告がある[6,7]．骨粗鬆症に随伴する腰背部痛などに対しては非ステロイド性抗炎症薬（NSAIDs）が使用されることが多いが，NSAIDs はとくに高齢者において腎障害や胃粘膜障害などの副作用の出現が懸念される．したがって，骨粗鬆症における疼痛に対しては，NSAIDs とほぼ同等の鎮痛効果が期待できるカルシトニン製剤の使用が推奨されている．

文献

1) Orimo H, *et al.*：Effect of elcatonin on involutional osteoporosis. *J Bone Miner Metab* 1996；**14**：73-78.
2) Ushiroyama T, *et al.*：Effects of the combined use of calcitonin and 1 alpha-hydroxycholecalciferol on vertebral bone loss and bone turnover in women with postmenopausal osteopenia and osteoporosis：a prospective study of long-term and continuous administration with low dose calcitonin. *Maturitus* 2001；**40**：229-238.
3) Meschia M, *et al.*：A clinical trial on the effects of a combination of elcatonin（carbocalcitonin） and conjugated estrogens on vertebral bone mass in early postmenopausal women. *Calcif Tissue Int* 1993；**53**：17-20.
4) Ishida Y, *et al.*：Comparative efficacy of hormone replacement therapy, etidronate, calcitonin, alfacalcidol, and vitamin K in postmenopausal women with osteoporosis：The Yamaguchi Osteoporosis Prevention Study. *Am J Med* 2004；**117**：549-555.
5) Rico H, *et al.*：Salmon calcitonin reduces vertebral fracture rate in postmenopausal crush fracture syndrome. *Bone Miner* 1992；**16**：131-138.
6) Yoh K, *et al.*：Health-related quality of life（HRQOL） in Japanese osteoporotic patients and its improvement by elcatonin treatment. *J Bone Miner Metab* 2005；**23**：167-173.
7) 塚本行男，他．：骨粗鬆症患者の QOL に対するエルカトニンの改善効果．*Osteoporosis Japan* 2000；**8**：489-502.

（山田真介・稲葉雅章）

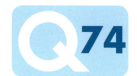 基本投与法と場合別投与について教えてください．

●基本的投与法

　カルシトニンは，破骨細胞前駆細胞の膜表面にあるカルシトニン受容体に直接作用し，破骨細胞の波状縁形成を阻害することで効能を発揮する薬剤であるが，長期間投与下ではカルシトニン受容体での down regulation が誘導され薬剤効果が減弱する（エスケープ現象）ことが知られている．したがって，投与する際は，およそ6ヵ月間を目安とし，漫然と投与しないよう留意する必要がある．一方で，エスケープ現象は休薬によりリセットされ，また少量投与やステロイド投与下ではカルシトニン受容体で up regulation が誘導される[1]ことから，とくに原発性骨粗鬆症やステロイド性骨粗鬆症患者の疼痛管理目的において，ビスホスホネート（bisphosphonate：BP）製剤と併用して少量を間歇投与することが多い．

　本剤には，エルカトニンであれば，6,000エルカトニン単位/mg として，10単位/mL，20単位/mL，40単位/mL の3つの規格の注射剤がある．10単位/mL 製剤と20単位/mL 製剤は骨粗鬆症性疼痛にのみ保険適用があり，基本的投与法として，10単位製剤であれば1回10単位/mL を週に2回，20単位製剤であれば1回20単位/mL を週に1回，筋肉内注射する．40単位製剤は，骨粗鬆症における疼痛には適応がなく，高カルシウム血症や骨 Paget 病に適応が認められており，1回40単位/mL を1日1回筋肉内注射する．一方，サケカルシトニンは骨粗鬆症における疼痛にのみ適応があり，7,000国際単位/mg として，1回10国際単位/mL を週に2回，筋肉内注射する．

●期待できるそのほかの効果

1）疼痛，および骨折後の骨量維持効果

　図1にカルシトニン製剤により改善が期待される種々の臨床所見をまとめる．骨粗鬆症患者の骨密度を増やしたり，椎体骨折を予防したりする効能はそれほど期待できないものの，骨粗鬆症による痛みや骨粗鬆症性圧迫骨折による急性期の疼痛に対して，その効力を十分に発揮しうる薬剤として位置づけられている．さらにカルシトニンは，骨折治癒期における骨吸収の亢進を抑制する働きもあり，疼痛管理のみならず骨折後の骨量維持という観点からも，骨折早期よりカルシトニンを投与することは非常に有用である可能性が指摘されている[2]．

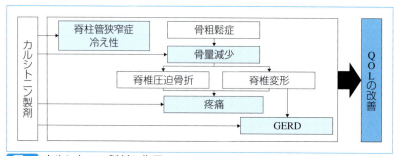

図1 カルシトニン製剤の作用
（筆者作成）

2）胃食道逆流症（gastroesophageal reflux disease：GERD）に対する効果

骨粗鬆症患者は，脊椎変形による円背の影響で，GERDを高率に合併することが知られている．カルシトニンは，高カルシウム血症を是正することにより胃酸分泌を抑制する作用を有するため，カルシトニン投与によりGERD合併骨粗鬆症患者の消化器症状を軽減しうることが多くの臨床研究で証明されている[3]．

3）末梢循環血流障害に対する効果

骨粗鬆症患者では，末梢循環血流障害による脊柱管狭窄症や四肢冷感を合併することも多い．その機序については不明な点が多いが，カルシトニンは末梢循環血流を改善する作用を有することも指摘されており，これら合併症による痛みやしびれ感を軽減させる効能があることも数多く報告されている[4]．

●血液透析患者での使用

血液透析患者では，慢性的な代謝性アシドーシスにより骨吸収が促進されていることに加え，Ca・リン代謝異常による二次性副甲状腺機能亢進症がほぼ必発するため，高回転型の骨量減少をきたす．したがってBP製剤による治療が望ましいが腎機能障害があるため使用できない．実際，血液透析患者にエチドロネートを投与したことがあるが，極めて高頻度に出血性胃潰瘍を併発したため慌てて中止した経験がある．腎機能障害がある患者ではNSAIDsも使用が困難である．その点，カルシトニン製剤は腎機能に応じて投与量の減量を考慮する必要がない唯一の骨粗鬆症治療薬であり，血液透析患者での骨量維持および疼痛管理をおこなううえでは，非常に使い勝手のよい薬剤であるといえる（**表1**）[5]．

表1 骨粗鬆症治療薬のCKD患者への投与上の注意

治療薬		保存期腎不全		透析（CKD-5D）
		eGFR ≧ 35 mL/分	eGFR < 35 mL/分	
L-アスパラギン酸Ca		使用回避[*3]	使用回避[*3]	慎重投与[*2]（要Ca濃度チェック）
アルファカルシドール，カルシトリオール		病態に応じ使用量を変更[*1]		
エルデカルシトール		血清Ca濃度上昇にとくに注意[*2]		
SERM（ラロキシフェン，バゼドキシフェン）		慎重投与[*2]		
BP製剤	アレンドロネート	慎重投与[*2]	使用回避[*3]	慎重投与[*2]（eGFR < 35 は使用回避）
	リセドロネート	慎重投与[*2]	慎重投与[*2]（eGFR < 30 は使用回避）	使用回避[*3]
	ミノドロン酸	慎重投与[*2]		
	エチドロネート	使用回避[*3]		
	イバンドロネート	慎重投与[*2]		
エルカトニン		通常投与量可能[*1]		
デノスマブ		慎重投与[*2]（重度の腎障害患者は低カルシウム血症を起こす恐れが強い）		
副甲状腺ホルモン薬		慎重投与[*2]		

[*1]：通常投与量可能，[*2]：注意して投与，[*3]：投与不可

（稲葉雅章，他．：続発性骨粗鬆症：疾患関連骨粗鬆症．骨粗鬆症治療薬のCKD患者への投与上の注意．治療薬ハンドブック2012．より筆者作成）

文献

1) 安田重光，他．：ステロイド治療に伴う骨粗鬆症．日本臨牀 2003；**61**；280-286．
2) Tanaka S, *et al.*：Effects of calcitonin treatment in patient with osteoporosis who developed acute low back pain due to a new vertebral fracture. *Osteoporosis Int* 2011；**22**（Suppl）：S326-327．
3) 山根雄幸，他．：骨粗鬆症患者の腰背部痛および胃食道逆流症（GERD）症状に対するエルカトニン投与効果の縦断的検討．*Osteoporosis Japan* 2010；**18**：51-53．
4) Ito A, *et al.*：Anti-hyperalgesic effects of calcitonin on neuropathic pain interacting with its peripheral receptors. *Mol Pain* 2012；**8**：42．
5) 稲葉雅章，他．：続発性骨粗鬆症：疾患関連骨粗鬆症．骨粗鬆症治療薬のCKD患者への投与上の注意．治療薬ハンドブック 2012．

（山田真介・稲葉雅章）

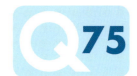

投与期間中の留意点について教えてください．

●カルシトニン製剤のおもな副作用

エルカトニン 40 単位/mL 製剤が妊婦で投与禁忌となっていることを除き，とくに慎重投与を要するような対象はない．表 1 に報告されているカルシトニン製剤のおもな副作用一覧を示す．注射直後の顔面紅潮や注射部の疼痛，悪心などを認めることがあるが，その頻度は 0.5% 以下と極めてまれである．また，血圧の低下をともなうようなアナフィラキシー様症状や喘息発作，肝機能障害（AST，ALT，ALP の上昇）などを認めることもあるが，これらの副作用症状はさらにまれであり，いずれも重篤化することはない．

非臨床的データとして，ラットに 1 年間大量皮下投与した慢性毒性試験において下垂体腫瘍の発生頻度が増加したとの報告がある．現在のところ，臨床において本剤による下垂体腫瘍発現の報告はないが，漫然と長期間投与することは避けた方がよい．なお，投与量に応じて抗体が産生されることが知られているが，抗体の発現が薬物の効果に影響を与えることはなく，また何らかの副作用を引き起こすということもないため，とくに問題となることはない．

●BP 製剤との併用の際，留意すべき副作用

BP 製剤は『骨粗鬆症の予防と治療ガイドライン 2015 年版』において「骨密度」・「椎体骨折」・「非椎体骨折」のすべてにおいてグレード A と評される代表的な骨粗鬆症治療薬であるが，「鎮痛作用を有し疼痛を改善する」という点ではあまり効果がない．したがって，疼痛を有する骨粗鬆症患者に BP 製剤とカルシトニン製剤が併用されることも多い．ところが，これらを併用した場合，互いの Ca 低下作用が相乗的に作用することにより，テタニーなどの臨床症状をともなうような高度の低カルシウム血症をきたしてしまうことがある．両剤を併用する際は，血清 Ca のモニタリングを忘れてはならない．

表 1 カルシトニン製剤の副作用

おもな副作用	悪心，顔面潮紅，注射部の疼痛
起こる可能性があるやや重大な副作用	アナフィラキシー様症状，黄疸，嘔吐，肝機能障害，しびれ感，ショック，蕁麻疹，全身倦怠感，喘息発作，瘙痒感，疼痛，熱感，発疹，発赤，腹痛，浮腫

（山田真介・稲葉雅章）

j. RANKL阻害薬
―デノスマブ―

Q76 骨粗鬆症への効果発現のメカニズムについて教えてください．

A

　抗RANKL（receptor activator of NF-κB ligand）抗体（デノスマブ）は破骨細胞の骨吸収を抑制することにより骨密度を増加させる．破骨細胞は単球・マクロファージ系の造血幹細胞が分化・融合することによって形成される多核の巨細胞で，生体内で骨吸収をおこなう唯一の細胞である．1988年に，破骨細胞の形成実験系としてマウスの骨芽細胞と造血系細胞の共存培養系が確立された[1,2]．1990年，大理石病を呈するop/opマウスの解析により，骨芽細胞が産生するマクロファージコロニー刺激因子（macrophage-colony stimulating factor：M-CSF）が破骨細胞前駆細胞の増殖のみならず，破骨細胞の分化に必須の因子であることが明らかになった．そして，1997年2つの独立した研究グループが腫瘍壊死因子（tumor necrosis factor：TNF），TNF受容体（tumor necrosis factor receptor：TNFR）スーパーファミリーに属し，分泌型蛋白質である内因性RANKL阻害因子オステオプロテジェリン（osteoprotegerin：OPG）を単離し，その骨吸収抑制作用を報告[3]．1998年にOPGに結合する因子として破骨細胞の分化誘導因子がクローニングされた．その結果，この因子はTNFファミリーに属するサイトカインであり，当初は活性化T細胞が発現し，樹状細胞を活性化する因子として発見されたRANKLと同一であることが明らかとなった[4]．

　RANKLが破骨細胞の分化・活性化を担う中心的な物質として同定されて以降，破骨細胞分化の制御機構に関する研究は急速な進歩を遂げた．骨組織において，骨吸収を促進するサイトカインやホルモンは骨芽細胞や骨細胞の膜上にRANKLを発現させる．一方，破骨細胞前駆細胞にはRANKLの受容体（RANK）が発現しており，これが骨芽細胞や骨細胞の発現するRANKLと結合することによって細胞内にシグナルが伝えられ，破骨細胞の分化が誘導される．また成熟破骨細胞にもRANKは発現しており，RANKL刺激によって骨吸収活性および細胞生存が促進される．

　OPGはRANKLに対するdecoy受容体として作用しRANKLを抑制する（図1）[5]．この作用機序からアメリカのAMGEN社が開発したrecombinant Fc-OPGであるAMGN-0007の第I相臨床試験で，乳がんの骨転移および多発性骨髄腫に対して骨吸収を抑制したという報告がなされた．しかし，その抗原性により体内で抗原抗体反応が起こるため，反復投与により効果が減弱するという問題点が明らかとなり，開発が中止された．この問題点を克服すべく，同社からRANKLに対する完全ヒト型モノクローナル抗体であるAMG-162（デノスマブ）が作製された．デノスマブはIgG2 isotypeに属する完全ヒト型抗RANKLモノクローナル抗体で，RANKLと特異的に結合することで受容体RANKへの結合を競合的にブロックする．これにより破骨細胞分化・活性化を抑制し，その結果骨吸収を抑制するという作用機序が考えられている．

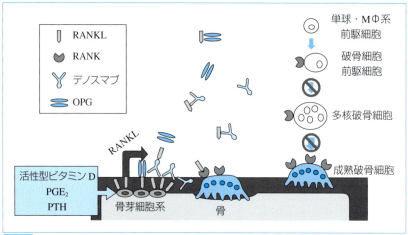

図1 RANKLに対するdecoy受容体として作用しRANKLを抑制
（Kearns AE：Receptor Activator of Nuclear Factor κB Ligand and Osteoprotegerin Regulation of Bone Remodeling in Health and Disease. *Endocr Rev* 2008；**29**：155-192. より改変）

文献

1) Takahashi N, *et al.*：Osteoclast-like cell formation and its regulation by osteotropic hormones in mouse bone marrow cultures. *Endocrinology* 1988；**122**：1373-1382.
2) Udagawa N TN, *et al.*：Origin of osteoclasts：mature monocytes and macrophages are capable of differentiating into osteoclasts under a suitable microenvironment prepared by bone marrow-derived stromal cells. *Proc Natl Acad Sci USA* 1990；**87**：7260-7264.
3) Tsuda E, *et al.*：Isolation of a novel cytokine from human fibroblasts that specifically inhibits osteoclastogenesis. *Biochem Biophys Res Commun* 1997；**234**：137-142.
4) Yasuda H, *et al.*：Osteoclast differentiation factor is a ligand for osteoprotegerin/osteoclastogenesis-inhibitory factor and is identical to TRANCE/RANKL. *Proc Natl Acad Sci USA* 1998；**95**：3597-3602.
5) Kearns AE：Receptor Activator of Nuclear Factor κB Ligand and Osteoprotegerin Regulation of Bone Remodeling in Health and Disease. *Endocr Rev* 2008；**29**：155-192.

（大宮俊宣）

 骨密度改善や骨折抑制，QOL に対する効果について教えてください．

デノスマブは腰椎・大腿骨近位部ともに骨密度上昇効果があり，椎体・非椎体・大腿骨近位部骨折抑制効果がある．また，健康関連 QOL の改善効果がみられる[1]．

●骨密度に対する効果

デノスマブとアレンドロネート（毎週 70 mg 経口投与）を比較した原発性骨粗鬆症患者に対する海外の臨床試験（$n = 1,189$）[2]において，投与開始 12 ヵ月時，骨密度は腰椎・大腿骨近位部でデノスマブはアレンドロネートより有意に上昇した．骨密度上昇率はそれぞれ 5.3%，3.5% であった．また，プラセボとアレンドロネート（毎週 35 mg 経口投与）と比較した国内の第 III 相二重検試験〔DIRECT（Denosumab Fracture Intervention Randomized Placebo Controlled Trial）試験〕（$n = 1,262$）[3]において，2 年間投与によるデノスマブ群の腰椎，大腿骨近位部，大腿骨頸部さらに橈骨遠位端 1/3 の骨密度の変化率のプラセボとの差が，それぞれ 9.0%，5.7%，5.1% および 2.3% であり，デノスマブは有意な骨密度上昇効果を示した．さらにデノスマブの継続投与試験（$n = 256$）[4]において，デノスマブ継続投与群では投与開始 8 年後においても骨密度増加効果が維持された．

●骨折抑制に対する効果

海外第 III 相骨折評価試験〔FREEDOM（Fracture REduction Evaluation of Denosumab in Osteoporosis every 6 Months）試験〕[5]において，デノスマブの 3 年間投与時，新規骨折発生リスクは椎体骨折 68%，非椎体骨折 20%，大腿骨近位部骨折 40% 低下することが示された．国内の DIRECT 試験[3]では，非椎体骨折リスクの有意差はなかったものの，2 年間の椎体骨折の累積発生率において 65.7% のリスク低下が示された．

● QOL に対する効果

FREEDOM 試験に参加した患者の解析（$n = 7,868$）[6]では，デノスマブは骨折予防効果があり，健康関連 QOL 評価において，身体機能，感情，背部痛といった骨粗鬆症評価である OPAQ-SV（osteoporosis assessment questionnaire-short version）の改善効果がみられた．

文献

1) 骨粗鬆症の予防と治療ガイドライン作成委員会：骨粗鬆症の予防と治療ガイドライン 2015 年版．ライフサイエンス出版 2015．
2) Brown JP, et al.：Comparison of the effect of denosumab and alendronate on BMD and biochemical markers of bone turnover in postmenopausal women with low bone mass：a randomized, blinded, phase 3 trial. J Bone Miner Res 2009；**24**：153-161．
3) Nakamura T, et al.：Clinical Trials Express：fracture risk reduction with denosumab in Japanese postmenopausal women and men with osteoporosis：denosumab fracture intervention randomized placebo controlled trial（DIRECT）. J Clin Endocrinol Metab 2014；**99**：2599-2607．
4) Bone HG, et al.：Effects of denosumab treatment and discontinuation on bone mineral density and bone turnover markers in postmenopausal women with low bone mass. J Clin Endocrinol Metab 2011；**96**：972-980．
5) Cummings SR, et al.：Denosumab for prevention of fractures in postmenopausal women with osteoporosis. N Engl J Med 2001；**344**：1434-1441．
6) Silverman S, et al.：Impact of clinical fractures on health-related quality of life is dependent on time of assessment since fracture：results from the FREEDOM trial. Osteoporos Int 2012；**23**：1361-1369．

（大野久美子・田中　栄）

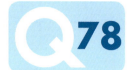 基本投与法と場合別投与について教えてください．

●基本的投与法
　剤形は皮下注製剤のみである．骨粗鬆症に対しては 60 mg を 6 ヵ月に 1 回皮下投与する．なお，多発性骨髄腫の骨病変や固形癌の骨転移，骨巨細胞腫に対して投与する場合の用量は骨粗鬆症に対して投与する場合と異なり 120 mg を 4 週間に 1 回皮下投与する．

●場合別投与（他の治療薬との関係）
　デノスマブはビスホスホネート（bisphosphonate：BP）と同じく骨吸収抑制薬であり破骨細胞を介して骨のリモデリングを抑制する．デノスマブの投与によって骨密度の有意な上昇と椎体および大腿骨近位部骨折の予防効果が得られることが臨床試験によって証明されているが，その効果は強力でありアレンドロネートとの直接比較によってデノスマブは閉経後骨粗鬆症に対する骨密度増加効果に優れることが示された[1]．また，投与薬剤をアレンドロネートからデノスマブに変更した際にもアレンドロネートを継続した場合と比較して骨密度が有意に上昇することが示されている[2]．

　これらの結果からデノスマブは骨折リスクの高い重症例，とくに BP の効果が不十分な例によい適応を有すると考えられる．皮下注製剤であるという点も消化器症状の副作用で経口 BP 製剤が継続できない例に使用しやすい理由となる．一方，デノスマブの投与を中止すると骨密度は低下することが知られているが，デノスマブから骨形成促進薬であるテリパラチドに切り換えてもテリパラチドの効果が十分得られず骨密度は低下する[3]．逆にテリパラチドからデノスマブに切り換える場合は問題なくデノスマブの効果により骨密度が上昇するので，骨量低下が著しくテリパラチドの投与を予定している場合は一定期間のテリパラチド投与終了後にデノスマブ投与に切り換えることが望ましい．

文献
1) Brown JP, et al.：Comparison of the effect of denosumab and alendronate on BMD and biochemical markers of bone turnover in postmenopausal women with low bone mass：a randomized, blinded, phase 3 trial. *J Bone Miner Res* 2009；**24**：153-161.
2) Kendler DL, et al.：Effects of denosumab on bone mineral density and bone turnover in postmenopausal women transitioning from alendronate therapy. *J Bone Miner Res* 2010；**25**：72-81.
3) Leder BZ, et al.：Denosumab and teriparatide transitions in postmenopausal osteoporosis（the DATA-Switch study）：extension of a randomised controlled trial. *Lancet* 2015；**386**：1147-1155.

（内藤昌志）

 投与期間中の留意点について教えてください．

　副作用の発生頻度は，国内第Ⅲ相臨床試験において，総症例881例中，低カルシウム血症7例（0.8%），背部痛7例（0.8%），γ-GTP上昇7例（0.8%），高血圧7例（0.8%），湿疹6例（0.7%），関節痛5例（0.6%），顎骨壊死1例（0.1%）であり，全体では159例（18.0%）に副作用（臨床検査値異常を含む）がみられた．

　低カルシウム血症は無症候性のことが多いが，臨床症状が現れる場合，背部および下肢の筋肉のけいれんが一般的である．重度の低カルシウム血症では，テタニー（口唇，舌，手指，足の感覚異常），喉頭けいれん，全身性けいれん，不整脈を引き起こす場合がある．とくに腎機能障害のある患者に生じやすいため，投与前に血清補正Ca値〔血清アルブミン値が4.0 g/dL未満の場合には補正Ca値（mg/dL）=血清Ca値（mg/dL）+4−血清アルブミン値（g/dL）という式による補正値をもちいる〕の評価とともに腎機能を確認する必要がある．低カルシウム血症の発現を予防するためには，血清補正Ca値が高値でない限り，CaおよびビタミンDの経口補充のもとに，定期的に血清補正Ca値をモニタリングしたうえで本剤を投与することが推奨されている．経口補充のための薬剤としてCa/天然型ビタミンD_3/マグネシウム配合剤が発売されているが，腎機能障害患者（ビタミンDの活性化も障害されているため）や以前より活性型ビタミンD_3製剤を使用していた患者においては，活性型ビタミンD_3製剤を使用するとともに，必要に応じてCa投与量を調整すべきである．

　顎骨壊死はFREEDOM試験の延長試験において，6年間で2,343例中6例（0.3%）の報告がある[1]．顎骨壊死の予防のためには，デノスマブ投与開始前に歯科衛生状況を確認したうえで抜歯の必要性がある症例ではあらかじめ処置をすること，そのほかの症例においても，口腔内を清潔に保つよう指導し，定期的な歯科検査を受けさせることなどが重要である．

　デノスマブは6ヵ月に1度の投与であることから，服薬継続率は高い[2]．蓄積性はなく，休薬2年で骨代謝マーカーはベースラインに戻るが，骨密度はプラセボ群よりも高値を維持した[3]．

文献

1) Bone HG, *et al.*：The effect of three or six years of denosumab exposure in women with postmenopausal osteoporosis：results from the FREEDOM extension. *J Clin Endocrinol Metab* 2013；**98**：4483-4492.
2) Freemantle N, *et al.*：Final results of the DAPS（Denosumab Adherence Preference Satisfaction）study：a 24-month, randomized, crossover comparison with alendronate in postmenopausal women. *Osteoporos Int* 2012；**23**：317-326.
3) Bone HG, *et al.*：Effects of denosumab treatment and discontinuation on bone mineral density and bone turnover markers in postmenopausal women with low bone mass. *J Clin Endocrinol Metab* 2011；**96**：972-980.

（中村伸哉）

カテプシン K 阻害薬
―バリカチブ，レラカチブ，オダナカチブ―

Q80 骨粗鬆症への効果発現のメカニズムについて教えてください．

A

　破骨細胞には波状縁とよばれる多数のひだがあり，骨表面に接している．破骨細胞は波状縁と骨の間の空間に酸や蛋白分解酵素を分泌し，ミネラル成分と骨基質の一部を溶解する．カテプシン K は破骨細胞から分泌されるシステインプロテアーゼの 1 種で，おもに破骨細胞に発現しており，酸性下で骨の主要基質蛋白である I 型コラーゲンを分解する．カテプシン K 阻害薬は I 型コラーゲンの分解を抑制することで，骨吸収を抑制し，骨密度を増加させる薬剤である．カテプシン K 阻害薬と従来の骨吸収抑制薬との最大の違いは骨吸収を強力に抑制する一方で骨形成の抑制は相対的に軽度であることである．カテプシン K 阻害薬は破骨細胞自体を障害しないため，スフィンゴシン 1 リン酸（sphingosine-1-phosphate：S1P）などの破骨細胞由来の因子が骨芽細胞による骨形成を刺激すると考えられている[1]．

　これまでにオダナカチブ，レラカチブ，バリカチブ，ONO-5334 の 4 種類のカテプシン K 阻害薬が開発され，前臨床試験および臨床試験へと進んだ．カテプシン K の非選択的阻害薬であるレラカチブはアセトアミノフェンやイブプロフェン，アトルバスタチンとの相互作用のため第 I 相臨床試験で終了となった．ニトリル系化合物の高選択的カテプシン K 阻害薬であるバリカチブは，*in vitro* の酵素活性はカテプシン K に対し高い選択性を示したが，細胞レベルはライソゾームに集積性を示した．閉経後女性を対象とした第 II 相臨床試験では，用量依存的に骨密度増加を認めたが，皮疹や強皮症様の皮膚症状を合併したため中止となった[2]．ONO-5334 はヒドララジン化合物のカテプシン K 阻害薬でライソゾームへの集積はなく，カテプシン K に対し高い選択性を示す[3]．閉経後骨粗鬆症女性 285 人を対象に，プラセボ群とアレンドロネート群，ONO-5334 群に割り付け多施設共同ランダム化比較試験が行われた[4]．ONO-5334 群ではプラセボ群と比較して，腰椎と大腿骨頸部の骨密度はそれぞれ 5.1%，3.0% と増加を認めた．これはアレンドロネート群とほぼ同等の効果であった．危惧される直接的な副作用はなかったが，経営的判断から開発中止となった．現在オダナカチブの臨床試験のみが進行中である．

文献

1) Lotinun S, *et al.*：Osteoclast-specific cathepsin K deletion stimulates S1P-dependent bone formation. *J Clin Invest* 2013；**123**：666-681.
2) Runger TM, *et al.*：Morphea-like skin reactions in patients treated with the cathepsin K inhibitor balicatib. *J Am Acad Dermatol* 2012；**66**：e89-96.
3) Ochi Y, *et al.*：Effects of ONO-5334, a novel orally-active inhibitor of cathepsin K, on bone metabolism. *Bone* 2011；**49**：1351-1356.
4) Eastell R, *et al.*：Safety and efficacy of the cathepsin K inhibitor ONO-5334 in postmenopausal osteoporosis：the OCEAN study. *J Bone Miner Res* 2011；**26**：1303-1312.

〈田井宣之・井上大輔〉

 骨密度改善や骨折抑制，QOLに対する効果について教えてください．

　第Ⅱ相臨床試験は，低骨密度を示す閉経後女性399人を対象に週1回オダナカチブ3 mg，10 mg，25 mg，50 mg内服群とプラセボ群に無作為に割り付け，骨密度および骨代謝マーカーが検討された[1]．観察期間24ヵ月で，オダナカチブ10 mg，25 mg，50 mg群で用量依存的な骨密度の増加が認められた．

　上記の第Ⅱ相臨床試験は，2年間の観察期間に引き続き，閉経後女性189人を対象として，週1回オダナカチブ50 mg内服とプラセボ群に再度割り付け延長された．その結果，3年間で骨密度は腰椎（7.9％），大腿骨近位部（5.8％），大腿骨頸部（5％），5年間で腰椎（11.9％），大腿骨頸部（9.8％）と増加し，持続的な骨密度増加効果が示された（図1）[2]．骨吸収マーカーであるⅠ型コラーゲン架橋N-テロペプチド（type I collagen cross-linked N-telopeptide：NTX），Ⅰ型コラーゲン架橋C-テロペプチド（type I collagen cross-linked C-telopeptide：CTX）は約55％減少し，骨形成マーカーである骨型アルカリホスファターゼ（bone alkaline phosphatase：BAP），Ⅰ型プロコラーゲン-N-プロペプチド（type I procollagen-N-propeptide：P1NP）はほぼ横ばいであった．破骨細胞数の残存もしくは増加を反映して酒石酸抵抗性酸ホスファターゼ 5b（tartrate-resistant acid phosphatase 5b：TRACP-5b）はプラセボ群と比較して増加傾向を示した．またマトリックスメタロプロテアーゼ（matrix metalloprotease：MMP）依存性に産生されるⅠ型コラーゲン-C-テロペプチド（type I collagen-C-telopeptide：1CTP）は増加していた[3]．これら骨代謝マーカーの変化から，オダナカチブは破骨細胞数を減らすことなく骨吸収を強力に抑制する一方，骨形成は相対的に軽度にしか抑制しないことが示された．

　第Ⅲ相臨床試験LOFT（Long-term Odanacatib Fracture Trial）試験は多施設共同国際ランダム化二重盲検プラセボ対照比較試験として，わが国を含む40ヵ国387施設で実施された．対象は閉経後5年以上経過した65歳以上の女性16,713人で，週1回オダナカチブ50 mg内服群とプラセボ群に割り付けられた．

　2014年のアメリカ骨代謝学会報告によればオダナカチブ群では椎体形態骨折，大腿骨近位部骨折，非椎体骨折，椎体臨床骨折がすべて有意に抑制された〔相対リスク減少率（relative risk reduction：RRR）＝54％，47％，23％，72％〕．また投与期間中の骨密度は上昇を続け，プラセボ群と比較して投与5年で腰椎が11.2％，大腿骨が9.5％と上昇した．骨代謝マーカーは，NTXは投与初期から低下し，P1NPは一過性に低下するものの徐々に上昇し最終的には基礎値と同程度となった．これらの結果からあらゆる部位における骨折の抑制効果と長期にわたる腰椎および大腿骨の骨密度の増加効果が示された．また，これまでの骨吸収抑制薬は骨吸収と骨形成ともに抑制され長期投与には理想的ではなかったが，オダナカチブは骨吸収抑制に比べ骨形成の抑制が軽度であることから長期投与による効果も期待される．

　オダナカチブによる骨髄抑制についてはこれまで報告されていない．カテプシンK機能喪失型変異により発症する濃化異骨症（pycnodysostosis）では単球の機能低下やIL-1産生低下が[4]，カテプシンKノックアウトマウスにおいては骨髄での細胞数減少が報告されている[5]．QOLに対する効果については未検討のため，今後の検討課題である．

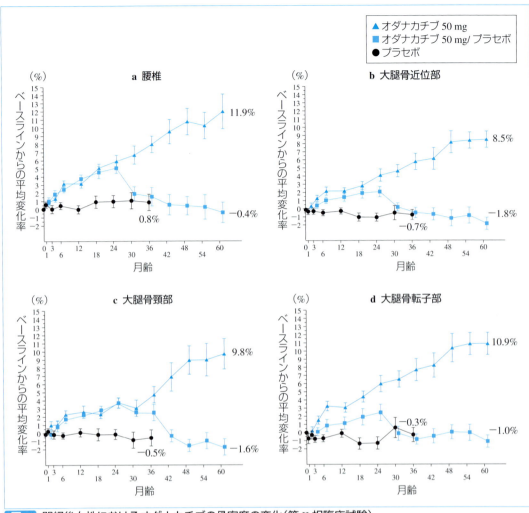

図1 閉経後女性におけるオダナカチブの骨密度の変化（第Ⅱ相臨床試験）

5年間の週1回オダナカチブ50 mg 内服（▲）によりa〜dの各部位で持続的な骨密度の増加が認められた．24ヵ月時点でオダナカチブからプラセボへの切り替え（■）ではa〜dの各部位で急速に骨密度が低下した．

（Langdahl B, *et al.*：Odanacatib in the treatment of postmenopausal women with low bone mineral density：five years of continued therapy in a phase 2 study. *J Bone Miner Res* 2012；**27**：2251-2258．より改変）

文献

1) Bone HG, *et al.*：Odanacatib, a cathepsin-K inhibitor for osteoporosis：a two-year study in postmenopausal women with low bone density. *J Bone Miner Res* 2010；**25**：937-947.
2) Langdahl B, *et al.*：Odanacatib in the treatment of postmenopausal women with low bone mineral density：five years of continued therapy in a phase 2 study. *J Bone Miner Res* 2012；**27**：2251-2258.
3) Eisman JA, *et al.*：Odanacatib in the treatment of postmenopausal women with low bone mineral density：three-year continued therapy and resolution of effect. *J Bone Miner Res* 2011；**26**：242-251.
4) Karkabi S, *et al.*：Pyknodysostosis：imaging and laboratory observations. *Calcif Tissue Int* 1993；**53**：170-173.
5) Gowen M, *et al.*：Cathepsin K knockout mice develop osteopetrosis due to a deficit in matrix degradation but not demineralization. *J Bone Miner Res* 1999；**14**：1654-1663.

（田井宣之・井上大輔）

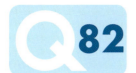 基本投与法と場合別投与について教えてください．

　オダナカチブはまだ上市されていないため剤形，投与方法は未定であるが，第III相臨床試験は週1回の経口薬でおこなわれているので，同様の投与方法になる可能性がある．

　第III相臨床試験の結果から，軽症から重症までの幅広い骨粗鬆症患者に対して，長期にわたり骨密度増加および骨折抑制効果が認められると考えられる．

　ほかの骨粗鬆症治療薬からオダナカチブへの切り換えのデータはまだ少なく，これからの検討課題である．アレンドロネートによる3年以上の先行治療のある閉経後女性を対象としたオダナカチブの効果を検討した試験では，プラセボ群との比較で2年後の骨密度は大腿骨頸部および腰椎でそれぞれ1.7%，2.3%と前値より増加した[1]．したがって，ビスホスホネート(bisphosphonate：BP)製剤使用歴のある症例に対しても，効果は減弱するものの骨密度増加が得られることが示されている．この試験での骨代謝マーカーはアレンドロネートからプラセボへの切り換え群では増加したが，オダナカチブ群では骨形成マーカーであるBAPおよびP1NPは増加したが，骨吸収マーカーである尿中NTXは減少した．

　国内第II相多施設共同ランダム化比較試験で日本人に対する骨密度増加効果，忍容性が示されている[2]．日本人286人(女性94%，平均年齢68.2 ± 7.1歳)を対象にプラセボ群，オダナカチブ週1回10 mg，25 mg，50 mg内服の4群に割り付け52週間後の骨密度が検討された．腰椎および大腿骨骨密度はそれぞれ用量依存的な増加が認められた(腰椎：0.5%，4.1%，5.7%，5.9%，大腿骨：− 0.4%，1.3%，1.8%，2.7%，左からプラセボ群，10 mg群，25 mg群，50 mg群)．骨代謝マーカーについては骨吸収マーカーと骨形成マーカーはともに用量依存的に減少したが，骨形成マーカーへの影響は骨吸収マーカーに比べ相対的に小さく，海外での臨床試験と同様の結果が示された．また，重篤な有害事象は認められなかった．

文献

1) Bonnick S, *et al.*：Effects of odanacatib on BMD and safety in the treatment of osteoporosis in postmenopausal women previously treated with alendronate：a randomized placebo-controlled trial. *J Clin Endocrinol Metab* 2013；**98**：4727-4735.
2) Nakamura T, *et al.*：Effect of the cathepsin K inhibitor odanacatib administered once weekly on bone mineral density in Japanese patients with osteoporosis--a double-blind, randomized, dose-finding study. *Osteoporos Int* 2014；**25**：367-376.

（田井宣之・井上大輔）

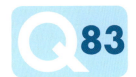

Q83 投与期間中の留意点について教えてください．

　オダナカチブの副作用については，第Ⅲ相臨床試験での有害事象は，当初より危惧されていた限局性皮膚硬化がプラセボ群3例（＜0.1%），オダナカチブ群12例（0.1%）とやや多く認められた．しかし薬剤の中止により速やかに改善し，臓器障害もみられなかった．非定型大腿骨骨幹部骨折はオダナカチブ群でのみ5例（0.1%）に認められたが，著明な骨密度が低下した症例が多く，従来とは異なる病態の可能性が指摘されている．全身性強皮症，重症呼吸器感染症，骨折癒合の遅延はプラセボ群と比較して有意差は認められなかった．主要有害心血管イベントはオダナカチブ群215人，プラセボ群194人，〔ハザード比（hazard ratio：HR）：1.12，95%信頼区間（95% confidence interval：95% CI）：0.93 − 1.36〕，全死亡はオダナカチブ群271人，プラセボ群242人（HR：1.13，95% CI：0.95 − 1.35）で有意差は認められていない．前述したようにレラカチブは薬物相互作用の問題，バリカチブは皮疹や強皮症様の皮膚症状の副作用が問題となり開発が中止となった．バリカチブの皮膚症状はライソゾームへの高い集積性が皮膚の線維芽細胞に発現するカテプシンB，L，Sを阻害し，皮膚に代謝回転を低下させた可能性が考えられている．

　中止後のリバウンド現象については，第Ⅱ相臨床試験で2年間のオダナカチブ投与後に中止した群で，すべての部位において骨密度は急速に低下し，12ヵ月後には治療前に戻ることが示されている（**Q81 図1 参照**）[1]．骨吸収マーカーおよび骨形成マーカーは一過性に増加した後，12ヵ月後には前値へ回復した．このようなリバウンド現象はデノスマブでも認められているが，治療中止による急激な骨代謝の亢進をともなう変化には留意する必要がある．オダナカチブの治療を中止した場合には，増加した骨密度を維持するための後治療の必要性が考えられ，今後の検討が望まれる．

　そのほかの注意点としては，骨代謝マーカーのうち，がんの骨転移マーカーの指標である1CTPが上昇することが報告されている[2]．1CTPはがんなどで産生されるMMP依存性のⅠ型コラーゲン分解産物である．産生された1CTPは生理的に分泌されているカテプシンKによりさらに分解される．カテプシンK阻害薬により1CTPの分解が抑制され1CTPが上昇すると考えられる．また，カテプシンK阻害薬では破骨細胞数は減少しないため，TRACP-5bも不変もしくは増加することが報告されている．このように，骨吸収マーカーの変化の解釈には他剤と異なり慎重な解釈が必要となる．

文献

1) Langdahl B, *et al.*：Odanacatib in the treatment of postmenopausal women with low bone mineral density：five years of continued therapy in a phase 2 study. *J Bone Miner Res* 2012；**27**：2251-2258.
2) Eisman JA, *et al.*：Odanacatib in the treatment of postmenopausal women with low bone mineral density：three-year continued therapy and resolution of effect. *J Bone Miner Res* 2011；**26**：242-251.

（田井宣之・井上大輔）

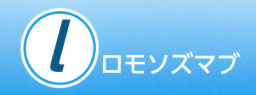

ロモソズマブ

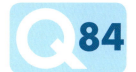 骨粗鬆症への効果発現のメカニズムについて教えてください．

A ロモソズマブはWnt/β-カテニンシグナルの阻害因子であるスクレロスチンに対するヒト型抗体であり，骨におけるWnt/β-カテニンシグナル促進を介して強力な骨形成作用を発揮します．

　スクレロスチンは，SOST遺伝子がコードするシスチンノット様ドメインを有する糖タンパクであり，骨細胞のみに特異的に発現している．SOST遺伝子は17q12～21に存在し，その不活性化変異が進行性全身性骨硬化を特徴とする硬結性骨化症（sclerosteosis）の原因となるとして2001年に同定された[1]．一方，Wntはその受容体であるLRP（LDL receptor-related protein）5/6と結合することにより骨芽細胞の分化および骨形成を促進させるが，スクレロスチンはWntとこれらの受容体との結合を阻害することにより，骨形成を抑制すると考えられている（図1）[2]．実際，SOSTノックアウトマウスでは骨密度の増加をともなう骨強度の上昇がみられ[3]，SOST過剰発現マウスにおいては骨量低下がみられることが報告されている[4]．また，尾部牽引により後肢を力学的免荷状態としたマウスをもちいた検討では，後肢骨においてSOST遺伝子の転写促進を介したスクレロスチン発現亢進がみられ，

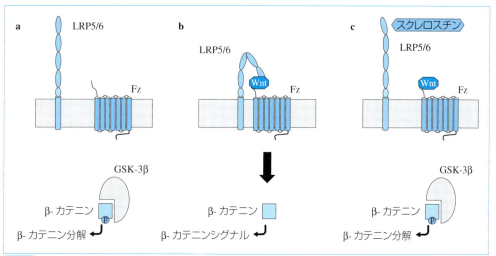

図1 Wnt/β-カテニンシグナルとスクレロスチン
a. Wntがないとβ-カテニンは分解される
b. canonical WntがあるとLRP5/6およびFrizzledと結合し，β-カテニンリン酸化が阻害され細胞内に蓄積し核内に移行し，β-カテニンシグナルが上昇する
c. スクレロスチンはLRP5/6の第1βプロペラ領域に結合し，WntのLRP5/6との結合を阻害する
LRP：LDL receptor-related protein, Fz：frizzled, GSK-3β：glycogen synthase kinase 3β
（Baron R, et al.：Targeting the Wnt/beta-catenin pathway to regulate bone formation in the adult skeleton. *Endocrinology* 2007；**148**：2635-2643. より改変）

Wnt/β-カテニンシグナルの低下が起こる[5]ことから，不動性骨粗鬆症の病態にもスクレロスチン依存性のWntシグナルの抑制が関与していると考えられる．なお，Wnt/β-カテニンシグナルは，骨のみではなく広く全身に生理活性を有する経路であるが，スクレロスチンは骨細胞に特異的に発現しているため，スクレロスチン抗体はほかの臓器でのWnt/β-カテニンシグナルを促進することなく，骨形成作用を発揮すると期待されている．

　実際に前臨床試験においては，抗スクレロスチン抗体が*in vitro*でWnt/β-カテニンシグナルを促進すること，そして*in vivo*の検討では骨密度を増加させることが示されている．さらに骨代謝マーカーおよび骨形態計測の結果より，抗スクレロスチン抗体投与は，骨吸収と骨形成のアンカップリングを惹起し，骨密度増加性を発揮する．その際には，骨形成は著明に亢進しているが骨吸収は変化しないかむしろ抑制されることが明らかになっている[6,7]．現在，唯一臨床応用可能な骨形成促進薬である1-34PTH（テリパラチド）は，骨形成のみならず骨吸収も促進させることが知られている．PTHはスクレロスチンの発現抑制を介し骨形成を促進するが，骨吸収はこれとは別の機序で促進するという結果も報告されている[8]．以上より，抗スクレロスチン抗体は骨吸収促進をともなわない骨形成促進作用を有し，テリパラチドを上回る骨密度増加効果を発揮する可能性のある骨粗鬆症治療薬であると考えられる．

文献

1) Brunkow ME, *et al.*：Bone dysplasia sclerosteosis results from loss of the SOST gene product, a novel cystine knot-containing protein. *Am J Hum Genet* 2001；**68**：577-589.
2) Baron R, *et al.*：Targeting the Wnt/beta-catenin pathway to regulate bone formation in the adult skeleton. *Endocrinology* 2007；**148**：2635-2643.
3) Krause C, *et al.*：Distinct modes of inhibition by sclerostin on bone morphogenetic protein and Wnt signaling pathways. *Biol Chem* 2010；**285**：41614-41626.
4) Winkler DG, *et al.*：Osteocyte control of bone formation via sclerostin, a novel BMP antagonist. *EMBO J* 2003；**22**：6267-6276.
5) Lin C, *et al.*：Sclerostin mediates bone response to mechanical unloading through antagonizing Wnt/beta-catenin signaling. *J Bone Miner Res* 2009；**24**：1651-1661.
6) Ominsky MS, *et al.*：Two doses of sclerostin antibody in cynomolgus monkeys increases bone formation, bone mineral density, and bone strength. *J Bone Miner Res* 2010；**25**：948-959.
7) Li X, *et al.*：Inhibition of sclerostin by monoclonal antibody increases bone formation, bone mass, and bone strength in aged male rats. *J Bone Miner Res* 2010；**25**：2647-2656.
8) O'Brien CA, *et al.*：Control of bone mass and remodeling by PTH receptor signaling in osteocytes. *PLoS One* 2008；**3**：e2942.

〈遠藤逸朗〉

骨密度改善や骨折抑制に対する効果について教えてください．

ロモソズマブ 210 mg の月 1 回投与において 12 ヵ月後の骨密度増加量は，腰椎で 11.3％，大腿骨近位部で 4.1％，大腿骨頸部で 3.7％ であり，これらはアレンドロネートおよびテリパラチドの骨密度上昇を有意に上回っています．骨折抑制効果については，現在進行中の第 III 相臨床試験の結果に期待したい．

　完全ヒト型モノクローナル抗スクレロスチン抗体であるロモソズマブ（開発コード：AMG 785）の第 I 相臨床試験の結果が 2011 年に報告されている[1]．この検討では，主として安全性の確認を目的として 72 人の閉経後女性および健常人に対してプラセボ比較でおこなわれている．投与量は 0.1 〜 10 mg/kg の単回皮下注投与あるいは 1 または 5 mg/kg の経静脈単回投与で，骨密度は単回皮下注投与で用量依存的な増加がみられ，10 mg/kg 投与群では 85 日後の骨密度増加は腰椎で 5.0％，大腿骨近位部で 2.8％ であった．この骨密度増加量は，6 ヵ月間のテリパラチド連日皮下注投与によるものとほぼ同等であった．単回静注では，5 mg/kg 群で 85 日後に腰椎で 5.2％，大腿骨近位部で 1.1％ の増加がみられている．

　この結果をもとに，第 II 相臨床試験がプラセボ対照二重盲検比較でおこなわれた[2]．対象は 55 〜 85 歳の閉経後女性で腰椎，大腿骨近位部，大腿骨頸部いずれかの T スコアが − 2.0 以下かつ，これらの部位で T スコアが − 3.5 を下回らない 419 例であり，ロモソズマブは 70，140，210 mg の月 1 回皮下注投与，140，210 mg の 3 ヵ月おきの皮下注投与と，アレンドロネート 70 mg 週 1 回，テリパラチド 20 μg 連日皮下注投与の比較で 12 ヵ月間の観察をおこなっている．その結果，ロモソズマブはいずれの用量でも腰椎骨密度を有意に増加させ，とくに 210 mg の月 1 回投与群では腰椎で 11.3％，大腿骨近位部で 4.1％，大腿骨頸部で 3.7％ の増加が認められた．また，投与後 6 ヵ月後の大腿骨頸部の骨密度上昇はプラセボと比較して 140 mg 月 1 回投与および 210 mg 3 ヵ月に 1 回投与で有意な上昇が認められた（$p < 0.02$）．さらに，腰椎，大腿骨近位部，大腿骨頸部の投与後 6 ヵ月の骨密度上昇は，140 mg および 210 mg 月 1 回投与においてアレンドロネートおよびテリパラチドの骨密度上昇を有意に上回っていた（$p < 0.01$）．現在，ロモソズマブの第 III 相国際共同二重盲検試験が，登録症例数 5,600 例で進行中であり，本項執筆時点では投与後 12 ヵ月後までの検討において，臨床椎体骨折の抑制効果が明らかになったと Amgen 社より報告があった．非椎体骨折抑制効果を含む，そのほかの検討項目についても期待したい．

文献

1) Padhi D, et al.：Single-dose, placebo-controlled, randomized study of AMG 785, a sclerostin monoclonal antibody. *J Bone Miner Res* 2011；**26**：19-26.
2) McClung MR, et al.：Romosozumab in postmenopausal women with low bone mineral density. *N Engl J Med* 2014；**370**：412-420.

（遠藤逸朗）

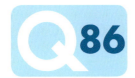 基本投与法と場合別投与について教えてください．

 第Ⅲ相国際共同二重盲検試験では，ロモソズマブ 210 mg 月 1 回皮下注投与で検討されており，臨床応用が可能となった場合もこの投与量および投与方法が採用されると思われます．また，ロモソズマブは既存の骨粗鬆症治療薬を上回る骨密度増加効果を有することから，重症の骨粗鬆症がその適応となると考えられます．

第Ⅲ相国際共同二重盲検試験では，ロモソズマブ 210 mg の月 1 回皮下注投与において評価している．したがって，臨床応用が可能となった場合もこの投与量および投与方法が採用されると思われる．

また，ロモソズマブの特徴として，投与後の著明な骨形成マーカーの上昇とともに骨吸収マーカーの抑制がみられるといった点があげられる．たとえば，ビスホスホネートなどの骨吸収抑制薬では，骨吸収マーカーの抑制とともに骨形成マーカーの抑制もみられるが，骨吸収マーカーの抑制がより強力であるため，この差分が anabolic window として骨密度増加に寄与すると考えられている（図 1a）[1]．一方，骨形成促進薬として臨床応用されている副甲状腺ホルモン（parathyroid hormone：PTH）製剤は，骨形成マーカーの上昇とともに骨吸収マーカーの上昇がみられるが，骨形成マーカー上昇分が上回るため，その差分で骨量増加がみられる（図 1b）．抗スクレロスチン抗体は，著明な骨形成マーカーの上昇とともに，骨吸収マーカーの抑制がみられるため，この anabolic window は非常に大きくなる（図 1c）．実際，スクレロスチンは Wnt/β-カテニンシグナル抑制を介した骨形成抑制作用のみならず，骨細胞における RANKL 発現を介した骨吸収促進作用も示されている[2]．抗スクレロスチン抗体は，このような経路を抑制することにより，骨形成促進作用とともに骨吸収抑制作用を発揮するものと考えられている．

さらにロモソズマブは，アレンドロネートやテリパラチドといった既存の骨粗鬆症治療薬を上回る骨密度増加効果が期待できること（図 2a）[3]，皮質骨が多く含まれる大腿骨近位部においても著明な骨密度増加効果を有すること（図 2b），ヒトに対する良好な忍容性[4]などが示されている．また，少数例の検討ではあるが，骨密度増加効果には日本人と日本人以外での差異は認めなかったという結果も報告されている．その作用機序や骨密度増加効果からは，重症の骨粗鬆症に対して非常に有望な治療薬として期待できる．

文献

1) Rossini M, et al.：Involvement of WNT/β-catenin signaling in the treatment of osteoporosis. *Calcif Tissue Int* 2013；**93**：121-132.
2) Wijenayaka AR, et al.：Sclerostin stimulates osteocyte support of osteoclast activity by a RANKL-dependent pathway. *PLoS One* 2011；**6**：e25900.
3) McClung MR, et al.：Inhibition of sclerostin with AMG 785 in postmenopausal women with low bone mineral density；Phase 2 trial results. *J Bone Miner Res* 2012；**27**（Suppl）：S8.
4) Padhi D, et al.：Single-dose, placebo-controlled, randomized study of AMG 785, a sclerostin monoclonal antibody. *J Bone Miner Res* 2011；**26**：19-26.

（遠藤逸朗）

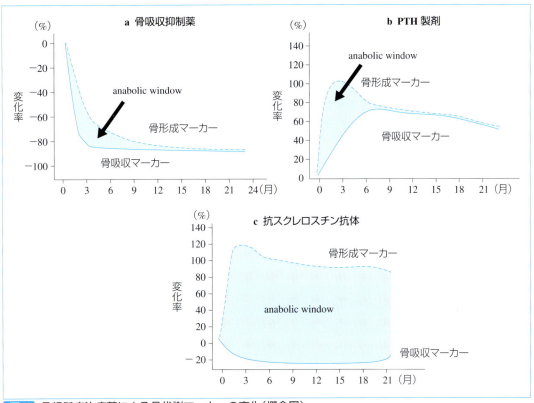

図1 骨粗鬆症治療薬による骨代謝マーカーの変化（概念図）
a. 骨吸収抑制薬，b. PTH製剤，c. 抗スクレロスチン抗体投与後の骨形成マーカーおよび骨吸収マーカー変動
抗スクレロスチン抗体は anabolic window が広く，強力な骨形成促進作用を有する
（Rossini M, *et al.*：Involvement of WNT/β-catenin signaling in the treatment of osteoporosis. *Calcif Tissue Int* 2013；**93**：121-132. より改変）

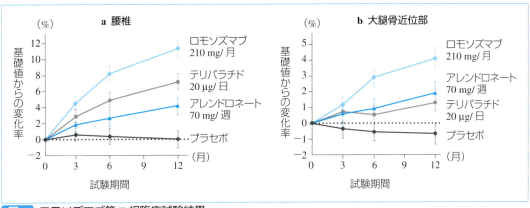

図2 ロモソズマブ第II相臨床試験結果
a. 腰椎，b. 大腿骨近位部ともに，テリパラチド，アレンドロネートを上回る骨密度増加効果を示す
（McClung MR, *et al.*：Inhibition of sclerostin with AMG 785 in postmenopausal women with low bone mineral density；Phase 2 trial results. *J Bone Miner Res* 2012；**27**：S8. より改変）

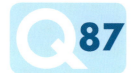 投与期間中の留意点について教えてください．

 プラセボ群と比較して有害事象の増加は認められていません．また，ロモソズマブ皮下注における有害事象は，注射部発赤，背部痛，頭痛，便秘などでいずれも軽微なものでありました．

　第Ⅰ相臨床試験の結果から，プラセボ群と比較して有害事象の増加は認められていない．また，ロモソズマブ皮下注における有害事象で多く報告されたものは，注射部発赤，背部痛，頭痛，便秘などでいずれも軽微なものであった[1]．Padhi ら[2]は，骨密度がTスコア−1.0 〜−2.5 と骨量減少がみられる男性16 例に対してロモソズマブを2 週間おきに1 mg/kg，4 週間おきに3 mg/kg，女性32 例に対して2 週間おきに1 あるいは2 mg/kg，4 週おきに2 あるいは3 mg/kg を投与しておもに安全性を確認している．その結果，2 例に自己抗体の産生を認めたがこの2 例はいずれも無症状かつ検査値の異常もなく，そのほか瘙痒での中止が1 例みられた．さらに，第Ⅱ相臨床試験においても有害事象発生はプラセボを含めた各群間で差は認められていない[3]．

　まとめると，ロモソズマブの良好な忍容性は，現時点では12 ヵ月間の投与において示されている．今後の課題としては，長期投与において脳神経障害や脊柱管狭窄症などの骨形成増加にともなう神経障害のリスクに関する検証は必要となるであろう．また，スクレロスチンは血管石灰化部位にも発現しており[4,5]，ロモソズマブによりスクレロスチンを抑制した際に血管の石灰化が悪化する可能性は残る．実際，透析患者においては血中スクレロスチン濃度が生命予後と負の相関を示すことが示されている[6]．心血管リスクの高い患者に対するロモソズマブの長期投与については適応を慎重に検討する必要があると思われる．

文献

1) Padhi D, *et al.*：Single-dose, placebo-controlled, randomized study of AMG 785, a sclerostin monoclonal antibody. *J Bone Miner Res* 2011；**26**：19-26.
2) Padhi D, *et al.*：Multiple doses of sclerostin antibody romosozumab in healthy men and postmenopausal women with low bone mass：a randomized, double-blind, placebo-controlled study. *J Clin Pharmacol* 2014；**54**：168-178.
3) McClung MR, *et al.*：Romosozumab in postmenopausal women with low bone mineral density. *N Engl J Med* 2014；**370**：412-420.
4) Zhu D, *et al.*：The appearance and modulation of osteocyte marker expression during calcification of vascular smooth muscle cells. *PLoS One* 2011；**6**：e19595.
5) Brandenburg VM, *et al.*：Relationship between sclerostin and cardiovascular calcification in hemodialysis patients：a cross-sectional study. *BMC Nephrol* 2013；**14**：219.
6) Viaene L, *et al.*：Sclerostin：another bone-related protein related to all-cause mortality in haemodialysis?. *Nephrol Dial Transplant* 2013；**28**：3024-3030.

〈遠藤逸朗〉

併用療法(組み合わせ)の効用と可能性

Q88 併用療法で骨密度上昇効果が期待される組み合わせにはどのようなものがあるか教えてください．

A 骨密度をエンドポイントとした検証試験で有効性が確認されているのは BP 製剤とビタミン D(天然型ビタミン D，または活性型ビタミン D_3)の併用です．一方，アレンドロネートとテリパラチドとの併用は効果が減弱することが知られています．

骨粗鬆症の治療目標は，いうまでもなく新規骨折の抑制である．しかし骨折の有病率と骨密度が強い相関関係にあることから，骨密度増加が骨折予防のサロゲートマーカーになるかもしれないとの期待がもたれていた．しかし骨折リスクは骨密度のみならず，骨の微細構造変化や骨質劣化によっても高まるので，骨密度の変化のみで骨折予防効果を推論することは不可能であると考えられていた．

集団のなかにおける骨密度変化と骨折発生の関係は集団を構成する個人の特性によりばらつくので，必ずしも平均的骨密度変化と骨折発生率がきれいな相関関係とはならない．しかしある患者，一個人において骨密度を経時的に測定することは薬物の当該患者個人における有効性判断のよい目安となる．骨密度で有効性を判定するもう 1 つの利点は，このことにより治療のダイナミズムが得られるということであり，漫然たる治療を回避するうえで重要である．

このような観点からみて，現在有効性が確認されている同時併用療法の組み合わせについて表 1[1〜10]にまとめた．なお，ビスホスホネート(bisphosphonate：BP)や選択的エストロゲン受容体モジュレーター(selective estrogen receptor modulator：SERM)のような骨吸収抑制薬の薬効はビタミン D 不足状態では十分に発揮できないので，欧米においては天然型ビタミン D と Ca を骨吸収抑制薬とルーチンに併用している．わが国ではデノスマブの使用時を除いては天然型ビタミン D の併用は認められていないので，活性型ビタミン D_3 が併用薬としてもちいられている．併用療法開発の初期には BP とホルモン補充療法(hormone replacement therapy：HRT)の組み合わせも検討されたが，わが国ではあまり利用されていない．

以上のことから，もっともエビデンスが充実しているのはアレンドロネートとアルファカルシドールの組み合わせであり，この組み合わせでは少なくともアレンドロネートの単独治療よりも併用療法の方が骨密度の上昇効果が強いといえる[7,8]．アルファカルシドールよりも骨密度増加効果が強いエルデカルシトールはアレンドロネートと併用すると，アレンドロネートと天然型ビタミン D 併用よりも大腿骨骨密度効果が強力であった[9]．本来の併用療法ではないが BP 使用例にテリパラチドやデノスマブを投与した報告があるが，テリパラチドが有効性を示さなかった[3,4]のに対し，デノスマブの場合は BP 使用中にもかかわらず骨密度は増加した[10]．しかし，この試験の対象者は関節リウマチ(rheumatoid arthritis：RA)患者である．テリパラチドとデノスマブの併用[5,6]の有効性は確認されているが，骨折抑制効果と経済的見地からの検討がいまだになされていない．

表1 併用療法の効果とエビデンスレベル

併用療法	文献	エビデンスレベル	有効性評価
アレンドロネート＋HRT	1)	II	骨密度上昇
アレンドロネート＋SERM	2)	II	骨密度上昇
テリパラチド＋アレンドロネート	3, 4)	II	骨密度上昇なし
テリパラチド＋デノスマブ	5, 6)	II	骨密度上昇あり
アルファカルシドール＋アレンドロネート	7) 8)	II レビュー論文（システマティックレビューではない）	骨密度上昇あり[7] 転倒抑制あり[7] 骨密度上昇あり[8]
エルデカルシトール＋アレンドロネート vs 天然型ビタミンD＋アレンドロネート	9)	II	大腿骨骨密度上昇あり腰椎では同等
デノスマブ＋BP	10)	II	BP使用中のRA患者にデノスマブ投与で骨密度上昇

エビデンスレベルII：ランダム化比較試験

文献

1) Lindsay R, et al.：Addition of alendronate to ongoing hormone replacement therapy in the treatment of osteoporosis：a randomized, controlled clinical trial. *J Clin Endocrinol Metab* 1999；**84**：3076-3081.

2) Johnell O, et al.：Additive effects of raloxifene and alendronate on bone density and biochemical markers of bone remodeling in postmenopausal women with osteoporosis. *J Clin Endocrinol Metab* 2002；**87**：985-992.

3) Finkelstein JS, et al.：The effects of parathyroid hormone, alendronate, or both in men with osteoporosis. *N Engl J Med* 2003；**349**：1216-1226.

4) Finkelstein JS, et al.：Effects of teriparatide, alendronate, or both in women with postmenopausal osteoporosis. *J Clin Endocrinol Metab* 2010；**95**：1838-1845.

5) Tsai JN, et al.：Teriparatide and denosumab, alone or combined, in women with postmenopausal osteoporosis：the DATA study randomised trial. *Lancet* 2013；**382**：50-56.

6) Leder BZ, et al.：Two years of Denosumab and teriparatide administration in postmenopausal women with osteoporosis（The DATA Extention study）：a randomized controlled trial. *J Clin Endocrinol Metab* 2014；**99**：1694-1700.

7) Ringe JD, et al.：Superiority of a combined treatment of Alendronate and Alfacalcidol compared to the combination of Alendronate and plain vitamin D or Alfacalcidol alone in established postmenopausal or male osteoporosis（AAC-Trial）. *Rheumatol Int* 2007；**27**：425-434.

8) Schacht E, et al.：Combined therapies in osteoporosis：bisphosphonates and vitamin D-hormone analogs. *J Musculoskelet Neuronal Interact* 2007；**7**：174-184.

9) Sakai A, et al.：Efficacy of combined treatment with alendronate（ALN）and eldecalcitol, a new active vitamin D analog, compared to that of concomitant ALN, vitamin D plus calcium treatment in Japanese patients with primary osteoporosis. *Osteoporosis Int* 2015；**26**：1193-1202.

10) Dore RK, et al.：Effects of denosumab on bone mineral density and bone turnover in patients with rheumatoid arthritis receiving concurrent glucocorticoids or bisphosphonates. *Ann Rheum Dis* 2010；**69**：872-875.

（白木正孝）

併用療法で骨折抑制効果が期待される組み合わせにはどのようなものがあるか教えてください．

A 現在，併用療法の骨折抑制作用が証明されているのはアレンドロネートとアルファカルシドールの併用療法のみで，この効果は少なくとも不利であるとの報告はないが，確定的に有利なものとはいえません．活性型ビタミンD_3には非常に広範な生物作用があるので，どのような症例をターゲットとするかによって結果が変動するかもしれません．

活性型ビタミンD_3にせよ，天然型ビタミンDにせよその生物活性は骨格にとどまらず，筋肉，免疫など多方面におよぶ．したがってビタミンD_3を骨吸収抑制薬に併用した場合，骨折防止効果がどのような生物効果によりもたらされたかで結果が異なるのかもしれない．例えばOrimoら[1]は併用により骨密度はさらなる増加はみられず，一部の症例，例えば多重骨折例や高度骨折例の新規骨折を抑制したという．一方，Ringeらは[2]アレンドロネート＋アルファカルシドール治療群で骨折発生率と転倒の低下傾向がみられた．またネットワークメタ解析の手法で検討した報告によれば，アレンドロネートとアルファカルシドールの組み合わせは明らかに骨折を予防したという[3]．したがって少なくとも，転倒危険性が高い例や重症骨粗鬆症に対し併用をおこなうことには意味があると考えられる．

骨折予防効果は治療によりどの程度骨密度が増加するかにも依存する．**図1**は我々がBP治療群で検討した骨密度増加効果の表現方法と骨折発生率の関係である[4]．この図より明らかなように骨密度が－2.5 Tスコアを超えて上昇すると骨折発生率は顕著に低下する．したがって，骨折予防効果という側面からは，骨密度を骨折閾値以上に増加させておくこと

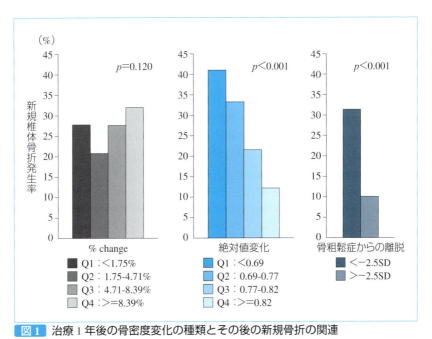

図1 治療1年後の骨密度変化の種類とその後の新規骨折の関連

（Kuroda T, *et al*.：The importance of absolute bone mineral density in the assessment of antiresorptive agents used for the prevention of osteoporotic fractures. *J Clin Densitom* 2012；**15**：392-398. より作図）

には一定の意義があるものと考えられる．この関係はテリパラチド治療でもみられた[5]ことから，今後の併用療法効果評価研究における代替エンドポイントとして利用可能かもしれない．

併用療法の残された問題としては，骨粗鬆症の患者のQOLをよくしているかどうかといった問題と，経済的効果が本当にあるかどうかの検討であろう．

とくにデノスマブやテリパラチドは医療費が高額となるため，これらの併用はよほどの経済効果が認められないと，推奨はためらわれる．しかし骨密度の上昇からみる限りデノスマブとテリパラチドの併用は魅力的である（図2）[6]．

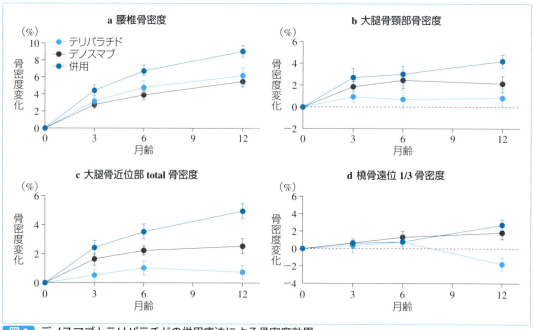

図2 デノスマブとテリパラチドの併用療法による骨密度効果

（Tsai JN, et al.：Teriparatide and denosumab, alone or combined, in women with postmenopausal osteoporosis：the DATA study randomised trial. *Lancet* 2013；**382**：50-56.）

文献

1) Orimo H, et al.：Effects of alendronate plus alfacalcidol in osteoporosis patients with a high risk of fracture：the Japanese Osteoporosis Intervention Trial(JOINT) - 02. *Curr Med Res Opin* 2011；**27**：1273-1284.
2) Ringe JD, et al.：Superiority of a combined treatment of Alendronate and Alfacalcidol compared to the combination of Alendronate and plain vitamin D or Alfacalcidol alone in established postmenopausal or male osteoporosis（AAC-Trial）. *Rheumatol Int* 2007；**27**：425-434.
3) Shao HB, et al.：Effects of combined alendronate and alfacalcidol on prevention of fractures in osteoporosis patients：a network meta-analysis. *Int J Clin Exp Med* 2015；**8**：12935-12941.
4) Kuroda T, et al.：The importance of absolute bone mineral density in the assessment of antiresorptive agents used for the prevention of osteoporotic fractures. *J Clin Densitom* 2012；**15**：392-398.
5) Shiraki M, et al.：Treatment response with once-weekly teriparatide therapy for osteoporosis. *Osteoporosis Int* 2016.in press.［Epub ahead of print］.
6) Tsai JN, et al.：Teriparatide and denosumab, alone or combined, in women with postmenopausal osteoporosis：the DATA study randomised trial. *Lancet* 2013；**382**：50-56.

〈白木正孝〉

Chapter III
リスク因子別の投与管理の指針

Ca製剤，活性型ビタミンD₃製剤やPTH製剤における高カルシウム血症のリスク

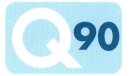

Ca製剤と活性型ビタミンD₃製剤を併用している患者の場合の投与管理の指針，留意すべきポイントについて教えてください．

A Ca製剤と活性型ビタミンD₃製剤は，血中，および尿中Ca濃度を上昇させ，尿路結石や腎機能障害を惹起する場合があります．したがってこれらの薬剤使用中には，定期的な血中，尿中Ca濃度，腎機能のチェックが望まれます．

　成人体内には，約1kgのCaが存在する．このうち99％以上は骨にヒドロキシアパタイトとして，残りの約1％は細胞内に存在する．したがって細胞外液中のCaのプールは，約1gと少量である．

　皮膚で紫外線の作用のもとに産生されるビタミンD₃，あるいは食物として摂取される動物由来のビタミンD₃や植物由来のビタミンD₂は，肝臓で25位に水酸化を受け，25-水酸化ビタミンD〔25(OH)D〕となる．この25位の水酸化は，厳密な調節を受けていないものと考えられている．25(OH)Dは，さらに腎臓近位尿細管で1α位に水酸化を受け，活性型ホルモンとして作用する1,25-水酸化ビタミンD〔1,25(OH)₂D〕となる．この1α位の水酸化反応は，高カルシウム血症や高リン血症，線維芽細胞増殖因子23（fibroblast growth factor 23：FGF23）などにより抑制され，逆に副甲状腺ホルモン（parathyroid hormone：PTH）や低リン血症により促進されるなど，厳密な調節を受けている．したがって1α位に水酸基を有さないビタミンD化合物が投与された場合には，自動的に1α位が水酸化されるわけではない．ビタミンD化合物のビタミンD受容体との結合には，1α位の水酸化が重要である．このため，体内で1α位への水酸化を必要とせず，すでに1α位が水酸化されているビタミンD代謝物が，活性型ビタミンDとよばれている．骨粗鬆症に対しては，1,25(OH)₂D₃そのものであるカルシトリオール，体内で25位に水酸化を受け1,25(OH)₂D₃となるアルファカルシドール，およびエルデカルシトール〔2β-(3-hydroxypropyloxy)-calcitriol〕が現在保険適用となっている（図1）．

　1,25(OH)₂Dは，腸管Ca吸収の促進や腎遠位尿細管Ca再吸収の促進などにより，血中Ca濃度を上昇させる作用を有している．とくにCa製剤と活性型ビタミンD₃製剤が併用された場合には，腸管Ca吸収の増加から高カルシウム血症や高カルシウム尿症が惹起されることがある．高カルシウム尿症は，尿路結石や腎機能障害の原因となる．また高カルシウム血症は，間質性腎炎や尿路閉塞などにより腎障害を惹起することに加え，抗利尿ホルモン（antidiuretic hormone：ADH）作用障害から脱水を惹起する．脱水は腎機能障害を悪化させるとともに，近位尿細管でのNa再吸収を促進する．これにともないCaの近位尿細管での再吸収が亢進し，尿中へのCa排泄が低下する．さらに腎障害は，尿中Ca排泄を促進するように作用するCa感知受容体（Ca-sensing receptor：CaSR）の尿細管での発現を低下させ，尿中Ca排泄を抑制する[1]（図2）．このように，いったん高カルシウム血症が出現すると，高カルシウム血症と腎障害の間に悪循環が形成され，これらが急速に悪化することがある．

　腎機能障害が存在しない場合には，活性型ビタミンD₃製剤やCa製剤による高カルシウ

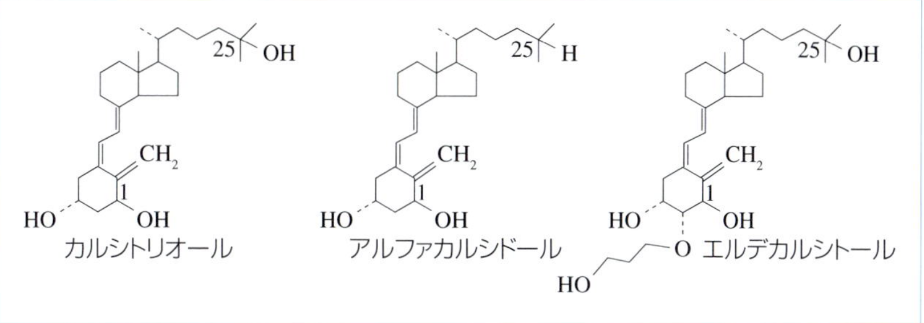

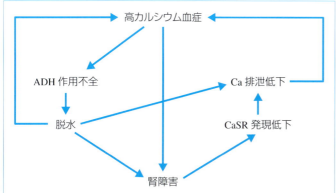

図1 骨粗鬆症に使用可能な活性型ビタミンD製剤
1α位に水酸化を有しており，体内で1α位に水酸化を受ける必要のないビタミンD代謝物を活性型ビタミンDとよんでいる

図2 高カルシウム血症と腎障害
いったん高カルシウム血症が出現すると，高カルシウム血症と腎障害の間に悪循環が形成され，これらが急速に悪化することがある
ADH：抗利尿ホルモン，CaSR：Ca感知受容体

ム血症の発症前に，高カルシウム尿症が出現すると考えられる．しかし，これらの薬剤を服用中の患者において，尿中Ca排泄をどのような値に維持すべきなのかは，確立されていない．PTH作用障害を特徴とする副甲状腺機能低下症患者の活性型ビタミンD_3製剤による治療にあたっては，早朝空腹時のCa/Cr比を0.3以下に抑えることが進められている[2]．ただし副甲状腺機能低下症の治療の際には，Ca製剤を併用していないことが多い．またCa製剤服用後には，尿中Ca排泄が一時的に増加することに留意する必要がある．いずれにせよ，活性型ビタミンD_3製剤やCa製剤を使用中の骨粗鬆症患者に対しては，十分な水分摂取により脱水を惹起しないよう指導するとともに，定期的な血中，尿中Ca濃度や腎機能の確認が望まれる．

文献

1) Riccardi D, et al.：Physiology and pathophysiology of the calcium-sensing receptor in the kidney. *Am J Physiol Renal Physiol* 2010；**298**：F485-F499.
2) 厚生省特定疾患ホルモン受容体異常調査研究班：活性型ビタミンD_3による副甲状腺機能低下症の治療基準．平成4年度総括研究事業報告書 1993：20.

（福本誠二）

Chapter III　リスク因子別の投与管理の指針

Q91 高齢患者にテリパラチドを初めて投与する場合の投与管理の指針，留意すべきポイントやコツについて教えてください．

A PTH は，血中 Ca 濃度を上昇させるホルモンです．一方，血管拡張作用を有することも知られています．またテリパラチドの投与によるアナフィラキシーも知られています．したがって PTH 製剤の初回投与にあたっては，血圧などのバイタルサインのモニタリングも必要です．

PTH は，84 個のアミノ酸からなるペプチドホルモンである．PTH は，副甲状腺ホルモン関連蛋白(parathyroid hormone-related protein：PTHrP)とともに，G 蛋白共役受容体の 1 つである PTH/PTHrP 受容体(PTH1 受容体)に結合することにより，作用を発揮する．生理的には PTH は，骨芽細胞系細胞における RANKL(receptor activator of NF-κB ligand) 発現の亢進などによる破骨細胞形成，および活性の促進，腎遠位尿細管 Ca 再吸収の促進，さらには腎近位尿細管での $1,25(OH)_2D$ 産生刺激を介した腸管 Ca 吸収の促進により，血中 Ca 濃度を上昇させる．また PTH は，おもに腎近位尿細管リン再吸収の抑制により，血中リン濃度を低下させる(図1)．したがって，PTH 作用の過剰状態である原発性副甲状腺機能亢進症では，高カルシウム血症と正～低リン血症が，逆に PTH 作用障害を特徴とする副甲状腺機能低下症では，低カルシウム血症と正～高リン血症が認められる．PTH の PTH/PTHrP 受容体への結合には，その N 端側アミノ酸が必要である．テリパラチドは，PTH の N 端 34 個のアミノ酸からなるペプチドで，PTH と同様に PTH/PTHrP 受容体に結合することにより作用するものと考えられている．

現在，わが国ではテリパラチド 20 μg 連日皮下投与と，56.5 μg 週 1 回皮下投与が骨折の危

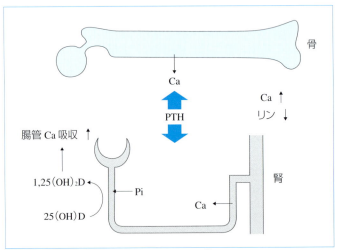

図1　Ca 調節ホルモンとしての PTH の作用
PTH は，破骨細胞形成，および活性の促進，腎遠位尿細管 Ca 再吸収の促進，さらには腎近位尿細管での 1,25-水酸化ビタミン D［$1,25(OH)_2D$］産生刺激を介した腸管 Ca 吸収の促進により，血中 Ca 濃度を上昇させる．また PTH は，おもに腎近位尿細管リン再吸収の抑制により，血中リン濃度を低下させる．

険性の高い骨粗鬆症に対し保険適用となっている．テリパラチド投与後4～6時間で，血中Ca濃度はピークに達する[1]．この時期には，投与患者の約10%で血中Ca濃度は基準値上限を超えたと報告されている．その後，血清Ca濃度は低下する．したがって定期的にテリパラチドを使用している患者では，テリパラチド投与前にCa濃度を測定しても，高カルシウム血症を示す頻度は必ずしも多くはないと考えられる．ただし，テリパラチド使用中の患者では，血清Ca濃度や腎機能の推移を定期的にモニタリングすることが望ましい．

一方，腎機能障害は，$1,25(OH)_2D$濃度の低下や高リン血症，低カルシウム血症によりPTHの産生や分泌を促進し，二次性副甲状腺機能亢進症を惹起する．したがって慢性腎臓病（chronic kidney disease：CKD）患者にテリパラチドを投与する機会は多くないものと考えられる．しかし一部のCKD患者は，PTHの上昇を示さず，骨代謝回転が低下した無形成骨症とよばれる病態を示すことがある．PTHは骨形成，骨吸収を促進することから，テリパラチドはこのような病態に対する有効性が推定されている．実際，テリパラチドを無形成骨症の患者に投与した報告もある[2]．ただしテリパラチドは，腎障害のある患者には慎重投与となっており，また無形成骨症に対する効果も確立されたものではない．

PTHは，Ca調節ホルモンとしての作用に加え，とくに薬剤として投与された場合には血管拡張作用を示す[3]．このため，テリパラチド投与により，血圧の低下が認められることがある．とくにテリパラチドの週1回皮下投与製剤の場合には，低血圧の患者や重篤な心疾患を有する患者には，慎重投与となっている．また，テリパラチド週1回皮下投与製剤の投与後30分程度はできる限り患者の状態を観察し，とくに外来患者に投与した場合には，安全を確認して帰宅させることが望ましいと，添付文書に記載されている．また，テリパラチドの投与により，悪心，嘔吐，頭痛やアナフィラキシーが惹起される場合があることも知られている．したがって，テリパラチドのとくに初回投与にあたっては，血圧などのバイタルサインのモニタリングも必要である．

文献

1) Neer RM, *et al.*：Effect of parathyroid hormone(1-34) on fractures and bone mineral density in postmenopausal women with osteoporosis. *N Engl J Med* 2001；**344**：1434-1441.
2) Giamalis P, *et al.*：Treatment of adynamic bone disease in a haemodialysis patient with teriparatide. *Clin Kidney J* 2015；**8**：188-190.
3) Benson T, *et al.*：Mechanisms of vasodilation to PTH 1-84, PTH 1-34, and PTHrP 1-34 in rat bone resistance arteries. *Osteoporos Int* 2016；**27**：1817-1826.

（福本誠二）

b エストロゲン製剤における乳がん，子宮体がん，心筋梗塞，脳卒中，静脈血栓塞栓症のリスク

Q92 閉経期の女性患者にエストロゲン製剤を投与する場合の投与管理の指針，留意すべきポイントやコツについて教えてください．

A 現在の乳がんとその既往，現在の子宮内膜がん，静脈血栓塞栓症とその既往，心筋梗塞・冠動脈疾患・脳卒中の既往がある場合には，エストロゲンの投与は禁忌です．また，60歳以上または閉経後10年以上の女性に対するエストロゲンの新規投与は，慎重におこなう必要があります．なお，静脈血栓塞栓症リスクを有する症例にエストロゲンを投与する場合には，少なくとも経皮投与をおこなうことが勧められます．

閉経期ホルモン療法(menopausal hormone therapy：MHT)，あるいはホルモン補充療法 (hormone replacement therapy：HRT)は，エストロゲン欠乏にともなう諸症状や疾患の予防ないし治療を目的に考案された療法で，エストロゲン製剤を投与する治療の総称である[1]．血管運動神経症状に対する有効性のエビデンスレベルは非常に高い[2]．2002年に報告されたWHI(Women's Health Initiative)研究の乳がんリスク上昇による試験の中止[3]などの影響によりMHTの利用者は世界的に減少したが[4]，その後，日本産科婦人科学会／日本女性医学学会によって，より安全なMHTをおこなうためのガイドラインが作成された[1]．

WHI研究は，骨粗鬆症と診断されていない健康な閉経後女性におけるエストロゲン製剤の骨折抑制効果を，副次的アウトカムとして証明した画期的な研究であるが[5]，一方で心血管疾患や乳がんの増加が大きく報道されてMHT退潮のきっかけとなった．すなわち，50〜79歳の健康な閉経後女性16,608人に対する結合型エストロゲン(conjugated equine estrogen：CEE) 0.625 mg ＋メドロキシプロゲステロン酢酸エステル(MPA) 2.5 mgもしくはプラセボの平均5.6年間投与の効果を比較した場合に，MHT群において副作用のハザード比(hazard ratio：HR)〔95％信頼区間(95％ confidence interval：95％ CI)〕と[3]，一方で，50〜79歳の健康で子宮のない閉経後女性10,739人に対するCEE 0.625 mg単剤もしくはプラセボの平均6.8年間投与の効果を比較した場合は，図1のようであった[6]．これらの結果から，MHTによる冠動脈疾患・静脈血栓症・乳がんの増加，および大腸がんの減少は併用する黄体ホルモンによるものである可能性が指摘されている．最近のWHI研究参加者の長期追跡においても，エストロゲン単剤投与による乳がんの減少が示されており[7]，「エストロゲン投与により乳がんが増加する」という通念が誤りであることは明らかである．また心血管疾患に関しても，WHI研究のpost hoc解析により，例えばMHTによる冠動脈疾患リスクの増加は被験女性の閉経後年数に依存しており，閉経後20年以上経過した群で初めて有意となる[8]などの事実が明らかにされている．これらの知見をもとに，日本産科婦人科学会／日本女性医学学会(編集・監修)の「ホルモン補充療法ガイドライン(2012年版)」[1]では，「60歳以上または閉経後10年以上の新規投与」を「慎重投与ないしは条件付きで投与が可能な症例」に分類している．最近，この点に関して興味深い研究結果が報告された．すなわち，閉経後6年未満と同10年以上の2群の女性に平均5年間のMHTを施行したところ，頸動脈内膜中膜複合体厚(carotid-artery intima-media thickness：CIMT)の増加が前者において有意に抑制された[9]．

	子宮のある女性 (CEE＋MPA)	子宮のない女性 (CEE)
冠動脈疾患	1.29(1.02－1.63)	0.91(0.75－1.12)
脳卒中	1.41(1.07－1.85)	1.39(1.07－1.77)
静脈血栓症	2.11(1.58－2.82)	1.33(0.99－1.79)
乳がん	1.26(1.00－1.59)	0.77(0.59－1.01)
子宮体がん	0.83(0.47－1.47)	
大腸がん	0.63(0.43－0.92)	1.08(0.75－1.55)
大腿骨骨折	0.66(0.45－0.98)	0.61(0.41－0.91)
椎体骨折	0.66(0.44－0.98)	0.62(0.42－0.93)
Global Index	1.15(1.03－1.28)	1.01(0.91－1.12)

図1 WHI研究のまとめ

(Rossouw JE, et al.：Risks and benefits of estrogen plus progestin in healthy postmenopausal women：principal results From the Women's Health Initiative randomized controlled trial. *JAMA* 2002；**288**：321-333, Anderson GL, et al.：Effects of conjugated equine estrogen in postmenopausal women with hysterectomy：the Women's Health Initiative randomized controlled trial. *JAMA* 2004；**291**：1701-1712.)

　主要アウトカムがサロゲートマーカーであるという限界はあるものの，MHTに関する「タイミング仮説」[10]を間接的に証明した初めての研究として注目されている．なお，現在の乳がんとその既往，現在の子宮内膜がん，静脈血栓塞栓症とその既往，心筋梗塞・冠動脈疾患・脳卒中の既往がある場合にMHTの投与禁忌であることはいうまでもない．

文献

1) 日本産科婦人科学会/日本女性医学学会（編集・監修）：ホルモン補充療法ガイドライン 2012.
2) Maclennan AH, et al.：Oral oestrogen and combined oestrogen/progestogen therapy versus placebo for hot flushes. *Cochrane Database Syst Rev* 2004：CD002978.
3) Rossouw JE, et al.：Risks and benefits of estrogen plus progestin in healthy postmenopausal women：principal results From the Women's Health Initiative randomized controlled trial. *JAMA* 2002；**288**：321-333.
4) Vegter S, et al.：Replacing hormone therapy-is the decline in prescribing sustained, and are nonhormonal drugs substituted?. *Menopause* 2009；**16**：329-335.
5) Cauley JA, et al.：Effects of estrogen plus progestin on risk of fracture and bone mineral density：the Women's Health Initiative randomized trial. *JAMA* 2003；**290**：1729-1738.
6) Anderson GL, et al.：Effects of conjugated equine estrogen in postmenopausal women with hysterectomy：the Women's Health Initiative randomized controlled trial. *JAMA* 2004；**291**：1701-1712.
7) Anderson GL, et al.：Conjugated equine oestrogen and breast cancer incidence and mortality in postmenopausal women with hysterectomy：extended follow-up of the Women's Health Initiative randomised placebo-controlled trial. *Lancet Oncol* 2012；**13**：476-486.
8) Manson JE, et al.：Estrogen plus Progestin and the Risk of Coronary Heart Disease. *N Engl J Med* 2003；**349**：523-534.
9) Hodis HN, et al.：Vascular Effects of Early versus Late Postmenopausal Treatment with Estradiol. *N Engl J Med* 2016；**374**：1221-1231.
10) Manson JE, et al.：Postmenopausal hormone therapy：new questions and the case for new clinical trials. *Menopause* 2006；**13**：139-147.

（寺内公一）

C SERM における乳がんのリスク

Q93 乳がんの既往のある女性患者に投与する場合の投与管理の指針，留意すべきポイントやコツについて教えてください．

A ラロキシフェンには，骨粗鬆症または乳がんのリスクを有する閉経後女性における浸潤乳がんの発生を予防する効果があります．一方で，乳がんの後療法としてアロマターゼ阻害薬とタモキシフェンを併用した場合の再発率は，アロマターゼ阻害薬単剤より高いことが報告されています．したがって，アロマターゼ阻害薬使用中の乳がん患者の骨粗鬆症治療をおこなう際に SERM を選択することは，適切ではありません．

骨粗鬆症治療薬として臨床応用された最初の選択的エストロゲン受容体モジュレーター（selective estrogen receptor modulator：SERM）またはエストロゲン受容体アゴニスト/アンタゴニスト（estrogen receptor agonist/antagonist：ERAA）であるラロキシフェン（raloxifene：RLX）に関するエビデンスの多くは，7,705 人の閉経後骨粗鬆症女性が参加した大規模臨床研究である MORE（Multiple Outcomes of Raloxifene Evaluation）試験から得られている．MORE 試験では 3 年間にわたり RLX を投与された女性の椎体骨折が有意に抑制されることが示された〔既存骨折のない女性では 1 日 60 mg で相対リスク（relative risk：RR）＝ 0.5〕[1]．骨に対する作用とは別に，心血管疾患や乳がんに対する抑制効果に関する post hoc 解析もおこなわれたが，驚くべきことに RLX を 1 日 60 または 120 mg 投与された群では乳がん発生の RR〔95％信頼区間（95% confidence interval：95% CI）〕が全乳がんで RR：0.35（95% CI：0.21－0.58），浸潤乳がんで RR：0.24（95% CI：0.13－0.44），ER 陽性浸潤乳がんで RR：0.10（95% CI：0.04－0.24）と著明に低下していた[2]．この乳がん抑制効果は MORE 試験の延長である CORE（Continuing Outcomes Relevant to Evista）試験でも引き続き確認され，RLX の 8 年間投与により浸潤乳がんは RR：0.34（95% CI：0.22－0.50），ER 陽性浸潤乳がんで RR：0.24（95% CI：0.15－0.40）と著明に低下した（図1）[3]．また，RLX の心血管疾患発生抑制効果を検証する目的で冠動脈疾患またはそのリスク因子を複数有する 10,101 人の閉経後骨粗鬆症女性を対象におこなわれた RUTH（Raloxifene Use for The Heart）試験においても，同様の効果が確認されている[4]．

これらの試験と並行して構想された STAR（Study of Tamoxifen and Raloxifene）試験では，乳がんのリスク因子を有する 19,747 人の閉経後女性をタモキシフェン（tamoxifen：TAM）1 日 20 mg または RLX 1 日 60 mg にランダムに割り付け，5 年間の乳がん発生率を比較した．浸潤乳がんの発生率は群間で差がなく，静脈血栓塞栓症は RLX 群において RR：0.70（95% CI：0.54－0.91）と有意に低かった[5]．

これらの結果を受けて，アメリカ FDA で承認された RLX の使用目的は，①閉経後骨粗鬆症の予防と治療，および②骨粗鬆症または乳がんリスクを有する閉経後女性における浸潤乳がんの予防，となっている[6]．日本における RLX の効能効果はもちろん「閉経後骨粗鬆症」のみであるが，閉経後骨粗鬆症患者に対する治療薬選択時に年齢・乳がんの家族歴・乳がん検診異常の既往歴などの乳がんリスク因子を考慮して同剤を選択することに何ら問題はない．

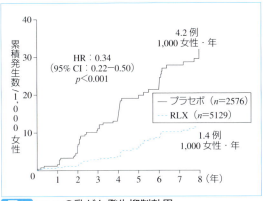

図1 RLSの乳がん発生抑制効果

(Martino S, et al.: Continuing outcomes relevant to Evista: breast cancer incidence in postmenopausal osteoporotic women in a randomized trial of Raloxifene. *J Natl Cancer Inst* 2004; **96**: 1751-1761.)

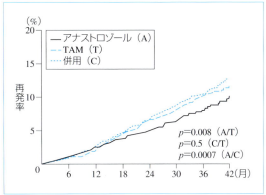

図2 アナストロゾールとTAMの乳がん再発抑制効果の比較

(Baum M, et al.: Anastrozole alone or in combination with tamoxifen versus tamoxifen alone for adjuvant treatment of postmenopausal women with early breast cancer: first results of the ATAC randomised trial. *Lancet* 2002; **359**: 2131-2139.)

一方で注意すべきなのは、乳がんに罹患した既往のある閉経後女性の場合である。後療法として近年ではアロマターゼ阻害薬(aromatase inhibitors：AI)が選択されるが、AIの代表的薬剤であるアナストロゾールを投与された乳がん患者では、TAMを投与された場合と比較して骨密度が低く[7]、骨折を起こしやすいことが知られている[8]。このためAIの投与が予定されている、あるいはすでに開始された女性において骨粗鬆症治療を検討することが多い。前述の様々な知見から、「乳がんの再発予防」効果を期待してRLXを選択しそうになるところだが、上記の骨密度・骨折のデータを含め、アナストロゾールとTAMの効果を比較するエビデンスの数々を提供したATAC(Anastrozole, Tamoxifen, Alone or in Combination) 試験において、アナストロゾールとTAMを後療法で併用した場合の再発率はTAM単剤と同等で、アナストロゾール単剤よりも高いことが示されている(図2)[8]。この結果から、乳がん後療法としてAIを使用中の患者の骨粗鬆症治療にはSERMをもちいることは好ましくなく、例えば最近有効性が報告されたリセドロネートなどをもちいることが望ましい[9]。

文献

1) Ettinger B, et al.: Reduction of Vertebral Fracture Risk in Postmenopausal Women With Osteoporosis Treated With Raloxifene: Results From a 3-Year Randomized Clinical Trial. *JAMA* 1999; **282**: 637-645.
2) Cummings SR, et al.: The Effect of Raloxifene on Risk of Breast Cancer in Postmenopausal Women: Results From the MORE Randomized Trial. *JAMA* 1999; **281**: 2189-2197.
3) Martino S, et al.: Continuing outcomes relevant to Evista: breast cancer incidence in postmenopausal osteoporotic women in a randomized trial of Raloxifene. *J Natl Cancer Inst* 2004; **96**: 1751-1761.
4) Grady D, et al.: Reduced incidence of invasive breast cancer with Raloxifene among women at increased coronary risk. *J Natl Cancer Inst* 2008; **100**: 854-861.
5) Vogel VG, et al.: Effects of tamoxifen vs Raloxifene on the risk of developing invasive breast cancer and other disease outcomes: the NSABP Study of Tamoxifen and Raloxifene (STAR) P-2 trial. *JAMA* 2006; **295**: 2727-2741.
6) EVISTA®(E-VISS-tah)(raloxifene hydrochloride) Tablets for Oral Use. Eli Lilly and Company. http://www.fda.gov/downloads/Drugs/DrugSafety/ucm088593.pdf
7) Eastell R, et al.: Effect of an aromatase inhibitor on bmd and bone turnover markers: 2-year results of the Anastrozole, Tamoxifen, Alone or in Combination (ATAC) trial (18233230). *J Bone Miner Res* 2006; **21**: 1215-1223.
8) Baum M, et al.: Anastrozole alone or in combination with tamoxifen versus tamoxifen alone for adjuvant treatment of postmenopausal women with early breast cancer: first results of the ATAC randomised trial. *Lancet* 2002; **359**: 2131-2139.
9) Greenspan SL, et al.: Prevention of bone loss with risedronate in breast cancer survivors: a randomized, controlled clinical trial. *Osteoporos Int* 2015; **26**: 1857-1864.

(寺内公一)

d BP製剤における顎骨壊死のリスク

Q94 BP製剤による顎骨壊死のリスクや投与管理の指針，留意すべきポイントやコツについて教えてください．

A ビスホスホネート製剤関連顎骨壊死の発生率は骨粗鬆症患者の場合，一般人口集団での発生率よりもわずかに高いとされています．現在，わが国では急激な増加傾向にありますが，予防対策として有効なのは医科歯科連携による口腔ケアです．

　世界で報告されている骨粗鬆症患者でのビスホスホネート（bisphosphonat：BP）製剤関連顎骨壊死の発生率は 0.01〜0.001% であり，一般人口集団での発生率よりごくわずかに高いと推定されている[1]．わが国では推定発生率は 0.04% 前後となり，これはイギリスの報告と同等である[2]．

　BP製剤投与時，喫煙は顎骨壊死リスクをあげるため，禁煙指導は必要である．顎骨壊死リスクを考慮しBP製剤を変更する必要はないが，薬剤による抜歯後治癒遅延の可能性を十分説明しておく．治療すべき歯は薬剤使用前に治療するのが理想だが，薬剤使用後の場合でも3〜6ヵ月の定期的な歯科医院での口腔内診査と衛生指導が予防対策のカギとなる．わが国では表1[3]に示すように医科歯科の連携が十分ではない．連携の確立こそが顎骨壊死対策の重要なポイントである．

表1 医科と歯科の連携状況調査　　　　　　　　　　　　　　　　　　回答者数（％）

		A-TOP 研究会	骨粗鬆症学会
回答者		206	629
歯科への口腔ケア依頼	いつも	11（5.3）	43（6.8）
	時々	34（16.6）	164（26.1）
	しない	156（75.7）	388（61.7）
	無回答	5（2.4）	34（5.4）
地域での医科歯科連携	あり	52（25.2）	156（24.8）
	なし	148（71.8）	450（71.5）
	ケースバイケース	1（0.5）	4（0.6）
	無回答	5（2.4）	19（3.0）

（Taguchi A, et al.：Lack of cooperation between physicians and dentists during osteoporosis treatment may increase both fractures and osteonecrosis of the jaw. Curr Med Res Opin 2016；32：1261-1268.）

文献

1) Khan AA, et al.：Diagnosis and management of osteonecrosis of the jaw：a systematic review and international consensus. J Bone Miner Res 2015；30：3-23.
2) Sammut S, et al.：Epidemiological study of alendronate-related osteonecrosis of the jaw in the southeast of Scotland. Br J Oral Maxillofac Surg 2016；54：501-505.
3) Taguchi A, et al.：Lack of cooperation between physicians and dentists during osteoporosis treatment may increase both fractures and osteonecrosis of the jaw. Curr Med Res Opin 2016；32：1261-1268.

〔田口　明〕

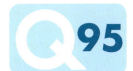 BP製剤投与中の患者に歯科治療の必要が生じた場合の考え方と対応について教えてください．

 虫歯治療のような一般的歯科治療は通常どおりで構いません．抜歯が必要となった場合は歯科医院へ受診してもらい，口腔内診査と口腔ケアを十分におこなってもらいます．抜歯前に休薬をする必要はありません．抜歯前後ともに抗菌薬を処方してもらいます．抜歯後にはゆるやかな閉鎖創にしてもらい，感染のリスクを下げます．上皮化が十分確認されるまで患者には歯科医院で洗浄をおこなってもらってください．抜歯後の経過中に顎の骨に鈍い痛みがあったり，下唇のしびれがあったり，あるいは骨が露出している場合にはすぐに歯科医院か，あるいは口腔外科を受診してもらってください．

●一般的歯科治療

国際顎骨壊死コンセンサス委員会ではBP製剤で骨粗鬆症治療中の患者の一般歯科治療（虫歯や歯周病治療等）は通常どおりで構わないとしている（2015年9月シアトル会議）．

●BP製剤の休薬

日本骨粗鬆症学会の調査では，抜歯前休薬は骨折等の骨関連有害事象のみならず，顎骨壊死のリスクを増加させることが示されている（図1）[1]．わが国のポジションペーパーの3ヵ月休薬基準は骨代謝の観点から，アメリカ口腔顎顔面外科学会の2014年改定ポジションペーパーの2ヵ月休薬基準は血清中BP濃度の観点から決められているが，顎骨壊死の予防に関してなんら臨床的根拠を有してはいない．

●口腔ケアによる予防

国際顎骨壊死コンセンサスペーパーでは顎骨壊死発症に寄与する可能性を有する多くの因子が提示されているが，そのなかでも「感染」がもっとも重要な因子と述べられている[2]．高用量BP製剤をもちいる悪性腫瘍患者では，口腔内診査と口腔ケアの実施により，顎骨壊死のリスクは低下する．実際には，歯科医院における歯磨き指導とともに，歯肉縁上歯石除去および歯肉縁下歯石除去をおこなって十分に洗浄する．感染源を除去するために歯間ブラシも有用である．本来，これらの口腔ケアや口腔衛生指導，および口腔内感染源の除去はBP製剤使用前におこなうのが理想ではあるが，すでに治療に入っている場合でも有効である．悪性腫瘍患者の顎骨壊死のリスクは高いが，口腔ケアの実施によりリスクが低下することを考慮した場合，低用量BP製剤を使用する骨粗鬆症患者のリスクはほぼ0に近くなる．

●抜歯前抗菌薬投与

感染リスクを低減させる点で抜歯前抗菌薬投与は重要である．一般的には抜歯時には術前抗菌薬投与はおこなわないが，高用量BP製剤をもちいる悪性腫瘍患者で術前抗菌薬投与により顎骨壊死発生は0と報告されている[3]．もちろん抜歯後抗菌薬投与は大事であるが，感染リスクを極力低下させるために抜歯前投与も重要である．

●抜歯時および抜歯後

抜歯をする際には一般的には開放創とするが，感染リスクを低下させるために緩やかな閉鎖創を考慮する．抜歯後には上皮化が完全になされるまで十分な経過観察と洗浄が必要である．そのために，BP製剤使用を開始する患者には口腔ケアの重要性を含め，BP製剤により抜歯後に治りが遅くなる可能性を十分教育しておくことが大切である．

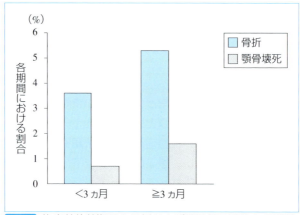

図1 抜歯前休薬期間と骨折および顎骨壊死発生との関係
(Taguchi A, *et al*.：Lack of cooperation between physicians and dentists during osteoporosis treatment may increase both fractures and osteonecrosis of the jaw in Japan. *Curr Med Res Opin* 2016；**32**：1261-1268.)

● 抜歯後休薬の可能性

　抜歯後治癒が良好ではない場合，一時的な休薬を考慮する．これ以外に，高用量BP製剤使用の悪性腫瘍患者，顎骨壊死の多くのリスク因子(ステロイド投与，喫煙，糖尿病など)を有する患者，あるいは抜歯のためにかなりの骨削除を要した場合の患者では，抜歯後に上皮化が完全に確認されるまで，BP製剤の休薬を考慮する．ただし骨粗鬆症患者で骨折リスクが高い場合，休薬をやめるか，あるいはほかの薬剤への一時切り換えを検討する[2]．

● 抜歯後経過時

　抜歯後に患者が受診した際，顎の骨に鈍い痛みがあったり，下唇のしびれがあったり，あるいは骨が露出している場合には，すぐに歯科医院かあるいは口腔外科を受診してもらう．

文献

1) Taguchi A, *et al*.：Lack of cooperation between physicians and dentists during osteoporosis treatment may increase both fractures and osteonecrosis of the jaw in Japan. *Curr Med Res Opin* 2016；**32**：1261-1268.
2) Khan AA, *et al*.：Diagnosis and management of osteonecrosis of the jaw：a systematic review and international consensus. *J Bone Miner Res* 2015；**30**：3-23.
3) Montefusco V, *et al*.：Antibiotic prophylaxis before dental procedures may reduce the incidence of osteonecrosis of the jaw in patients with multiple myeloma treated with bisphosphonates. *Leuk Lymphoma* 2008；**49**：2156-2162.

(田口　明)

e. RANKL 阻害薬における低カルシウム血症のリスク

Q96 RANKL 阻害薬を処方した患者の血中 Ca 濃度の評価はどのようにすべきか教えてください．

A RANKL 阻害薬の投与前に血清補正 Ca 値を測定・評価します．低カルシウム血症であれば投与を延期し，投与後 1 週間程度で血清補正 Ca 値を再評価します．その後も定期的に測定します．また，Ca 製剤・ビタミン D 製剤など併用します．

低カルシウム血症のリスク

RANKL（receptor activator of NF-κB ligand）は破骨細胞分化に必須の因子であり，RANKL 阻害薬は破骨細胞分化を抑制することで骨吸収を抑制するため血清 Ca 濃度を低下させる．血清 Ca 値は低アルブミン血症（血清アルブミン＜ 4 g/dL）のときは値を補正した補正 Ca 値〔cCa（mg/dL）＝ Ca（mg/dL）＋ 4 － Alb（g/dL）〕で評価する．補正 Ca 値が 8.5 mg/dL 未満であれば低カルシウム血症と診断する．

低カルシウム血症は軽症であれば無症状であることが多いが，補正 Ca 値 7 mg/dL 未満の重症低カルシウム血症の場合は，感覚異常，テタニー，筋けいれん，徐脈などの症状をしばしば生じる．低カルシウム血症の原因としては副甲状腺機能低下症，慢性腎不全，ビタミン D 欠乏，薬剤性などがあり，RANKL 阻害薬投与前の血液検査で低カルシウム血症が明らかになった場合は原因の検索及び原疾患の加療を優先する．

RANKL 阻害薬であるデノスマブ（プラリア®）の国内第 III 相臨床試験では，低カルシウム血症の発現率は 0.8％ であった．なお，この試験は全例 Ca および天然型ビタミン D を投与されており，重篤な腎機能障害は除外されている[1]．

一方で，腎機能障害を対象としたデノスマブ投与例では，クレアチニンクリアランス（creatinine clearance：CCr）：30 mL/ 分未満の重症腎機能障害は低カルシウム血症の発生率が 29.4％，CCr：30 〜 60 mL/ 分の軽度および中等度腎機能障害では 13.2％ と報告されている．腎機能障害がある患者は Ca の尿からの再吸収や腸管からの吸収が低下している可能性があり，投与時には注意が必要である[2]．

デノスマブ投与後の血清 Ca 濃度の推移は，投与後すみやかに低下し平均 6 日で最低値を記録し，その後緩やかに回復するという分布を描いた（図 1）[3]．したがって，投与前の血清 Ca 値の評価とともに投与後早期（1 週程度）での再評価が望ましい．

また，筋けいれん，テタニーなどの重症低カルシウム血症を示唆する症状が現れた場合は速やかに血清 Ca 値を評価のうえ，Ca 補充をおこなう必要がある．

デノスマブ投与には Ca およびビタミン D の併用が強く推奨されているが，定期的な血清 Ca 値の評価とともに必要があれば投与量を適宜調節することが勧められる．

Chapter Ⅲ　リスク因子別の投与管理の指針

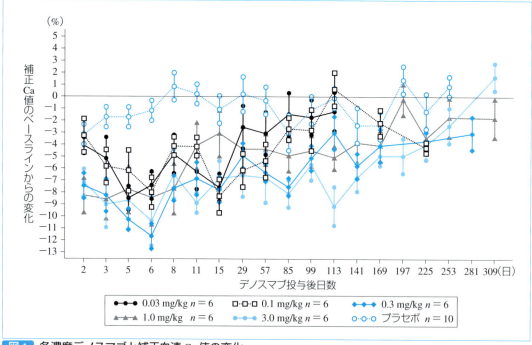

図1 各濃度デノスマブと補正血清Ca値の変化

(Kumagai Y, *et al.*：A randomized, double-blind, placebo-controlled, single-dose study to evaluate the safety, tolerability, pharmacokinetics and pharmacodynamics of denosumab administered subcutaneously to postmenopausal Japanese women. *Bone* 2011；**49**：1101-1107.)

文献

1) Sugimoto T, *et al.*：Three-year denosumab treatment in postmenopausal Japanese women and men with osteoporosis：results from a 1-year open-label extension of the Denosumab Fracture Intervention Randomized Placebo Controlled Trial(DIRECT). *Osteoporos Int* 2015；**26**：765-774.
2) Block GA, *et al.*：A Single-Dose Study of Denosumab in Patients With Various Degrees of Renal Impairment. *J Bone Miner Res* 2012；**27**：1471-1479.
3) Kumagai Y, *et al.*：A randomized, double-blind, placebo-controlled, single-dose study to evaluate the safety, tolerability, pharmacokinetics and pharmacodynamics of denosumab administered subcutaneously to postmenopausal Japanese women. *Bone* 2011；**49**：1101-1107.

（小山卓摩）

Chapter IV

骨粗鬆症リエゾンサービス
および医療経済

a 多職種連携による骨粗鬆症・骨折対策

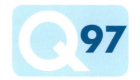 骨粗鬆症リエゾンサービスについて教えてください．

A 日本骨粗鬆症学会が推進する診療支援サービスで，骨粗鬆症マネージャーと骨粗鬆症学会認定医がその担い手となります．

　骨粗鬆症治療薬の開発は長足の進歩を遂げたが，慢性疾患の常として骨粗鬆症の服薬継続率の低さが問題となってきた．そのため海外では，一次骨折後の二次骨折予防を目的に，骨折リエゾンサービス（Fracture Liaison Service：FLS）が開始された[1]．FLSとは，専門の骨粗鬆症予防専門職（Fracture Prevention Practitioner：FPP）により，専門的かつ経時的に骨粗鬆症治療の診療支援をおこなう仕組みである．治療継続の手段としてFLSをもちいることで，骨折後の治療率が向上するとともに，死亡率，再骨折発生率が低下し，医療費の削減につながることが報告されている[2]．

　わが国では，医療機関へのアクセスの容易さ，他疾患での検診率の高さをふまえ，二次骨折予防だけではなく，積極的に一次予防をすることも視野に入れた診療支援サービス「骨粗鬆症リエゾンサービス（Osteoporosis Liaison Service：OLS）」が日本骨粗鬆症学会により策定された[3]．主たる目的は，骨粗鬆症の「治療率向上」と「治療継続率向上」である．医師ならびに医療スタッフがチームとして施設内・施設間で連携を取りつつかかわっていくことが重要であり，その結果，「初発の骨折を防ぎ，骨折の連鎖を絶つ」ことをめざしている（図1）．その担い手となる医療スタッフとして「骨粗鬆症マネージャー」の資格を学会にて認定し，またOLSを推進する医師として骨粗鬆症学会認定医制度が開始された．施設内・施設間での円滑な連携のためには，共通の評価項目による情報共有と経時的な情報管理が必要となる．と

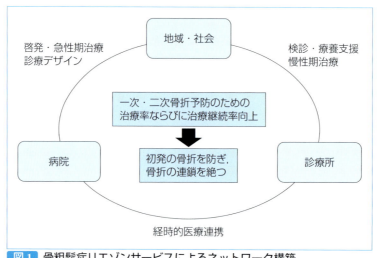

図1　骨粗鬆症リエゾンサービスによるネットワーク構築

くにOLS事業にかかわる施設ならびに職種が多岐にわたるため，OLSでおこなえることが，骨粗鬆症マネージャー個々人の専門性や職場環境によって大きく異なることが予想される．例をあげると，急性期病院に勤務する管理栄養士と，調剤薬局に勤務する薬剤師とでは，おこなえる支援サービスを同一にすることは困難である．このような状況のなかで，OLS遂行のためにおこなうべき共通評価・行為7項目をまとめた「OLS-7」が策定され（表1)[4]，評価の共通化にむけての取り組みが開始された．OLS-7については，項目ごとにミニマム版，簡易版，詳細版が例示され，職種・職場環境にかかわらず，OLSとして重視される項目について，評価・介入がおこなえることを目指している．OLS事業が，臨床の現場で活用されるためには，わが国の医療環境において，OLSが実効性を有することのエビデンス構築も重要である．そのため，日本骨粗鬆症学会では，現在，おもにFLSを対象とした多施設共同研究による循環型リエゾンサービスをおこなううえでのモデル事業が予定されている．

表1 OLS共通評価項目"OLS-7"

1	骨折リスクツールでリスク評価されていますか？
2	既存骨折と併存疾患は確認されていますか？
3	栄養状態は評価されていますか？
4	運動・転倒リスクは評価されていますか？
5	服薬状況は評価されていますか？
6	QOL・ADLは評価されていますか？
7	循環型の連携システムが考慮されていますか？

文献

1) McLellan AR, et al.：The fracture liaison service：success of a program for the evaluation and management of patients with osteoporotic fracture. *Osteoporos Int* 2003：**14**：1028-1034.
2) Eisman JA, et al.：Making the first fracture the last fracture：ASBMR task force report on secondary fracture prevention. *J Bone Miner Res* 2012：**27**：2039-2046.
3) 骨粗鬆症の予防と治療ガイドライン作成委員会：骨粗鬆症リエゾンサービス．骨粗鬆症の予防と治療ガイドライン2015年版．ライフサイエンス出版 2015．145-146.
4) 鈴木敦詞：骨粗鬆症リエゾンサービスと簡易評価票「OLS-7」について．*The Journal of Japan Osteoporosis Society* 2016；**2**：21-26.

〈鈴木敦詞〉

 骨粗鬆症マネージャーについて教えてください．

 骨粗鬆症リエゾンサービスの担い手で，多職種連携の中心となるメディカルスタッフです．

　多職種連携・施設間連携をおこなううえでは，職種と施設・部門が異なるだけに「誰が」，「何を」，「いつ」，「どこで」，「誰に」，「どのように」おこなうかという，いわゆる5W1Hは，とくに重要となる．OLSでは，「誰が」にあたる担い手として，骨粗鬆症マネージャー資格を設けた．海外でおこなわれているFLSでは，FPPとよばれているもので，診療支援のまさに中心的役割を果たすものである．

　資格認定をおこなううえでは，一定の専門的医療知識と共通認識を有することが必要となる．また，あくまで診療支援サービスをおこなう立場なので，資格認定時に病院・診療所・介護サービス施設/事業所・薬局・臨床検査センター・自治体・保健所・教育機関などに所属し，実際に医療・保健・教育活動に従事する者とした．専門的医療知識を有し，また骨粗鬆症についての基本的知識を，職種・業務内容にかかわらず有していることを担保するためには，三つの要件を設けた．第1は医療系国家資格を保有していることで，具体的には，①保健師，②助産師，③看護師，④診療放射線技師，⑤臨床検査技師，⑥理学療法士，⑦作業療法士，⑧臨床工学技士，⑨言語聴覚士，⑩薬剤師，⑪管理栄養士，⑫社会福祉士，⑬介護福祉士である．第2は日本骨粗鬆症学会に所属し，受験時からさかのぼって3年以内（受験当該年度含む）に学会参加歴があり，また学会が年2回開催するレクチャーコースを指定期間内に受講していることである．第3は年1回おこなわれる学会資格認定試験に合格することである．

　さて，骨粗鬆症マネージャー資格を取得したあとの実際の業務であるが，職種・職場が多岐にわたるため，単一の業務・専門性でOLSを規定することは困難である．そのため，学会ではOLSにおける共通評価項目「OLS-7」を作成し，OSL事業において骨粗鬆症マネージャーがどのような取り組みをし，また共通認識をもつべきかを明示した（**Q97 表1**参照）[1]．OLS-7をもちいることで，より円滑に職種間・施設間連携がおこなわれることが期待されている．

文献

1) 鈴木敦詞：骨粗鬆症リエゾンサービスと簡易評価票「OLS-7」について．*The Journal of Japan Osteoporosis Society* 2016；**2**：21-26.

（鈴木敦詞）

b 骨粗鬆症の医療経済

Q99 骨粗鬆症の予防・検診における費用対効果について教えてください．

A 65歳以上の高齢女性に対する骨粗鬆症検診は費用対効果に優れ，また，骨折リエゾンサービスによる二次骨折予防は費用節減が期待できる．

これまでに複数の研究が閉経後女性に対する骨粗鬆症検診の費用対効果を評価しており，検診が推奨される集団の年齢を65歳未満とする報告と，65歳以上とする報告の2つにわかれている．まず，ドイツとアメリカの研究によると，50歳以上の女性に対してDXA（dual energy X-ray adsorptiometry）法による骨密度検診を実施し高リスク者に対する薬物治療を開始する方針は費用対効果に優れることが示されている[1,2]．一方で，カナダとアメリカの研究は，若い年齢層（40〜64歳）では運動を促進するプログラムがもっとも費用対効果に優れ，骨密度検診にもとづき治療をおこなう方針は65歳以上が妥当と報告している[3,4]．

骨折リエゾンサービス（Fracture Liaison Service：FLS）による二次骨折予防については，複数の事例が費用節減効果を報告しており，そのうち，イギリスの分析では，FLSのもとで評価・治療にかかる費用が発生する一方，1,000人あたり18件の二次骨折を回避し，全体で約£21,000の費用節減効果が期待できる[5]．

欧米を中心に，多様な介入に対する費用対効果評価が実施されているが，日本人では白人に比して，椎体骨折の発生率が大きく，大腿骨頸部骨折の発生率が小さいといった，疫学的特徴などの違いを考慮すると，先行研究の結果をわが国にあてはめることは必ずしも適切ではない．今後，日本のローカルな意思決定に活用するべく，わが国の医療システムの視点から，骨粗鬆症検診や骨粗鬆症リエゾンサービス（Osteoporosis Liaison Service：OLS）の費用対効果の評価をおこなうことが必要と考えられる．

文献

1) Mueller D, et al.：Cost effectiveness of ultrasound and bone densitometry for osteoporosis screening in post-menopausal women. *Appl Health Econ Health Policy* 2008；**6**：113-135.
2) Nayak S, et al.：Cost-effectiveness of different screening strategies for osteoporosis in postmenopausal women. *Ann Intern Med* 2011；**155**：751-761.
3) Nshimyumukiza L, et al.：An economic evaluation：Simulation of the cost-effectiveness and cost-utility of universal prevention strategies against osteoporosis-related fractures. *J Bone Miner Res* 2013；**28**：383-394.
4) Mobley LR, et al.：Cost-effectiveness of osteoporosis screening and treatment with hormone replacement therapy, raloxifene, or alendronate. *Med Decis Making* 2006；**26**：194-206.
5) McLellan AR, et al.：Fracture liaison services for the evaluation and management of patients with osteoporotic fracture：a cost-effectiveness evaluation based on data collected over 8 years of service provision. *Osteoporos Int* 2011；**22**：2083-2098.

（森脇健介）

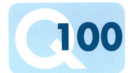 骨粗鬆症の治療における費用対効果について教えてください.

 骨粗鬆症の治療の費用対効果は,治療薬,患者の年齢,骨密度,保有するリスク因子によって様々です.ビスホスホネート製剤は,費用対効果の視点から骨折予防のための第1選択治療として位置づけられています.

近年,欧米諸国を中心に,骨粗鬆症治療に関する費用対効果評価の事例集積が進んでいる.例えば,イギリスの国立医療技術評価機構(National Institute for Health and Care Excellence:NICE)は,閉経後女性に対する初発骨折予防のための薬物治療について,臨床的効果および費用対効果の観点から評価を実施し,イギリスにおいて推奨される治療法をガイダンス(TA160)として公表している.TA160では,初発骨折予防のための第1の選択薬として,アレンドロネートが以下の集団を対象として推奨されている[1].

① 70歳以上で骨折または低骨密度に関する独立したリスク因子をもち,骨粗鬆症と診断されている(Tスコアが−2.5以下).
② 75歳以上で2つ以上のリスク因子をもつ(DXAによるTスコア評価は場合により不要).
③ 65〜69歳で骨折に関する独立したリスク因子をもち,骨粗鬆症と診断されている(Tスコアが−2.5以下).
④ 65歳未満で骨折に関する独立したリスク因子と少なくとも1つの低骨密度のリスク因子をもち,骨粗鬆症と診断されている(Tスコアが−2.5以下).

なお,リセドロネート,エチドロネートは第2の選択薬として,アレンドロネートの服用が不可能で,かつ,所定のTスコア・年齢・リスク因子数の組み合わせ条件を満たすものを対象に利用が推奨されている.第3の選択薬としてはラネル酸ストロンチウム,デノスマブがあげられている[1].ラロキシフェンは初発骨折予防の治療としては非推奨とされている[1].

わが国では費用対効果評価の取り組みは非常に限られており,今後,日本のローカルな意思決定に活用するべく,わが国の公的医療・介護システムの立場から,近年登場した治療薬を含め多様な治療法について,年齢や骨密度などの患者条件ごとに費用対効果の評価をおこなうことが重要と考えられる.

文献

1) National Institute for Health and Care Excellence:Alendronate, etidronate, risedronate, raloxifene and strontium ranelate for the primary prevention of osteoporotic fragility fractures in postmenopausal women:NICE technology appraisal guidance［TA160］. https://www.nice.org.uk/guidance/ta160

(森脇健介)

付録

付録1　骨粗鬆症の薬剤一覧

(2016年9月現在)

一般名	商品名	剤形・規格	効能効果	用法・用量
カルシトニン製剤				
エルカトニン	エルシトニン	注：10単位, 20S, 20Sディスポ, 40単位	骨粗鬆症における疼痛 ①高カルシウム血症（40単位のみ） ②骨Paget病（40単位のみ）	10単位：1回10単位を週2回筋肉内注射する. 20単位：1回20単位を週1回筋肉内注射する. 40単位：①1回40単位を1日2回朝晩に筋肉内注射または点滴静注する. 点滴静注においては希釈後速やかに使用し，1〜2時間かけて注入する. ②1回40単位を原則として1日1回筋肉内注射する.
カルシトニン（サケ）	カルシトラン	アンプル剤：1管1mL中, 日局カルシトニン（サケ）10国際単位（IU）	骨粗鬆症における疼痛	1回10国際単位（1管）を週2回筋肉内に注射する.
BP製剤				
エチドロン酸二ナトリウム（エチドロネート）	ダイドロネル	錠：200 mg	①骨粗鬆症 ②骨Paget病 ③脊髄損傷後，股関節形成術後の異所性骨化の抑制	①1日1回200 mgを2週間食間に経口投与する. 再投与までの期間は10〜12週間として，これを1クールとして周期的間歇投与をおこなう.〔重症〕1日1回400 mgを2週間食間に経口投与することができる. 再投与までの期間は10〜12週間として，これを1クールとして周期的間歇投与をおこなう. 1日400 mgを超えないこと. ②1日1回200 mgを食間に経口投与する. 1日1,000 mgを超えないこと. 服薬前後2時間は食物の摂取を避けること. ③1日1回800〜1,000 mgを食間に経口投与する. 服薬前後2時間は食物の摂取を避けること.
パミドロン酸二ナトリウム水和物（パミドロネート）	アレディア	注：15 mg, 30 mg	①悪性腫瘍による高カルシウム血症, ②乳癌の溶骨性骨転移（化学療法，内分泌療法，あるいは放射線療法と併用すること）, ③骨形成不全症	①30〜45 mgを4時間以上かけて，単回点滴静脈内投与する. なお，再投与が必要な場合には，初回投与による反応を確認するために少なくとも1週間の投与間隔を置くこと. ②90 mgを4時間以上かけて，4週間間隔で点滴静脈内投与する. ③1日1回4時間以上かけて0.5 mg/kg（2歳未満）, 0.75 mg/kg（2歳以上3歳未満）, 1.0 mg/kg（3歳以上）を3日間連続点滴静脈内投与し，2ヵ月（2歳未満）, 3ヵ月（2歳以上3歳未満）, 4ヵ月（3歳以上）の間隔にて投与を繰り返す. ただし，1日の用量は60 mgを超えないこと.
アレンドロン酸ナトリウム水和物（アレンドロネート）	テイロック	アンプル剤：5 mg, 10 mg	悪性腫瘍による高カルシウム血症	10 mgを「生理食塩液」又は「ブドウ糖注射液（5%）」500 mLに混和し，約4時間かけて，単回点滴静脈内投与する. ただし，20 mgを上限とする. 再投与が必要な場合には，初回投与による反応を確認するために少なくとも1週間の投与間隔を置くこと.
	フォサマック	錠：5 mg, 35 mg	骨粗鬆症	朝起床時に水約180 mLとともに経口投与し，服用後少なくとも30分は横にならず，飲食（水を除く）並びに他剤の経口摂取も避けること. 5 mg錠：1日1回 35 mg錠：1週間に1回
	ボナロン	錠：5 mg, 35 mg 経口ゼリー：35 mg 注（バッグ）：900 μg	骨粗鬆症	経口投与の場合，朝起床時に水約180 mLとともに経口投与し，服用後少なくとも30分は横にならず，飲食（水を除く）並びに他剤の経口摂取も避けること. 5 mg錠：1日1回 35 mg錠：1週間に1回 経口ゼリー：1週間に1回 注射剤：4週に1回900 μgを30分以上かけて点滴静脈内投与する.
リセドロン酸ナトリウム水和物（リセドロネート）	ベネット	錠：2.5 mg, 17.5 mg, 75 mg	①骨粗鬆症 ②骨Paget病（17.5 mgのみ）	起床時に十分量（約180 mL）の水とともに経口投与し，服用後少なくとも30分は横にならず，水以外の飲食並びに他剤の経口摂取も避けること. 2.5 mg錠：1日1回 17.5 mg錠：①1週間に1回，②1日1回，8週間連日経口投与する. 75 mg錠：月1回
	アクトネル	錠：2.5 mg, 17.5 mg, 75 mg		

付録 1　骨粗鬆症の薬剤一覧

一般名	商品名	剤形・規格	効能効果	用法・用量
ミノドロン酸水和物（ミノドロネート）	リカルボン ボノテオ	錠：1 mg，50 mg 錠：1 mg，50 mg	骨粗鬆症	起床時に十分量（約 180 mL）の水とともに経口投与し，服用後少なくとも 30 分は横にならず，水以外の飲食並びに他剤の経口摂取も避けること． 1 mg 錠：1 日 1 回 50 mg 錠：4 週に 1 回
イバンドロン酸ナトリウム水和物（イバンドロネート）	ボンビバ	錠：100 mg 注（シリンジ）：1 mg	骨粗鬆症	錠：1 ヵ月に 1 回 起床時に十分量（約 180 mL）の水とともに経口投与する．なお，服用後少なくとも 60 分は横にならず，飲食（水を除く）及び他剤の経口摂取を避けること． 注：1 ヵ月に 1 回，静脈内投与する．
ゾレドロン酸水和物（ゾレドロネート）	ゾメタ	注：4 mg 5 mL，4 mg 100 mL	①悪性腫瘍による高カルシウム血症 ②多発性骨髄腫による骨病変及び固形癌骨転移による骨病変	4 mg 5 mL：4 mg を生理食塩液又はブドウ糖注射液（5％）100 mL に希釈し，① 15 分以上かけて点滴静脈内投与する．なお，再投与が必要な場合には少なくとも 1 週間の投与間隔をおくこと．② 15 分以上かけて 3 〜 4 週間間隔で点滴静脈内投与する． 4 mg 100 mL：1 ボトル（ゾレドロン酸として 4 mg）を，① 15 分以上かけて点滴静脈内投与する．なお，再投与が必要な場合には，初回投与による反応を確認するために少なくとも 1 週間の投与間隔をおくこと．② 15 分以上かけて 3 〜 4 週間間隔で点滴静脈内投与する．
活性型ビタミン D₃ 製剤				
アルファカルシドール	ワンアルファ	錠：0.25 µg，0.5 µg，1.0 µg 液剤：0.5 µg/mL	①慢性腎不全，骨粗鬆症 ②副甲状腺機能低下症，その他のビタミン D 代謝異常にともなう疾患 ③未熟児（液剤のみ）	本剤は，患者の血清 Ca 濃度の十分な管理のもとに，投与量を調整する． 錠：① 1 日 1 回 0.5 〜 1.0 µg を経口投与する．② 1 日 1 回 1.0 〜 4.0 µg を経口投与する． 液剤：① 1 日 1 回 0.5 〜 1.0 µg を経口投与する．② 1 日 1 回 1.0 〜 4.0 µg を経口投与する．③ 1 日 1 回 0.008 〜 0.1 µg/kg を経口投与する．
	アルファロール	散：1 µg/g，0.25 µg/0.25 g，0.5 µg/0.5 g 軟カプセル：0.25 µg，0.5 µg，1 µg，3 µg 液剤：0.5 µg/mL	①慢性腎不全，骨粗鬆症（3 µg 軟カプセルを除く） ②副甲状腺機能低下症，その他のビタミン D 代謝異常にともなう疾患 ③未熟児（液剤のみ）	本剤は，患者の血清カルシウム濃度の十分な管理のもとに，投与量を調整する． 散：① 1 日 1 回 0.5 〜 1.0 µg を経口投与する．② 1 日 1 回 1.0 〜 4.0 µg を経口投与する． 軟カプセル：① 1 日 1 回 0.5 〜 1.0 µg を経口投与する．② 1 日 1 回 1.0 〜 4.0 µg を経口投与する． 液剤：① 1 日 1 回 0.5 〜 1.0 µg を経口投与する．② 1 日 1 回 1.0 〜 4.0 µg を経口投与する．③ 1 日 1 回 0.008 〜 0.1 µg/kg を経口投与する．
カルシトリオール	ロカルトロール	軟カプセル：0.25 µg，0.5 µg 注：0.5 µg，1.0 µg（各 1 mL 中）	軟カプセル：①骨粗鬆症，②慢性腎不全，③副甲状腺機能低下症，その他のビタミン D 代謝異常にともなう疾患，くる病・骨軟化症 注：維持透析下の二次性副甲状腺機能亢進症	軟カプセル：本剤は患者の血清 Ca 濃度の十分な管理のもとに投与量を調節する． ① 1 日 0.5 µg を 2 回に分けて経口投与する．② 1 日 1 回 0.25 〜 0.75 µg を経口投与する．③ 1 日 1 回 0.5 〜 2.0 µg を経口投与する． 注：1 回 1 µg を週 2 〜 3 回，透析終了時にできるだけ緩徐に静脈内投与する．以後は，患者の副甲状腺ホルモン及び血清 Ca の十分な管理のもと，1 回 0.5 〜 1.5 µg の範囲内で適宜増減し，週 1 〜 3 回，透析終了時にできるだけ緩徐に投与する．
マキサカルシトール	オキサロール	注：2.5 µg，5 µg，10 µg（各 1 mL 中） 軟膏・ローション：25 µg/g	注：維持透析下の二次性副甲状腺機能亢進症 軟膏・ローション：尋常性乾癬，魚鱗癬群，掌蹠角化症，掌蹠膿疱症	注：1 回 2.5 〜 10 µg を週 3 回，透析回路静脈側に注入（静注）する． なお，血清副甲状腺ホルモンの改善効果が得られない場合は，高カルシウム血症の発現等に注意しながら，1 回 20 µg を上限に慎重に漸増する． 軟膏・ローション：通常 1 日 2 回適量を患部に塗擦する．
ファレカルシトリオール	ホーネル フルスタン	錠：0.15 µg，0.3 µg 錠：0.15 µg，0.3 µg	①維持透析下の二次性副甲状腺機能亢進症 ②副甲状腺機能低下症（腎不全におけるものを除く）における低カルシウム血症とそれにともなう諸症状の改善，くる病・骨軟化症（腎不全におけるものを除く）にともなう諸症状の改善	① 1 日 1 回 0.3 µg を経口投与する． ② 1 日 1 回 0.3 〜 0.9 µg を経口投与する．
エルデカルシトール	エディロール	軟カプセル：0.5 µg，0.75 µg	骨粗鬆症	1 日 1 回 0.75 µg を経口投与する．ただし，症状により適宜 1 日 1 回 0.5 µg に減量する．

付録1　骨粗鬆症の薬剤一覧

一般名	商品名	剤形・規格	効能効果	用法・用量
イプリフラボン製剤				
イプリフラボン	オステン	錠：200 mg	骨粗鬆症における骨量減少の改善	1回200 mgを1日3回食後経口投与する．
SERM				
ラロキシフェン塩酸塩	エビスタ	錠：60 mg	閉経後骨粗鬆症	1日1回60 mgを経口投与する．
バゼドキシフェン酢酸塩	ビビアント	錠：20 mg	閉経後骨粗鬆症	1日1回20 mgを経口投与する．
抗RANKLモノクローナル抗体				
デノスマブ	ランマーク	注：120 mg/1.7 mL	①多発性骨髄腫による骨病変及び固形癌骨転移による骨病変 ②骨巨細胞腫	①4週間に1回120 mgを皮下投与する． ②第1日，第8日，第15日，第29日，その後は4週間に1回120 mgを皮下投与する．
	プラリア	注：60 mg/1 mL	骨粗鬆症	6ヵ月に1回60 mgを皮下投与する．
ビタミンK₂製剤				
メナテトレノン	グラケー	軟カプセル：15 mg	骨粗鬆症における骨量・疼痛の改善	1日45 mgを3回に分けて食後に経口投与する．
乳酸Ca水和物	乳酸カルシウム水和物など	原末	低カルシウム血症に起因するテタニーの改善．妊婦，産婦の骨軟化症におけるCa補給．発育期におけるCa補給	1回1 gを1日2～5回経口投与する．
グルコン酸Ca水和物	カルチコール	末 注射液：8.5%5 mL，8.5%10 mL	低カルシウム血症に起因するテタニー，テタニー関連症状の改善．小児脂肪便におけるCa補給	末：1日1～5 gを3回に分割経口投与する． 注射液：0.4～2.0 g(本剤4.7～23.5 mL＝Caとして1.83～9.17 mEq)を8.5w/v%(0.39 mEq/mL)液として，1日1回静脈内に緩徐に(Caとして毎分0.68～1.36 mEq＝本剤毎分1.7～3.5 mL)注射する．ただし，小児脂肪便にもちいる場合は，経口投与不能時に限る．
L-アスパラギン酸Ca水和物	アスパラ-CA	錠：200 mg	低カルシウム血症に起因するテタニー，テタニー関連症状の改善．骨粗鬆症，骨軟化症におけるCa補給．発育期におけるCa補給．妊娠，授乳時におけるCa補給	1日1.2 g(6錠)を2～3回に分割経口投与する．
塩化Ca水和物	塩化カルシウム「ヤマゼン」	末	低カルシウム血症に起因するテタニー，テタニー関連症状の改善	1回1～2 gを約5%水溶液にして1日3回経口投与する．
	大塚塩カル	注射液：2% (CaCl₂：0.4 g 20 mL)	低カルシウム血症に起因するテタニー，テタニー関連症状の改善．鉛中毒症．マグネシウム中毒症．妊婦・産婦の骨軟化症におけるCa補給．	0.4～1.0 g(Caとして7.2～18 mEq：本品20～50 mL)を2%(0.36 mEq/mL)液として，1日1回静脈内に緩徐に(Caとして毎分0.68～1.36 mEq：本品20 mLあたり5～10分間)注射する．ただし，妊婦・産婦の骨軟化症にもちいる場合は，経口投与不能時に限る．
	塩化Ca補正液	注射液：1 mEq/mL (CaCl₂：1.11g 20mL)	電解質補給の電解質補正，低カルシウム血症	電解質補液の電解質の補正用として，体内の水分，電解質の不足に応じて電解質補液に添加してもちいる．
リン酸水素Ca水和物	リン酸水素カルシウム水和物等	末	くる病，骨粗鬆症，骨軟化症におけるCa補給．妊娠・授乳時におけるCa補給	1日3 gを3回に分割経口投与する．
副甲状腺ホルモン(PTH)				
テリパラチド酢酸塩	テリパラチド酢酸塩	注：100テリパラチド酢酸塩単位	Ellsworth-Howard試験	1回100テリパラチド酢酸塩単位を用時，生理食塩液3 mLに溶解し，静脈内に注射する．なお，体表面積が1 m²未満の小児の場合には，100テリパラチド酢酸塩単位/m²投与する．
	テリボン	注：56.5 μg (溶解液添付製品)，56.5 μg	骨折の危険性の高い骨粗鬆症	1バイアルを添付の生理食塩液1 mLに用時溶解してもちいる(溶解操作方法は添付文書を参照)．56.5 μgを1週間に1回皮下注射する．なお，本剤の投与は72週間までとすること．

一般名	商品名	剤形・規格	効能効果	用法・用量
テリパラチド（遺伝子組換え）	フォルテオ	注(キット)：600 μg 2.4mL	骨折の危険性の高い骨粗鬆症	1日1回20 μgを皮下に注射する．なお，本剤の投与は24ヵ月間までとすること．
Ca受容体作動薬				
シナカルセト塩酸塩	レグパラ	錠：12.5 mg, 25 mg, 75 mg	①維持透析下の二次性副甲状腺機能亢進症 ②副甲状腺癌，副甲状腺摘出術不能又は術後再発の原発性副甲状腺機能亢進症における高カルシウム血症	①1日1回25 mgを経口投与する．以後は，患者のPTH及び血清Ca濃度の十分な観察のもと，1日1回25〜75 mgの間で適宜用量を調整し，経口投与する．ただし，PTHの改善が認められない場合には，1回100 mgを上限として経口投与する．増量をおこなう場合は増量幅を25 mgとし，3週間以上の間隔をあけておこなうこと． ②1回25 mgを1日2回経口投与する．以後は，患者の血清Ca濃度の十分な観察のもと，1回25〜75 mgの間で適宜用量を調整し，1日2回経口投与する．増量をおこなう場合は1回の増量幅を25 mgとし，2週間以上の間隔をあけておこなうこと．なお，血清Ca濃度の改善が認められない場合は，1回75 mgを1日3または4回まで経口投与できる．
リン酸塩製剤				
リン酸二水素ナトリウム一水和物・無水リン酸水素二ナトリウム	ホスリボン	顆粒剤：1包(0.48 g)にリンとして100 mgを含有	低リン血症	1日あたり20〜40 mg/kgを目安とし，数回に分割して経口投与する．以後は患者の状態に応じて適宜増減するが，上限はリンとして1日あたり3,000 mgとする．
その他				
沈降炭酸カルシウム・コレカルシフェロール・炭酸マグネシウム	デノタス	チュアブル錠：沈降炭酸カルシウム762.5 mg（カルシウムとして305 mg），コレカルシフェロール0.005 mg（200 IU），炭酸マグネシウム59.2 mg（マグネシウムとして15 mg）	RANKL阻害薬(デノスマブ(遺伝子組換え)など)投与にともなう低カルシウム血症の治療および予防	1日1回2錠を経口投与する．

（添付文書をもとに作成．本薬剤をもちいるときは最新の添付文書を参照してください．）

付録2　全身骨格と骨組織

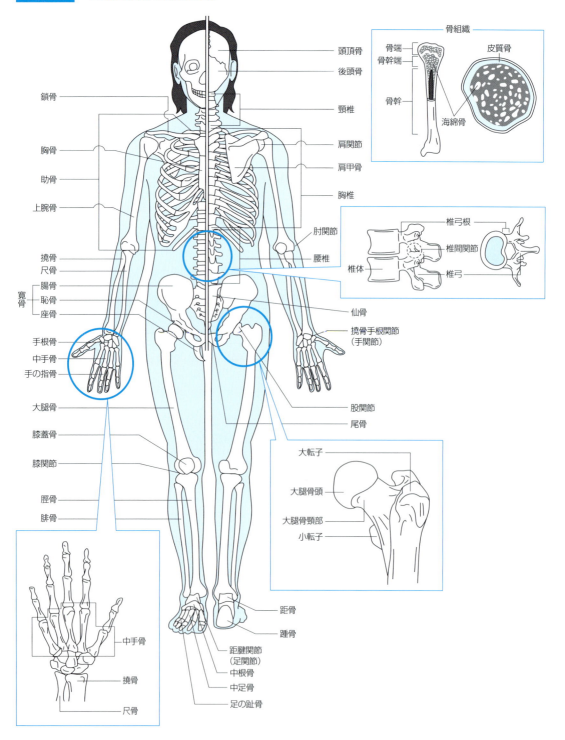

付録3　骨粗鬆症患者QOL評価質問表（2000年度版）

日本骨代謝学会雑誌　第18巻3号（2001年1月20日）改訂版

日本骨代謝学会　骨粗鬆症患者QOL評価検討委員会

新潟医療福祉大学	高橋　榮明（委員長）
東北大学大学院医学系研究科肢体不自由学分野	岩谷　力（副委員長）
大阪市立弘済院附属病院内科	揖場　和子
横浜市立大学医学部産婦人科	五來　逸雄
東京都老人総合研究所疫学部門	鈴木　隆雄
東京都多摩老人医療センター	林　泰史
埼玉県立大学保健医療福祉学部理学療法学科	藤縄　理
浜松医科大学整形外科	山崎　薫
新潟大学医学部整形外科	遠藤　直人（事務局）

QOL評価質問表による調査の際の注意

1. この質問表はご自身で食事をとることができ，そして屋内または屋外を歩くことができる方を対象としています．ただし歩行に際して他の人の手助け（介助）や歩行補助具（杖，手押し車など）の要否は問いません．
2. この質問表は 現状表 （回答者が記入）， 評価表 （回答者が記入）および 基本表 （医師または調査担当者が記入）から構成されます．
3. 現状表 および 評価表 は原則として回答者ご自身でご記入ください．ただしご本人が直接記入することが難しい場合には，ご家族の方または日頃お世話をなさっておられる方が，ご本人に各質問をお聞きになってご記入ください．
4. 特別な指示のあるもの以外は全ての質問にお答えください．どうぞ，ご記入もれのないようにお願いします．

骨粗鬆症患者QOL評価質問表（2000年度版）

　この質問表はあなたの最近のお身体および生活の状態についてお聞きするものです．お答え頂きました内容について，あなたのプライバシーは守られます．

　担当者からこの調査の目的と趣旨について十分に説明を受けて，回答にご同意がいただけましたら該当欄にご署名のうえ質問にお答えください．

```
回答日
    平成___年___月___日        （該当のところは○でお囲みください）
1. お名前：_____（ご署名ください）
           ふりがな
           _____
2. 性　　別：男　・　女
3. 生年月日：明治　大正　昭和　　年　　月　　日
4. 年　　齢：____歳
5. 閉　経　年齢____歳
   未 閉 経　（男性は記入不要）
```

現　状　表

6. 身長：現在＿＿＿＿cm
7. 体重：現在＿＿＿＿kg
（次の質問にあなたのお答えをお選びください．）
8. これまで罹った病気がありますか．当てはまるもの全てに○をつけてください．
   1）高血圧　2）糖尿病　3）脳卒中　4）狭心症・心筋梗塞　5）腎臓病　6）胃切除　7）卵巣摘出
   8）喘息　9）慢性関節リウマチ　10）変形性膝関節症　11）変形性脊椎症　12）脊柱管狭窄症
   13）その他（　　　　　　　　　）
9. これまでに骨粗鬆症と診断されたことがありますか．
   1）ない　2）ある　「ある」の方にお聞きします．
      a. それはいくつの時でしたか．（＿＿＿＿歳ころ）
      b. 治療を受けていますか．どちらか選んで○をつけてください．
         （1）受けていない　（2）受けている　「受けている」の方にお聞きします．当てはまることに○をつけてください．
            ①食事でカルシウムを十分摂取している．②運動を規則的にしている．
            ③薬物治療を受けている．　種類＿＿＿＿＿＿＿＿＿，いつからですか＿＿＿年前から
10. これまでに次の部位の骨折をしたことがありますか．あれば当てはまるもの全てに○をつけて，その時の年齢をご記入ください．
    1）背骨＿＿＿＿歳ころ　2）大腿骨＿＿＿＿歳ころ　3）手首＿＿＿＿歳ころ
    4）その他＿＿＿＿歳ころ（部位＿＿＿＿＿＿＿）
11. 現在生活しているのはどこですか．
    1）自宅　①一戸建て　②集合住宅（マンションなど）
    2）施設　①老健施設　②特別養護老人ホーム　③養護老人ホーム　④有料老人ホーム　⑤その他
    3）病院
12. ご自宅におられる方にお聞きします．お独りでお住いでしょうか．同居でしょうか．
    1）独居
    2）同居者がいる：その場合，どなたと同居されていますか．当てはまる方全てに○をつけてください．
         ①配偶者　②両親　③配偶者の両親　④子供　⑤孫　⑥子供や孫の配偶者
         ⑦同胞（兄弟・姉妹）　⑧親戚　⑨友人　⑩その他
    3）別居しているが近親者が近くに住んでいる．
13. 身の回りのこと（トイレ，入浴，着替え，歩行など）を手伝ってくれる方が必要ですか．
    1）必要ない　2）時々必要　3）いつも必要
14. 必要と答えた方にお聞きします．身の回りのことを手伝ってくれる方はどなたですか．当てはまる方全てに○をつけてください．
         ①配偶者　②両親　③配偶者の両親　④子供　⑤孫　⑥子供や孫の配偶者
         ⑦同胞（兄弟・姉妹）　⑧親戚　⑨友人　⑩ヘルパーの方　⑪介護職員　⑫その他

評　価　表

（次の質問に，どうぞ必ず回答をお選びください．）

《I. 痛み》

次の5つの質問はあなたの背中や腰の痛みについて先週の状態をお聞きします．
それぞれの質問で，当てはまる回答を1つ選び，○をつけてください．

1. 先週，何日くらい背中や腰に痛みがありましたか．
   1) 全くなかった　2) 1週間に1日以下　3) 1週間に2，3日　4) 1週間に4〜6日
   5) 毎日あった
2. 背中や腰に痛みがあった時，日中どのくらい続きましたか．
   1) 痛みはなかった　2) 1〜2時間　3) 3〜5時間　4) 6〜10時間　5) 1日中
3. 身体をじっとしている時，背中や腰の痛みはどの程度でしたか．
   1) 全く痛みを感じなかった　2) 少し痛かった　3) 痛かった　4) ひどく痛かった
   5) 我慢できないくらい痛かった
4. 身体を動かす時，背中や腰の痛みはどの程度でしたか．
   1) 全く痛みを感じなかった　2) 少し痛かった　3) 痛かった　4) ひどく痛かった
   5) 我慢できないくらい痛かった
5. 先週，背中や腰の痛みのために眠れないことがありましたか．
   1) 1回もなかった　2) 1回あった　3) 2回あった　4) 1晩おきくらいに眠れなかった
   5) ほとんど毎晩眠れなかった

《II. 日常生活動作についてお聞きします．》

A. 身の回りのこと

次の4つの質問は，**現在**あなたがご自身で身の回りのことをする時の状態についてお聞きします．
それぞれの質問で，当てはまる回答を1つ選び，○をつけてください．

6. 服や着物の着替えは一人でできますか．
   1) 容易にできる　2) 少し難しいができる　3) かなり難しいができる
   4) 他の人の手助け（介助）が相当あればできる　5) 他の人の手助け（介助）がなければ全くできない
7. トイレに入って一人で用を足すことができますか．
   1) 容易にできる　2) 少し難しいができる　3) かなり難しいができる
   4) 他の人の手助け（介助）が相当あればできる　5) 全くできない
8. 用を足す時（大便をする），普段は和式と洋式トイレのどちらをお使いですか．
   1) 和式トイレ，洋式トイレのどちらでも使える　2) 和式トイレを使えるが，少し難しい
   3) 和式トイレを使えず，洋式トイレしか使えない
9. お風呂に一人で入っていますか．
   1) 一人で容易に入っている　2) 少し難しいが一人で入っている
   3) かなり難しいが何とか一人で入っている　4) 他の人の手助け（介助）が相当あれば入れる
   5) 他の人の手助け（介助）がなければ全くできない

B. 家　事

次の5つの質問は**現在**あなたが日頃行っている家事についてお聞きしています．他にやってくれる人がいる場合は，ご自身ができるかどうかということでお答えください．それぞれの質問で，当てはまる回答を1つ選び，○をつけてください．

10. 自分で食事の支度ができますか．
　　1）自分一人で容易にできる　2）何とか自分一人でできる　3）難しいが自分一人でできる
　　4）他の人の手助け（介助）があればできる　5）全く自分ではできない
11. 家の掃除ができますか．
　　1）自分一人で容易にできる　2）何とか自分一人でできる　3）難しいが自分一人でできる
　　4）他の人の手助け（介助）があればできる　5）全く自分ではできない
12. 手を伸ばして頭の上の棚からものをとることができますか．
　　1）容易にとれる　2）何とかとれる　3）難しいがとれる
　　4）手は届くがとれない　5）手があまり上げられずとれない
13. 日用品（食料品など）の買い物を一人でできますか．
　　1）容易にできる　2）何とかできる　3）難しいができる
　　4）手助け（介助）があればできる　5）全くできない
14. 5 kg くらいのもの（例：1 升びん 2 本，あるいは 2 リットル入りのペットボトル 2 本）を 10 メートルくらい運べますか．
　　1）5 kg くらいのもの（1 升びん 2 本）を容易に運べる
　　2）5 kg くらいのもの（1 升びん 2 本）をなんとか運べる
　　3）2.5 kg くらいのもの（1 升びん 1 本）を容易に運べる
　　4）2.5 kg くらいのもの（1 升びん 1 本）ならなんとか運べる
　　5）2.5 kg のもの（1 升びん 1 本）を運べない

C．移　動
　次の 7 つの質問は**現在**のあなたの歩行や外出の状態についてお聞きします．ご自身が下記のことをできるかどうかお答えください．それぞれの質問で，当てはまる回答を 1 つ選び，○をつけてください．
15. 椅子（ソファを除きます）から立ち上がれますか．
　　1）容易に立ち上がれる　2）ものにつかまらずになんとか立ち上がれる
　　3）ものにつかまれば一人で立ち上がれる　4）少しの手助け（介助）があれば立ち上がれる
　　5）他の人の手助け（介助）があれば立ち上がれる
16. 畳から立ち上がれますか．
　　1）容易に立ち上がれる　2）ものにつかまらずになんとか立ち上がれる
　　3）ものにつかまれば一人で立ち上がれる　4）少しの手助け（介助）があれば立ち上がれる
　　5）他の人の手助け（介助）があれば立ち上がれる
17. 立った姿勢で膝を伸ばしたまま，前屈して手を床につけられますか．
　　1）容易に手のひらまでつく　2）手指の先ならつく　3）手指の先が足から膝下までなら届く
　　4）手指の先は膝からもも（大腿）までなら届く　5）立って身体を屈めることができない
18. 50 メートル以上連続して歩けますか．
　　1）早足で途中で止まらず歩ける　2）途中で止まらず歩ける　3）途中で休めば歩ける
　　4）手助け（介助）（杖，手押し車などを含む）があれば歩ける　5）歩けない
19. 屋外を歩くとすれば，杖を使いますか．
　　1）全く使わない　2）稀に使う　3）使う時と使わない時と半々位　4）歩く時使うことが多い
　　5）歩く時必ず使う
20. 1 階から 2 階までの階段で昇り降りを一人でできますか．
　　1）容易に一人でできる　2）手すりを使えば楽にできる　3）手すりを使えば難しいができる
　　4）手助け（介助）があればできる　5）できない

21. バスや電車(自家用車やタクシーを除く)などの公共の乗り物を利用できますか.
    1) 難なくできる　2) 少し難しいができる　3) 難しいができる　4) 同伴者と利用すればできる
    5) 利用できない

《III. 娯楽・社会的活動》
　次の5つの質問はあなたがなさっている趣味，娯楽，外出などについてお聞きします．それぞれの質問で，当てはまる回答を1つ選び，○をつけてください．
22. 先週，何日くらい外出しましたか．
    1) 毎日　2) 5～6日　3) 3～4日　4) 1～2日　5) 一度もない
23. 普段は(この1年位で)，何回くらい友人や親戚の家を訪問しましたか．
    1) 週に1回以上　2) 2週に1回くらい　3) 月に1回くらい　4) 3ヵ月に2回くらい
    5) 半年に1～2回以下
24. 普段は(この1年位で)，何回くらいお祭りや集会などの地域の行事に参加しましたか．
    1) 週に1回以上　2) 2週に1回くらい　3) 月に1回くらい　4) 3ヵ月に2回くらい
    5) 半年に1～2回以下
25. 普段は(この1年位で)，何回くらい旅行や行楽などに行きましたか．
    1) 週に1回以上　2) 2週に1回くらい　3) 月に1回くらい　4) 3ヵ月に2回くらい
    5) 半年に1～2回以下
26. 普段は(この1年位で)，庭仕事，園芸，その他ゲートボールなどをしていますか．
    1) 週に1回以上　2) 2週に1回くらい　3) 月に1回くらい　4) 3ヵ月に2回くらい
    5) 半年に1～2回以下

《IV. 総合的健康度》
　次の3つの質問は**現在**のあなたのお身体の状態についてお聞きします．それぞれの質問で，当てはまる回答を1つ選び，○をつけてください．
27. あなたはご自身のお身体の健康状態は年齢相応と思いますか．
    1) 最高に良い　2) とても良い　3) 年齢相応に良い　4) あまり良くない　5) 良くない
28. 1年前と比べて，あなたの現在の健康状態はいかがですか．
    1) 1年前より良い　2) 1年前より少し良い　3) 1年前とほぼ同じ　4) 1年前ほど良くない
    5) 1年前よりはるかに悪い
29. 1年前と比べて，あなたの現在の生活に満足を感じていますか．
    1) 1年前より良い　2) 1年前より少し良い　3) 1年前とほぼ同じ　4) 1年前ほど良くない
    5) 1年前よりはるかに悪い

《V. 姿勢・体形》
　次の4つの質問は**現在**の姿勢・体形についてお聞きします．30, 31問で，当てはまる回答を1つ選び，○をつけてください．
30. 10年前と比べて身長が低くなりましたか．
    1) 全く変化はない　2) 少し低くなった　3) 低くなった　4) かなり低くなった
    5) 非常に低くなった
31. 10年前と比べて背中が丸くなりましたか．
    1) 全く変化はない　2) 少し丸くなった　3) 丸くなった　4) かなり丸くなった
    5) 非常に丸くなった

次の2問は体形が変わった方（身長が低くなったり，背中が丸くなったり）にお聞きします．変わらない方は32，33問に回答は不用です．次の34問にお進みください．

32. 体形が変わったことは気になりますか．
   1) いつも気になる　2) しばしば気になる　3) 時々気になる　4) ほとんど気にならない
   5) 全く気にならない

33. 背中が丸くなった方にお聞きします．次のような症状が出やすくなりましたか．もし当てはまる症状があれば，いくつでも選び，○をおつけください．
   1) 息苦しい時がある　2) 胸やけがおこりやすい　3) お腹が張りやすい　4) 便秘しやすい
   5) 食欲がおちている　6) 上記のような症状はない

《VI. 転倒・心理的要素》
次の5つの質問はこの**2週間**にあなたがお感じになった不安や心配などについてお聞きします．それぞれの質問で，当てはまる回答を1つ選び，○をつけてください．

34. 転倒するのではないかという不安を感じましたか．
   1) いつも不安を感じた　2) しばしば不安を感じた　3) 時々不安を感じた
   4) ほとんど不安を感じなかった　5) 全く不安を感じなかった

35. 転倒の不安のために，やりたいことを諦めたことがありましたか．
   1) いつも諦めていた　2) しばしば諦めていた　3) 時々諦めていた
   4) ほとんど諦めたことはなかった　5) 全く諦めたことはなかった

36. 朝，目覚めた時さわやかと感じましたか．
   1) いつもさわやかと感じた　2) しばしばさわやかと感じた　3) 時々さわやかと感じた
   4) ほとんどさわやかと感じなかった　5) 全くさわやかと感じなかった

37. 神経質でくよくよ思い悩んだことがありましたか．
   1) 始終あった　2) しばしばあった　3) 時々あった　4) ほとんどなかった　5) 全くなかった

38. 家族や他人に完全に頼る生活になるのではないかと心配ですか．
   1) 全く心配していない　2) めったに心配していない　3) 時々心配する　4) よく心配する
   5) いつも心配する

《VII. 総括》

39. 骨粗鬆症と診断されている方にお尋ねします．あなたは骨粗鬆症のために最もお困りのことは以下のどれですか．最も当てはまるものを3つ以内選んで，困る順番にあげてください．
   1) 背中や腰の痛みがあること
   2) 身の回りのことや家庭の仕事が思うようにできないこと
   3) 長く立っていると身体が苦しくなること
   4) 近所とのお付き合い，外出，旅行などに自由に行けないこと
   5) 身長が低くなり姿勢が悪くなったこと
   6) 気分が落ち着かなかったりいらいらすること
   7) 転倒または骨折するのではないかという心配があること
   8) 寝たきりになるのではないかという恐れがあること
   9) 今のところ困ることはない
   困る順番に番号をあげてください．

   ①_____　②_____　③_____

■このアンケートにご記入されたのはご本人ですか？
　1）はい　2）いいえ
「いいえ」とお答えの方にお聞きします．ご本人との関係で次のどなたですか，当てはまる回答を1つ選び，○をつけてください．
　①配偶者　②両親　③配偶者の両親　④子供　⑤孫　⑥子供や孫の配偶者　⑦同胞（兄弟・姉妹）
　⑧親戚　⑨友人　⑩ヘルパー　⑪看護または介護職員　⑫その他

　　ご記入もれがないか，もう一度ご確認ください．ご協力ありがとうございました．

基本表
（調査を担当する方がご記入ください）

I．骨密度
　1．測定機器　　QDR-1000　　DPX　　XCT-960
　　　　　　　　2000　　　　XR　　　その他
　　　　　　　　4500　　　　DCS-600
　2．測定部位，骨密度，測定年月日　平成　　年　　月　　日
　　　腰椎　　L2 ＿＿＿＿　　　L2-4 ＿＿＿＿
　　　　　　　L3 ＿＿＿＿　　　L4 ＿＿＿＿
　　　大腿骨　頸部 ＿＿＿＿，　転子部 ＿＿＿＿
　　　橈骨　　UD ＿＿＿＿，　1/3 ＿＿＿＿

II．X線撮影：撮影年月日　　　平成＿＿年＿＿月＿＿日
　1．圧迫骨折が認められる椎体の数字に○をつけてください．
　　　胸椎　T3　4　5　6　7　8　9　10　11　12
　　　腰椎　L1　2　3　4　5
　2．変形性脊椎症について骨棘，椎間板狭小化の有無でお答えください．適当な回答に○をつけてください．
　　2-1．骨棘
　　　　　胸椎：著明にあり　　　軽度にあり　　　なし
　　　　　腰椎：著明にあり　　　軽度にあり　　　なし
　　2-2．椎間板狭小化
　　　　　胸椎：2ヵ所以上あり　　1ヵ所あり　　　なし
　　　　　腰椎：2ヵ所以上あり　　1ヵ所あり　　　なし
　　2-3．椎体すべり
　　　　　腰椎：あり　　　なし

III．身体測定値：測定年月日　　　平成＿＿年＿＿月＿＿日
　回答者がご自身の身体諸計測値をご存知ない場合，お手数でも計測のうえご記入ください．
　　①身長＿＿＿＿cm　②体重＿＿＿＿kg　③Arm span＿＿＿＿cm

（日本骨代謝学会　骨粗鬆症患者QOL評価検討委員会：骨粗鬆症患者QOL評価質問表(2000年度版)．日本骨代謝学会雑誌 2001；**18**．）

付録4　JOQOL のドメイン別表記

JOQOL の各ドメインの点数を 100 点満点に換算し，レーダーチャートとして表記する．ドメインごとの点数の高低を視覚的にとらえることができる．

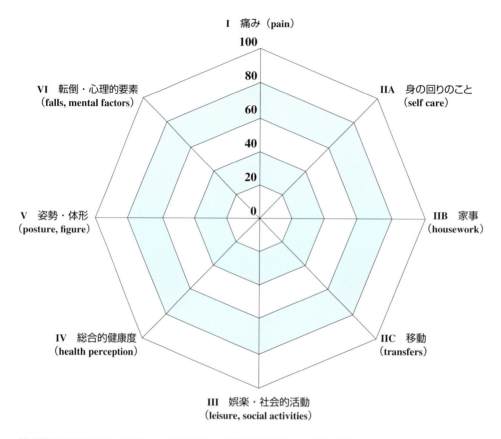

（骨粗鬆症の予防と治療ガイドライン作成委員会．骨粗鬆症の予防と治療ガイドライン 2015 年版．ライフサイエンス出版 2015：166．）

索　引

和文

あ・い
アルファカルシドール　93, 147
アレンドロネート　147
アンドロゲン遮断療法　62
胃食道逆流症（GERD）　127
I 型プロコラーゲン -N- プロペプチド（P1NP）　28, 76, 111

え・お
エストロゲン　84
エルデカルシトール　93
オステオプロテジェリン（OPG）　117, 129
オダナカチブ　134

か
開眼片脚立ち　66
顎骨壊死　109, 113, 158
活性型ビタミン D_3（製剤）　53, 72, 93
カルシトニン受容体　124, 126
関節リウマチ（RA）　39

き・く・け
急性期反応　109
くる病　16, 97
原発性骨粗鬆症　3, 30, 31

こ
高カルシウム血症　98, 115, 150
高カルシウム尿症　115
口腔ケア　159
甲状腺中毒症　37
抗スクレロスチン抗体　141
合成ウナギカルシトニン誘導体　124
合成サケカルシトニン誘導体　124
抗 RANKL 抗体　72
高リン血症　150
国際骨粗鬆症財団（IOF）　19, 56
骨型アルカリホスファターゼ（BAP）　28, 76
骨吸収マーカー　28
骨吸収抑制作用　107, 142
骨形成促進作用　142
骨形成マーカー　28
骨質　42, 120
骨折抑制効果　105
骨代謝マーカー　28, 76
骨軟化症　16, 97
骨マトリックス（基質）関連マーカー　28
骨量　76

さ・し
サイアザイド系利尿薬　49
サプリメント　68, 81
ジギタリス製剤　98
脂質異常症　43
終末糖化産物　42
上部消化管障害　109
静脈血栓塞栓症　122, 154
新規骨折　25, 74, 145

す
スクレロスチン　139
スクワット　66
スタチン製剤　44

せ・そ
生活習慣病　41
脆弱性骨折　14, 23, 27, 84
脊柱管狭窄症　127
選択的エストロゲン受容体モジュレーター（SERM）　44, 54, 72, 116, 156
選択的セロトニン再取り込み阻害薬（SSRI）　17
前腕骨折　94
増悪骨折　25
総コレステロール　44
続発性骨粗鬆症　41, 71

た・ち・つ
立ち上がりテスト　12
タモキシフェン（TAM）　60
中性脂肪　44
鎮痛効果　125
2 ステップテスト　12, 14

て・と
低カルシウム血症　128, 161
定量的評価　25

索 引

デノスマブ　54
テリパラチド　54
転倒予防　14, 21, 94
糖尿病　45
ドラッグホリデー　110

に
2型糖尿病　41, 45
乳糖不耐症　78, 81

は・ひ
バゼドキシフェン　118
半定量的評価　25
ビスホスホネート(BP)　53, 72, 104
ビタミンD　93
ビタミンK　99
非定型大腿骨骨折　109

ふ・へ・ほ
副甲状腺ホルモン製剤　72

閉経期ホルモン療法(MHT)　154
併用療法　147
ホルモン補充療法(HRT)　154

ま・め
慢性腎臓病(CKD)　41
　──ステージ　53
メナテトレノン　101

よ
腰背部痛　125

ら・れ・ろ
ラロキシフェン　44, 116
レニン・アンジオテンシン系(RAS)　50
ロコモ25　12
ロコモーショントレーニング　66
ロコモティブシンドローム　66
ロコモ度テスト　12, 14
ロモソズマブ　139, 141

欧文

ADL　105
AMG785　141
BAP　28, 76
Basedow病　37
BP　53, 72, 104
Ca　28, 78
CKD　41
COPD　41, 51
CORE試験　118
EQ-5D　118
FRAX®　18, 56
FREEDOM試験　131, 133
GERD　127
GnRHアゴニスト　60
HDL-C　44
HRT　154
IOF　19, 56
JOQOL　30, 118

LDL-C　43
MHT　154
MORE試験　118
OLS-7　165
OPG　117, 129
OPUS試験　38
PINP　28, 76, 111
Plummer病　37
QOL　105
RA　39
RANKL　111, 117, 161
RAS　50
RUTH試験　156
SERM　44, 54, 72, 116, 156
SSRI　17
STAR試験　156
TAM　60
Wnt/β-カテニン系　43

- JCOPY 〈(社)出版者著作権管理機構 委託出版物〉
  本書の無断複写は著作権法上での例外を除き禁じられています.
  複写される場合は,そのつど事前に,(社)出版者著作権管理機構
  (電話 03-5244-5088,FAX03-5244-5089,e-mail：info@jcopy.or.jp)
  の許諾を得てください.
- 本書を無断で複製(複写・スキャン・デジタルデータ化を含みます)
  する行為は,著作権法上での限られた例外(「私的使用のための複
  製」など)を除き禁じられています.大学・病院・企業などにおい
  て内部的に業務上使用する目的で上記行為を行うことも,私的
  使用には該当せず違法です.また,私的使用のためであっても,
  代行業者等の第三者に依頼して上記行為を行うことは違法です.

骨粗鬆症治療薬クリニカルクエスチョン100

ISBN978-4-7878-2269-7

2016年9月27日　初版第1刷発行
2019年7月1日　初版第2刷発行

監　　修	折茂　肇	
編　　集	小川純人	
発 行 者	藤実彰一	
発 行 所	株式会社　診断と治療社	

〒100-0014　東京都千代田区永田町2-14-2　山王グランドビル4階
TEL：03-3580-2750(編集)　03-3580-2770(営業)
FAX：03-3580-2776
E-mail：hen@shindan.co.jp(編集)
　　　　eigyobu@shindan.co.jp(営業)
URL：http://www.shindan.co.jp/

表紙デザイン　株式会社 クリエイティブセンター広研
本文イラスト　松永えりか
印刷・製本　　広研印刷 株式会社

©Hajime ORIMO, Sumito OGAWA, 2016. Printed in Japan.　　　　　[検印省略]
乱丁・落丁の場合はお取り替えいたします.
『クリニカルクエスチョン』は,株式会社 診断と治療社の登録商標です.